MUSCULACION

Ejercicios y Metodología

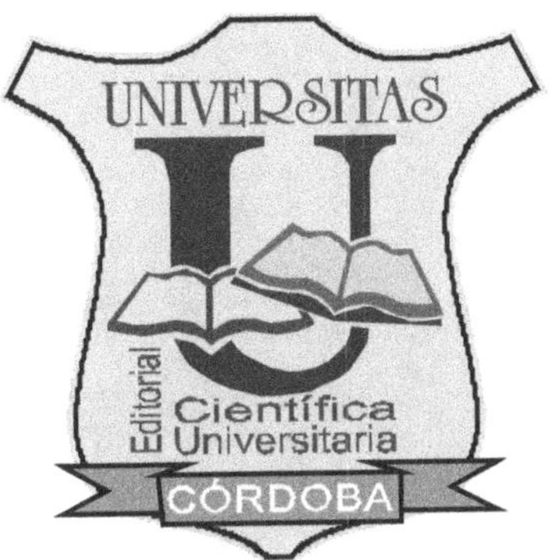

Giovanni Alexis Gieri

MUSCULACION

Ejercicios y Metodología

Pje España 1467. Te/Fax: 5980913. (5000) Córdoba. Argentina – editorialuniversitas@yahoo.com.ar

Diseño de Tapa: El Autor
Diseño de Interior: El Autor
Producción Gráfica: Universitas

Hecho el depósito que marca la ley 11.723.

AGRADECIMIENTOS

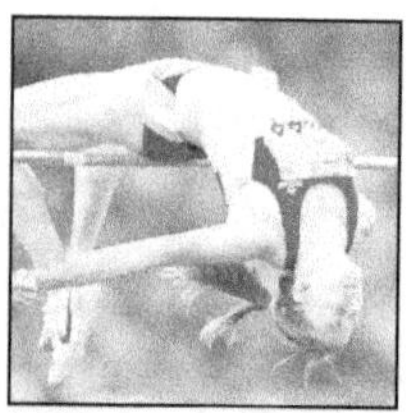

SOLANGE WITTEVEEN
Campeona panamericana
de salto en alto (Winnipeg '99).
Record sudamericano de salto.
Participante en 2 juegos olímpicos
y en 3 campeonatos mundiales.
Profesora de educación física.

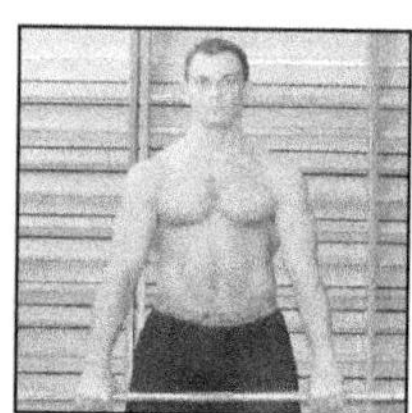

JORGE FILLON
Campeón mundial
y nacional de
gimnasia aeróbica.
Entrenador y juez de
gimnasia aeróbica.

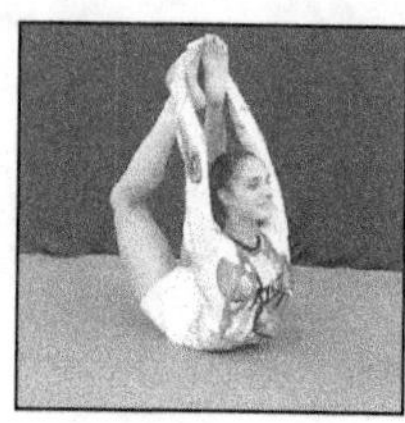

ROMINA ROZENSZAJN
Integrante de la selección
nacional de gimnasia rítmica.
Competidora en varios
torneos internacionales.
Profesora de educación física.

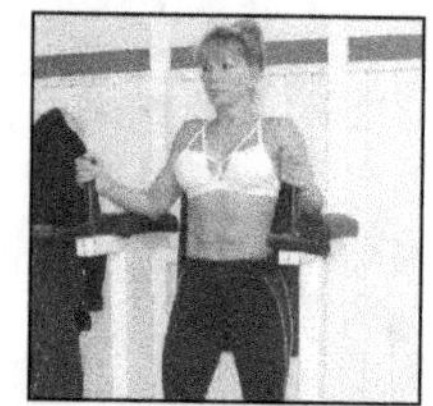

MARIA INES IBALDI
1° puesto en varios
torneos de culturismo
metropolitano y nacional.
Bailarina y profesora
de danza clásica,
contemporánea y jazz.

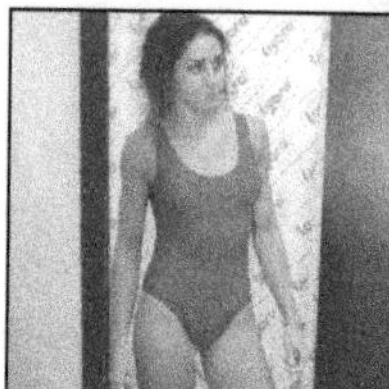

IVANA Cetrari (atletismo)

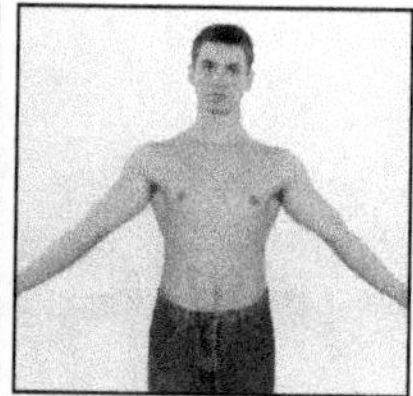

FACUNDO Leanes (gimnasia)

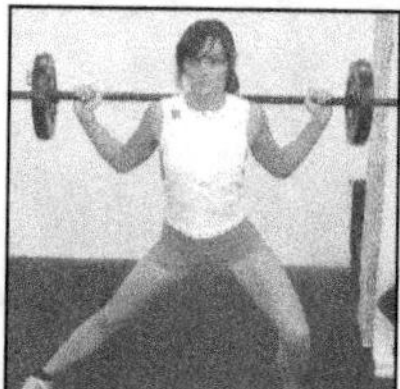

INES Coviello (gimnasia)

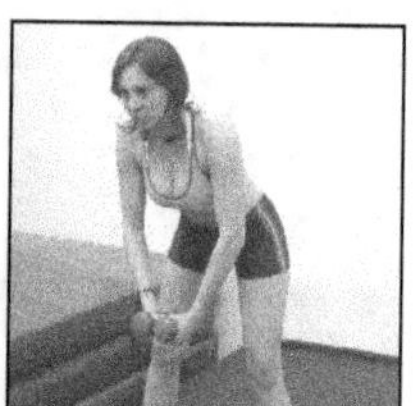

PAULA Senatore (natación)

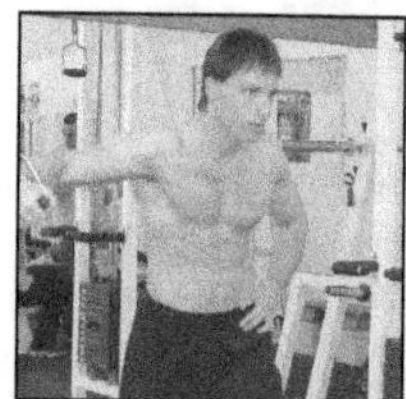

SEBASTIAN Lopardo (fitness)

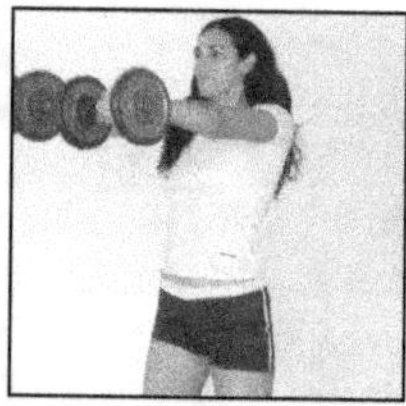

CLAUDIA Recalde (gimnasia)

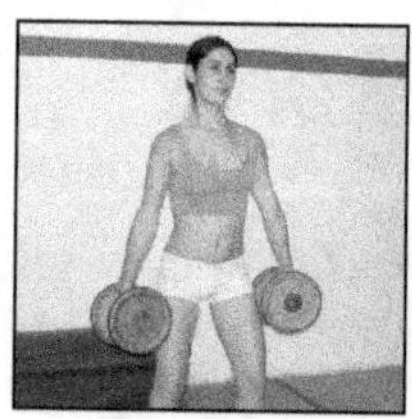

ELISABET Duarte (basquet)

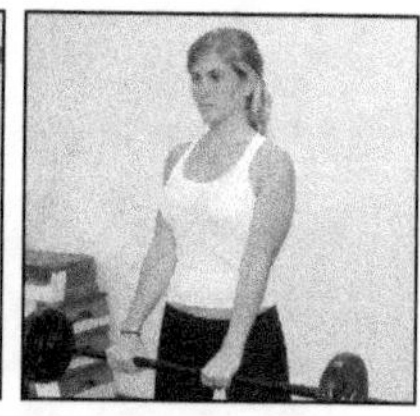

LUCRECIA Acrisio (gimnasia)

Agradecemos a todos/as los/as deportistas que participaron activamente en este libro, quienes reiterada y desinteresadamente prestaron su ayuda para las fotografías: CECILIA MARTINESE (acrobática), GABRIELA GARGANO (musculación), LAURA TUZZI (gimnasia), LAURA FERRO (gimnasia), LUCIANA CASTELLINI (musculación) y ARIEL BRAVI (gimnasia).

Gracias a todos ellos/as y a MI FAMILIA fue posible publicar este nuevo libro.

PRÓLOGO

Este libro está dirigido a preparadores físicos, instructores de musculación, profesores de educación física, entrenadores y deportistas en general que deseen incrementar sus conocimientos sobre musculación.

En el capítulo 1 encontrarán información actualizada sobre las propiedades inherentes a la capacidad de la fuerza, además de las variables que influyen en la misma y sus métodos de entrenamiento. La comprensión de este capítulo es fundamental para el entendimiento de los siguientes y para aprovechar plenamente la parte del libro que está abocada a la ejemplificación de ejercicios. El capítulo termina con un breve análisis de la factibilidad de entrenar la fuerza con los niños, sin entrar en juicios éticos, y simplemente exponiendo la evidencia obtenida hasta el momento.

El capítulo 2 está dedicado a la capacidad de la resistencia. En él se detallan las características del entrenamiento aeróbico y anaeróbico explicitando a continuación los métodos más tradicionales del entrenamiento de la resistencia. Al final del libro se podrán encontrar algunos ejercicios para poner en práctica dichos métodos.

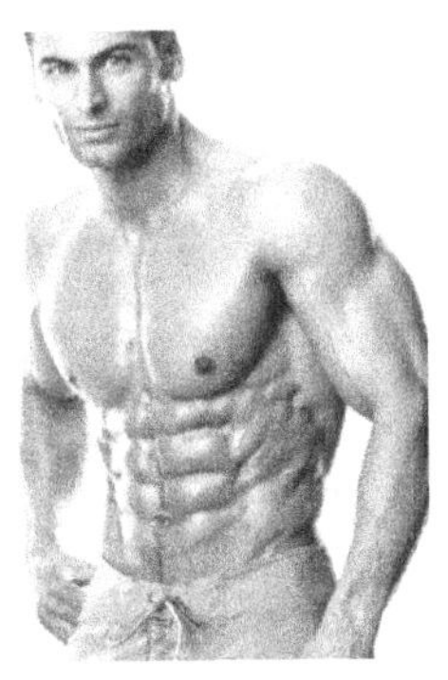

En el capítulo 3 se exponen varios conceptos sobre la capacidad biomecánica de la flexibilidad. En él se pueden encontrar detalladas definiciones, los métodos de entrenamiento y las características musculares relacionadas con la flexibilidad. También se describe la aparición del dolor, debido a que es normal que aparezca durante el entrenamiento de la flexibilidad y después del entrenamiento de la fuerza. Debido a que el dolor es una variable muy importante durante los entrenamientos, se destaca el aporte de las ejercitaciones de stretching como vuelta a la calma, por sus múltiples ventajas.

El capítulo 4 contribuye con detallados conocimientos sobre anatomía descriptiva y biomecánica absolutamente necesarios para un buen personal trainer o instructor de musculación. En las ilustraciones de las páginas 29 y 30 pueden observarse los más importantes músculos superficiales que son los que deberían trabajarse cuando la finalidad del entrenamiento es básicamente estética. Es frecuente observar a profesionales de la educación física en diferentes ámbitos que desconocen la musculatura humana, demostrando una ignorancia preocupante con respecto a su principal herramienta de trabajo, que es el cuerpo de sus alumnos/as.

Las ilustraciones de este capítulo están basadas principalmente en los "Cuadernos de fisiología articular" de Ibrahim Adalbert Kapandji (1991), el cual seguimos considerando como nuestro libro de cabecera en lo referente al análisis del movimiento humano.

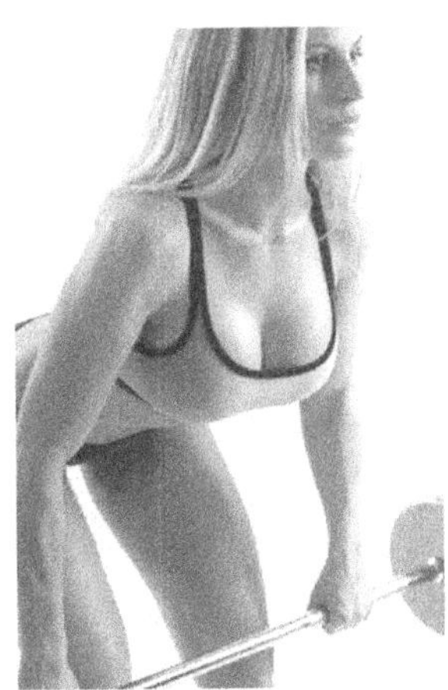

El capítulo 5 es el que suponemos que será más consultado en este libro. Allí podrán encontrar 170 ejercicios de musculación y de entrenamiento de la resistencia. Los ejercicios de fuerza están divididos de la forma que acostumbra hacerse en las fichas de muchos gimnasios. Para decidir en que lugar se ubicaban dichos ejercicios, se tomó en cuenta solamente a los músculos protagonistas en cada movimiento.

Las fotografías que ilustran la posición inicial y final de las maniobras, vienen acompañadas por una breve explicación del ejercicio y de la descripción de los músculos protagónicos en dicha acción. El nombre de los ejercicios fue elegido en base a la experiencia del autor, pero de ninguna manera debe considerarse como excluyente de otros nombres y lo que importa realmente es la comprensión y ejecución adecuada de los movimientos.

Los ejercicios de resistencia que se muestran al final del libro, se salen en muchas ocasiones del ámbito del gimnasio de pesas, siendo recomendable (psicológica y físicamente) dicha variedad en la elección del lugar de entrenamiento.

Una lectura detallada de esta obra aportará un acervo de conocimientos útiles para aquellos que deseen entrenar a terceros o a ellos mismos, gracias a la amplia variedad de métodos y ejercicios que se exponen a lo largo de los cinco capítulos que componen este libro.

CAPÍTULO 5

Capítulo 1

La FUERZA

Lic. Giovanni Alexis Gieri

Bibliografía utilizada para este capítulo:

- *Aguado Jódar, Xavier.* Eficacia y técnica deportiva.
- *Antoniazzi, Luis.* Fundamentos biomecánicos del ejercicio físico.
- *Calais-Germain, Blandine.* Anatomia para el movimiento.
- *Caldarone, Giovanni.* La preparazione fisica di base.
- *Cartoni, Anna C. y Putzu, Daniela.* Ginnastica artistica femminile.
- *De Hegedus, Jorge.* Enciclopedia de la musculación deportiva.
- *Gieri, Giovanni Alexis.* Las bases de la contracción muscular.
- *Gieri, Giovanni Alexis.* Preparación física específica.
- *Guyton, Arthur C. y Hall, John E.* Tratado de fisiología médica.
- *Kapandji, I. A.* Cuadernos de fisiología articular.
- *Kunz, Hans-Ruedi.* Gimnasia - Entrenamiento de la fuerza.
- *López Chicharro, José y Fernández Vaquero, Almudena.* Fisiología del Ejercicio.
- *Manno, Renato.* Fundamentos del entrenamiento deportivo.
- *Merni, Franco y Nicolini, Ida.* Preparazione fisica di base.
- *Platonov, Vladimir N. y Bulatova, Marina M.* La preparación física.
- *Rojo García, José María.* Medicina del deporte.
- *Rouviere, H. y Delmas A.* Anatomía humana.
- *Verhoshansky, Yuri y Siff, Mel C.* Superentrenamiento.
- *Wilmore, Jack H. y Costill, David L.* Fisiología del esfuerzo y del deporte.
- *Zhelyazkov, Tsvetan.* Bases del entrenamiento deportivo.

LA FUERZA

INTRODUCCION
La cualidad física más importante en muchos deportes es la potencia; considerando a esta como la combinación entre la fuerza y la velocidad. Tanto la fuerza como la velocidad son entrenables pero comparativamente, las mejorías que se pueden obtener en el desarrollo de la primera son mucho más importantes. Es por ello que la mayor parte de la preparación física específica apunta al mejoramiento de los diferentes tipos de fuerza. Es importante hacer una distinción con respecto a la fuerza según la ciencia que la investigue. El campo científico que más avanzó en el estudio de la fuerza es claramente el de la física (pueden observarse las principales fórmulas sobre este tema en el cuadro 1), pero el que a nosotros más nos concierne se aplica a ramas como la fisiología, la histología, la anatomía y probablemente la más importante sea una ciencia muy relacionada con la física: la biomecánica.

DEFINICIONES
Existen innumerables definiciones sobre la fuerza y sus variantes y no debe considerarse que una buena definición sea la definitiva o sea excluyente de las demás. Tradicionalmente se considera a la FUERZA como la capacidad de desarrollar tensión muscular. Esta definición estaría incompleta si no aclaramos que se entiende por tensión muscular. En el profesorado de educación física y en la facultad de medicina he escuchado dos versiones diferentes sobre lo que es el tono muscular. En forma arbitraria optaré por la que se utiliza en la cátedra de anatomía de la facultad de medicina la cual entiende por TONO MUSCULAR a la capacidad del músculo para oponerse a ser elongado. Debe entenderse que según esta definición el músculo posee tono muscular aunque se encuentre relajado. El tono muscular se pierde solo en casos extremos como por ejemplo: coma, parálisis o muerte tisular. La rigidez cadavérica es un claro ejemplo de los efectos de la pérdida del tono muscular.

Cuadro 1.

$$\text{Fuerza} = \text{Masa} \times \text{Aceleración}$$

$$\text{Potencia} = \frac{\text{Fuerza} \times \text{Espacio}}{\text{Tiempo}}$$

$$\text{Velocidad} = \frac{\text{Fuerza} \times \text{Tiempo}}{\text{Masa}}$$

$$\text{Momento} = \text{Fuerza} \times \text{Distancia}$$

Para ser más específicos se define a la FUERZA MUSCULAR (máxima) como la máxima fuerza estática o dinámica (isométrica o anisotónica) que puede desarrollar la musculatura con el empleo de la voluntad. La longitud muscular de una fibra es entendida como la medida entre su máximo acortamiento y su máxima elongación.

Existen muchas clasificaciones de los tipos de fuerzas y algunas de ellas son muy importantes a la hora de planificar el entrenamiento. La primera y más clásica subdivisión es entre la tensión isométrica (estática) y la anisotónica. A su vez la anisotónica puede ser concéntrica o excéntrica dependiendo de si los puntos de inserción muscular se acercan o se alejan durante el movimiento. Retomaremos más adelante este tema aclarando porque frecuentemente se utiliza terminología incorrecta.

Algunos tipos importantes de fuerza son:

FUERZA MAXIMA. Es la máxima tensión muscular que puede ser desarrollada contra una resistencia (móvil o inmóvil) con una sola contracción voluntaria. Puede ser estática (stregth) o dinámica (explosiva). La máxima fuerza estática se produce cuando existe una máxima tensión muscular estática. La máxima fuerza dinámica o fuerza explosiva solo es posible cuando existe poca resistencia externa que se oponga a la acción del músculo.

FUERZA RELATIVA. Fuerza máxima/peso corporal. Es la cantidad de peso que es capaz de desplazar la persona por cada kilogramo de peso corporal. En varias disciplinas (gimnasia artística, halterofilia, etc.) la fuerza relativa es claramente la más importante y debe entrenarse desde el principio. Su relevancia puede verse en el siguiente ejemplo. Un hombre adulto de 80 kg. que pueda levantar una carga máxima de 70 kg. estaría desplazando aproximadamente el 90% de su peso; mientras que una niña que pese 40 kg. y levante una carga máxima de 45 kg. estaría movilizando más del 110% de su peso corporal. Esto significa que el hombre poseería una mayor fuerza máxima (70 kg.) y la niña tendría una mayor fuerza relativa (relación = 1,125/1). El mayor índice de fuerza relativa detectado hasta ahora se midió en el gimnasta italiano Yuri Chechi, quien fuera 5 veces campeón mundial de anillas. Su relación era superior a 2/1 lo cual significaba que con sus 65 kg. podía soportar una carga superior a los 130 kg. Una particularidad de los gimnastas, debido principalmente a las características de su entrenamiento, es que son poseedores de un tono muscular muy superior a la mayoría de las personas.

MAXIMA FUERZA ABSOLUTA. Es la máxima fuerza relativa (voluntaria) más las fuerzas de reserva (casos extremos) y equivale a la máxima fuerza que puede desarrollar la persona en forma estática. Este tipo de fuerza puede observarse en algunas competencias deportivas extremas o en situaciones de peligro. Los resultados son altamente agotadores y riesgosos por lo que jamás se utilizan ejercicios que involucren estas situaciones durante los entrenamientos.

Según la fase en que se encuentra el movimiento pueden existir diferentes tipos de fuerza. La primera que aparece es la <u>fuerza inicial</u> (de reacción) y es muy importante cuando las cargas que deben desplazarse son pequeñas. Este tipo de fuerza tiene especial interés para los corredores velocistas. A continuación se pasa por la <u>fuerza evolutiva</u> (de transición). Por último se llega a la <u>fuerza final</u> (fuerza límite) que adquiere importancia cuando los pesos son elevados. La fuerza de reacción puede ser medida a través del tiempo que transcurre hasta llegar a manifestarse una tensión muscular determinada que luego podrá concretarse en un trabajo mecánico.

Todas estas variantes de fuerza pueden ser cuantificadas con mucha precisión. El CeNARD cuenta con un buen laboratorio de biomecánica en el que se realizan mediciones de los diferentes tipos de fuerza y estudios de la mecánica de algunos movimientos.

FUERZA VELOZ (potencia). Es la capacidad de desarrollar tensiones relativamente elevadas en tiempos cortos. La POTENCIA (velocidad de la fuerza) puede ser medida a través del desarrollo de la fuerza dinámica en la unidad de tiempo. El límite de la potencia es la fuerza explosiva. Existen varios factores que influyen sobre la potencia del atleta: a) la fuerza muscular estática; b) la masa a mover (forma y peso); c) la velocidad de contracción muscular; d) la coordinación; e) las leyes físicas; f) las medidas antropométricas; g) la pre-elongación muscular; etc.

FUERZA RESISTENCIA. Es la capacidad de repetir muchas veces tensiones musculares relativamente elevadas. Hay que tener presente que en los deportes en los cuales la resistencia es importante, el entrenamiento de la fuerza no debe producir aumentos considerables de la masa muscular.

Los diferentes tipos de fuerza e inclusive la velocidad del movimiento dependen de muchos factores que limitan o mejoran la fuerza muscular. Los más conocidos son:
a) la edad y el sexo;
b) la masa muscular o área de sección transversal del músculo (hipertrofia e hipotrofia);
c) la composición del músculo según los tipos de fibra muscular (lentas o rápidas);
d) las palancas corporales (la longitud y forma de los huesos influye en el rendimiento muscular) pues se modifican los ángulos utilizados para desarrollar la fuerza y las características mecánicas y anatómicas de los segmentos corporales involucrados.
e) las condiciones psico-temperamentales (se puede recurrir a las fuerzas de reserva);
f) la regulación nerviosa de la contracción;
g) la ingestión de anabólicos y esteroides; etc.

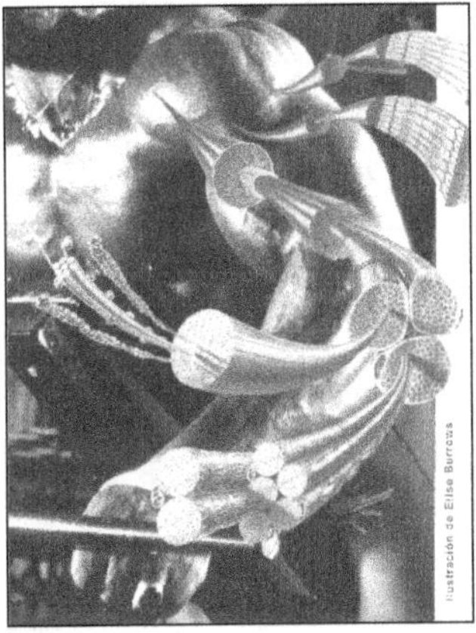

LA ENTRADA EN CALOR

La entrada en calor está constituida por un conjunto de ejercicios que se desarrollan al inicio de una sesión de entrenamiento o de una competencia con la finalidad de preparar al atleta para llegar a su mejor condición física y psicológica. Una correcta entrada en calor produce efectos benéficos a niveles fisiológicos, psicológicos y biomecánicos.

El tipo, la intensidad y la duración de los ejercicios de calentamiento dependen de: el deporte practicado, la especialidad y el rol del jugador dentro de cada deporte, las condiciones psicofísicas del atleta, las condiciones ambientales y de aquello que tendrá que hacer durante el entrenamiento.

El precalentamiento alista al deportista para los ejercicios principales de su sesión de entrenamiento, para los cuales se recomienda seguir siempre la siguiente progresión: de lo simple a lo complejo, de lo fácil a lo difícil y de lo conocido a lo desconocido.

Existen por lo menos dos motivos que justifican la necesidad de la entrada en calor: a) en determinadas circunstancias el precalentamiento puede disminuir la probabilidad de lesiones deportivas y b) el cuerpo trabaja más eficazmente después de una entrada en calor y las prestaciones deportivas pueden mejorar sensiblemente. Citaremos a continuación algunas explicaciones fisiológicas y biomecánicas que pueden justificar esas mejorías.

Normalmente, cuando el individuo está relajado, el sistema muscular recibe aproximadamente del 15% al 20% del aporte total del flujo sanguíneo. El resto del flujo se distribuye entre los otros órganos en proporciones muy variables según la actividad que desarrolle el individuo. Los restantes valores aproximados en condiciones de reposo son: a) sistema nervioso: 50%, b) sistema digestivo 15% y c) vísceras: 15%. Debido a que durante el ejercicio físico intenso los músculos necesitan una cantidad mayor de combustible (representado por el oxigeno) para sostener la utilización de energía (bajo la forma de ATP), la necesidad muscular de sangre puede triplicarse con respecto al total del flujo sanguíneo. Es necesario un determinado tiempo para desviar la sangre abriendo algunos vasos y cerrando otros; y si se le exige a los músculos prestaciones máximas antes de que el flujo haya cambiado, los mismos van a trabajar de manera ineficiente. Este proceso de alteración del flujo sanguíneo es el principal motivo por el cual no se debería entrenar después de una comida abundante. Después de alimentarse, es necesario que la sangre permanezca en el sistema digestivo (estómago e intestinos) para que los alimentos digeridos puedan ser absorbidos eficientemente. Si en ese mismo momento el deportista empezara a entrenar, gran parte de la sangre comenzaría a alejarse de los órganos digestivos para dirigirse a los músculos que estén trabajando, derivando de ello la posibilidad de malestares digestivos e inclusive calambres estomacales.

Los efectos biomecánicos del precalentamiento ocurren como consecuencia del aumento localizado de la temperatura que se produce en los diferentes tejidos corporales. El calor acelera varias reacciones químicas implicadas en la producción de energía durante el trabajo muscular y en la eliminación de productos de desecho. Muchas sustancias, cuando se calientan, se tornan más maleables y fluidas, y eso es justamente lo que les sucede a los tejidos corporales. Mientras dure el calor, el tejido se mantendrá más elástico y llegará más difícilmente al punto de desgarro. Además, el líquido sinovial contenido en las articulaciones se torna menos denso (viscoso) y la articulación se mueve más uniformemente después de aumentar la temperatura.

Una buena entrada en calor puede insumir fácilmente entre 10 y 15 minutos, lo cual podría parecer mucho tiempo; sin embargo las ventajas que de ella se obtienen lo justifican.

ENTRENAMIENTO DE LA FUERZA MUSCULAR

Existen dos formas principales de trabajo que corresponden a los ejercicios estáticos isométricos y dinámicos anisotónicos. En los ejercicios de tipo isométrico no existe movimiento o es mínimo y la contracción del músculo es interna (no se exterioriza). Esta clase de ejercicios logra un efectivo incremento de la fuerza pero al no haber movimiento se hace difícil poder transferirlos a la acción deportiva. La gimnasia con sus posiciones de mantenimiento de fuerza (por ejemplo las planchas, los cristos y las escuadras) es uno de los pocos deportes donde es aplicable esta metodología de entrenamiento.

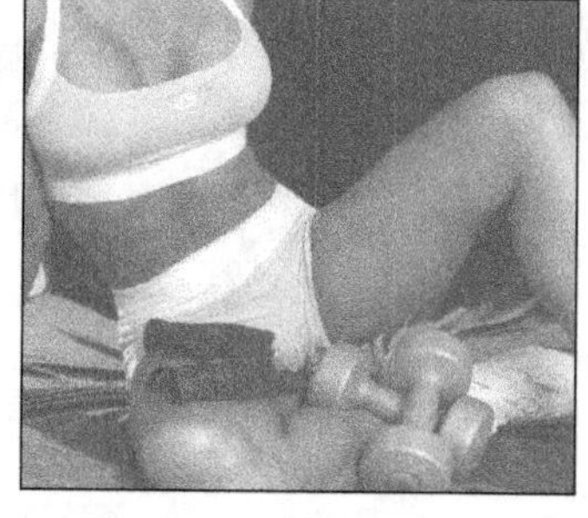

El término isotónico para referirse a los ejercicios en los que los puntos de inserción muscular se acercan o se alejan está, en la mayoría de los casos, mal usado. Del mismo modo que los ejercicios isométricos nos indican que se mantiene igual distancia, en los isotónicos se debería mantener igual tono muscular durante todo el movimiento. Es fácil comprobar que esto no es cierto por ejemplo, con un ejercicio muy simple como es la flexión del codo por la acción principal del bíceps. Cuando el ángulo entre el brazo y el antebrazo es de 180° la fuerza que puede ejercer el bíceps es muy diferente a la que puede hacer en un ángulo de 90°. A medida que el antebrazo se va desplazando se modifica la tensión muscular llegando a un máximo para el bíceps alrededor de los 85°. La forma correcta de nombrar a este tipo de trabajos es la de ejercicios anisotónicos. Cabe aclarar que existen máquinas especialmente diseñadas (por ejemplo las Nautilus) para que el ejercicio sea lo más isotónico posible. Estos aparatos poseen unas poleas especialmente diseñadas (con la forma del caparazón de un nautilus) que modifican las resistencias según el ángulo de trabajo.

Los ejercicios anisotónicos poseen una gran variedad de formas dependiendo de cual sea el objetivo que se quiera desarrollar. Si lo que se busca es incrementar la fuerza muscular lo recomendable es trabajar con pesos altos. Lo mejor es usar el propio cuerpo como resistencia en los ejercicios pero es muy común la utilización de sobrecargas. Para desarrollar la potencia se debe hacer hincapié en la velocidad del movimiento y trabajar con pequeñas o ninguna sobrecarga. Muchos atletas, debido a las características de su deporte, necesitan una potencia especial en sus piernas para lo cual suelen utilizar ejercicios pliométricos. El ejercicio anisotónico puede ser fásico y realizar una acción cíclica (correr, nadar, etc.) o explosivo utilizando cargas y manteniendo una intensa y prolongada tensión muscular.

Dependiendo de la acción de nuestro aparato muscular sobre los objetos externos, podemos resumir lo anterior con la siguiente clasificación de los diferentes tipos de trabajo muscular:
I) TRABAJO POSITIVO: cuando se produce un acortamiento del músculo agonista (contracción concéntrica) en el momento en que la fuerza aplicada es mayor que la resistencia externa.
II) TRABAJO NEGATIVO: cuando se produce un estiramiento del músculo agonista (contracción excéntrica) en el momento en que la fuerza aplicada es menor que la fuerza externa
III) TRABAJO NULO: cuando se produce una contracción muscular estática o isométrica, es decir, una situación de equilibrio entre la fuerza aplicada y la resistencia externa.

> Las diferentes formas de ejercitar la fuerza se pueden resumir de la siguiente manera:
> I) Carga natural:
>   a) Movimiento de los segmentos corporales (tronco o miembros): a cuerpo libre; con elementos.
>   b) Movimiento del cuerpo entero: marchas; saltos (simples y múltiples); aceleraciones y detenciones.
> II) Sobrecarga:
>   a) Objetos: para sostener; para agregar al peso del cuerpo.
>   b) Máquinas, complementos y sistemas auxiliares: mecánicos; sistemas isométricos; resistencia del
>   medio externo (agua); ejercicios en parejas
>   c) Pliometría: saltos con descenso; máquinas especiales; instrumentos oscilantes.

Otra propiedad de la fuerza muy importante en deportes cuyas competencias tienen una duración más prolongada (por ejemplo: natación, atletismo, ciclismo, etc.) es la resistencia muscular. Existen dos formas de trabajar la resistencia a través de ejercicios predominantemente _aeróbicos_ y ejercicios predominantemente _anaeróbicos_. Ningún ejercicio es 100% aeróbico o anaeróbico sino que se van desplazando los porcentajes de uno a otro según la intensidad y el tiempo de trabajo.

Entre los efectos benéficos del entrenamiento se destacan las mejorías en la regulación nerviosa de la contracción muscular. Dependiendo de la tensión muscular desarrollada y el grado de entrenamiento alcanzado se puede observar:
- Un reclutamiento mayor de unidades motoras.
- Un cambio en la frecuencia de los impulsos nerviosos que llegan al músculo por las alfa motoneuronas.
- Una mejor sincronización en la actividad de las unidades motoras.

Los diferentes estadios evolutivos del hombre modifican y condicionan las capacidades motoras, especialmente las relacionadas con la fuerza. Las diferencias entre las distintas edades y entre ambos sexos se pueden explicar por:
a) la maduración del aparato osteo-articular;
b) la maduración del sistema neuro-muscular;
c) la producción de hormonas esteroideas (principalmente la testosterona);
d) las características evolutivas, motivacionales y de la personalidad;
e) los estímulos sociales que empujan a los varones a realizar más actividad física.

ENTRENAMIENTO Y SOBRE-ENTRENAMIENTO

Alcanza el sentido común para darse cuenta de que si pretendemos obtener resultados significativos a partir del entrenamiento, debemos someter el cuerpo a esfuerzos mayores a los que está acostumbrado durante la vida cotidiana. Es por ello que sobrecargamos al cuerpo y logramos que los tejidos corporales se modifiquen adaptándose a las nuevas necesidades. Unicamente se podrán seguir obteniendo mejorías si vamos aumentando progresivamente la intensidad de los esfuerzos. Además de la dificultad de los ejercicios (intensidad), también es importante continuar con el entrenamiento suficiente tiempo (duración). Un entrenamiento de alta intensidad pero de breve duración es probable que no le de al organismo el tiempo necesario para adaptarse. La frecuencia de las sesiones de trabajo y los descansos recuperadores entre ellas deben ser adecuados a la intensidad del entrenamiento.

LA VUELTA A LA CALMA

Una vuelta a la calma eficaz puede ayudar a reducir las dolencias provocadas en parte por la acumulación de ácido láctico y en parte por los micro-desgarros que se producen normalmente en las fibras musculares durante una dura sesión de entrenamiento. Esos micro-desgarros son positivos para el deportista, ya que al reconstruirse el músculo, puede hacerlo adaptándose a las nuevas exigencias y por lo tanto más apto para los próximos esfuerzos. Una de las consecuencias de un entrenamiento intenso es el entumecimiento localizado en algunos músculos que produce la aparición retardada de la dolencia muscular (ARDM). Cuando esto sucede, después del entrenamiento la persona se siente bien, pero al cabo de un día o dos aparece la rigidez característica. Para disminuir tales efectos indeseables habría que realizar una vuelta a la calma que utilice ejercicios similares a los utilizados durante el precalentamiento, disminuyendo gradualmente la intensidad hasta alcanzar los niveles de reposo. Los ejercicios de stretching pueden ser usados en ese momento para reducir el dolor muscular que suele presentarse después de sesiones intensivas de entrenamiento de la fuerza.

Sin necesidad de ahondar en explicaciones teóricas, se ha demostrado que el estiramiento gradual es efectivo en la reducción del dolor muscular, tanto durante como inmediatamente después de efectuado el ejercicio (Alter, 1998). Los registros electromiográficos realizados por De Vries (1966) han demostrado que el estiramiento estático mitiga el dolor muscular y disminuye significativamente la actividad eléctrica en el músculo, produciendo un alivio sintomático.

Además de los ejercicios de flexibilidad, existen otras herramientas que suelen usarse para disminuir la ARDM como sacudir los músculos para aflojarlos y relajarlos, el uso de masajes deportivos, o también la utilización de duchas calientes e hidromasajes que favorecen la circulación sanguínea ayudando a que fluya sangre fresca (oxigenada) por los músculos, favoreciendo su recuperación. Debido a que después del ejercicio físico, el sistema muscular aun necesitan bastante sangre para facilitar la recuperación, no habría que consumir inmediatamente alimentos en cantidades abundantes. Lo más aconsejable para reponer energías es la incorporación de pequeñas cantidades de comida a intervalos breves con alimentos ricos en carbohidratos.

ENTRENAMIENTO CON NIÑOS

Por último hay que mencionar un viejo dilema en el que probablemente nunca se logre un acuerdo general. ¿Cuál es la edad a la cual se puede empezar a entrenar la fuerza? En los profesorados de educación física se escucha con frecuencia que es inútil y perjudicial empezar a entrenarla antes de los 12 a 14 años. Si ello fuese cierto la gimnasia artística tendría que dejar de existir debido a que las gimnastas empiezan a competir internacionalmente a los 15 años y dejan de hacerlo entre los 22 y 25 años. Si empezaran a entrenar la fuerza después de los 12 años obtendrían su mejor rendimiento cuando estén a punto de abandonar la actividad.

El licenciado Darío Cappa realizó para el VII Simposio Internacional de Actualización en Ciencias del Deporte una importante recopilación de trabajos relacionados con este tema llegando a las siguientes conclusiones:

a) Si bien algunos trabajos realizados durante la década del '70 no obtuvieron mejorías en la fuerza (Hetherington, 1976 y Vrijens, 1978), todas las investigaciones realizadas desde 1980 en adelante, comprobaron que se puede mejorar esta cualidad mediante el entrenamiento con diferentes métodos (isométrico, isoquinético, pesos libres y máquinas neumáticas). La razón principal por la cual los trabajos anteriores no obtenían mejorías es por que utilizaban intensidades muy bajas o no ajustaban las cargas a medida que pasaba el tiempo, cuando la fuerza iba mejorando. Ninguno de los trabajos realizados hasta el momento ha mencionado que se hayan producido lesiones durante el periodo de entrenamiento.

b) Si bien es cierto que existe la posibilidad de que los ejercicios de sobrecarga produzcan lesiones en sujetos de cualquier edad, no existe ningún trabajo de investigación que concluya que el entrenamiento de sobrecarga disminuye la talla en el ser humano que haya sido realizado con un diseño experimental bien controlado.

c) El entrenamiento de sobrecarga tiene el potencial de producir lesiones como cualquier otro tipo de entrenamiento, pero este hecho está más relacionado con el poco cuidado que se tiene en la supervisión de los ejercicios o con la falta de formación de los profesionales a cargo.

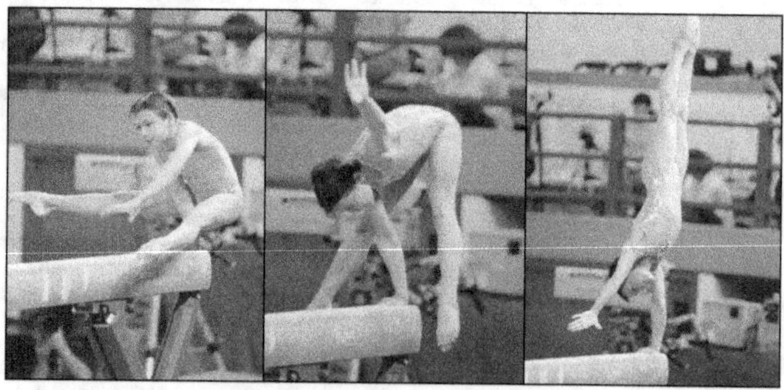

La gimnasta húngara Ella Sarkadi de tan solo 14 años, muestra la ejecución de una vertical de fuerza con una sola mano. Una adecuada preparación física puede alcanzar hasta estos increíbles niveles de fuerza aun en adolescentes, sin las desventajas de la hipertrofia muscular.

VARIABLES DEL ENTRENAMIENTO DE LA FUERZA

Durante el entrenamiento de la fuerza es importante observar las siguientes variables:

a) **Elección de los ejercicios**: debe tenerse en cuenta la velocidad de los movimientos, el ritmo de ejecución, el tipo de acción muscular que implica cada ejercicio y su aplicación directa (transferencia) al gesto deportivo en el cual estamos interesados. Lo importante es saber el motivo (¿para qué?) por el cual realizamos determinados ejercicios, y no repetirlos simplemente por hábito o por comodidad.

b) **Orden de los ejercicios**: se recomienda empezar con ejercicios que impliquen grandes grupos musculares y continuar con los grupos más pequeños.

c) **Repeticiones**: para establecer el número, primero habría que saber cual es la cantidad máxima de repeticiones que un individuo puede realizar o cual es su carga máxima (CM). La cantidad máxima se determina en base al número de repeticiones posibles con una determinada resistencia realizando, en la sumatoria del trabajo, un máximo esfuerzo. La cantidad de repeticiones de una serie, también se puede calcular estableciendo un porcentaje de la carga de una repetición al movilizar un peso que es el máximo que ese individuo puede levantar.

d) **Series**: la edad y la experiencia en el entrenamiento son los factores más importantes para establecer la cantidad de series que pueden tener grandes variaciones según lo que se desea entrenar.

e) **Cargas de trabajo**: pueden ser consideradas como los estímulos que determinan las modificaciones características que se producen en el organismo del atleta gracias al entrenamiento. Carga y volumen no son sinónimos.

f) **Pausas entre series y ejercicios**: los períodos de recuperación cortos suelen utilizarse para el desarrollo de la fuerza-resistencia y la hipertrofia; mientras que las pausas prolongadas favorecen el entrenamiento de la fuerza máxima y la potencia. Normalmente las pausas dependen del tipo de resistencia a vencer, del número de repeticiones, del periodo de entrenamiento y del nivel del atleta.

g) **Tiempo total de las sesiones**: al igual que la cantidad de series, varia mucho según la edad y el nivel del atleta.

h) **Frecuencia**: es la cantidad de sesiones de entrenamiento que se realizan semanalmente.

i) **Intensidad y volumen de trabajo**: por su importancia, estos dos items serán desarrollados independientemente a lo largo del texto durante la explicación de los diferentes métodos.

METODOS DE ENTRENAMIENTO DE LA FUERZA

METODO DE MESETA

Después de un calentamiento específico con pesos ligeros la carga o resistencia permanece constante durante varias series. Este es probablemente el método más usado en los gimnasios de musculación por su simplicidad. Suele utilizarse con principiantes o en las fases de descanso activo de transición después de varias semanas de entrenamiento fuerte.

Ejemplo: 50 kg. x 10 repeticiones; 60 kg. x 10 repeticiones; 60 kg. x 10 repeticiones; etc.

REPETICIONES (o series) FORZADAS (o suplementarias)

Consiste en hacer una serie de repeticiones máximas y a continuación se realizan unas pocas repeticiones más con la ayuda de un compañero que proporciona la asistencia mínima necesaria para lograr que se complete con éxito la fase concéntrica del ejercicio. La fase excéntrica de dicho ejercicio se realiza sin ayuda. El compañero debe saber juzgar cuanta fuerza ha perdido el ejecutante y ofrecer solamente la ayuda que permita realizar la parte más dura del ejercicio. Normalmente, las repeticiones forzadas se realizan al final de la serie más difícil, permitiendo trabajar al músculo en estado de máxima fatiga, incrementando el trabajo total realizado. Si se ejecutan ejercicios con un brazo, se puede utilizar la ayuda del otro para aumentar la cantidad de repeticiones. El ejercicio de "dominadas" puede servirnos de ejemplo. El atleta intenta completar una serie de diez repeticiones pero tras siete u ocho ejecuciones ya no logra subir; entonces el compañero lo puede tomar de la cintura y ayudarlo a completar la serie sosteniéndolo únicamente lo indispensable para que pueda terminar el ascenso.

SERIES TRUCADAS (trampas o cheating)

Consiste en utilizar impulsos o acciones compensatorias al inicio del movimiento (el contacto de la barra contra el cuerpo, el balanceo del cuerpo, la inclusión de músculos accesorios, etc.) de modo de completar el ejercicio con variantes del modelo tradicional o de la técnica adecuada. Se emplea para completar ejercicios con cargas más elevadas que las utilizadas habitualmente o bien sumar más repeticiones en una serie.

Se debería utilizar de manera limitada y con mucho cuidado. Esta es una técnica avanzada que deberían usar solamente deportistas experimentados, siguiendo las formas más seguras y recomendadas a fin de evitar lesiones.

EJERCICIOS BALISTICOS

Este método podría considerarse una variante de *series trucadas*. Consiste en bajar o dejar caer con rapidez un peso para reclutar el reflejo de estiramiento muscular (reflejo miotático) o para utilizar la energía elástica almacenada en los tendones y otros tejidos conectivos. Aunque este método podría considerarse supramáximo, la carga no tiene que ser necesariamente supramáxima; sin embargo, la tensión muscular resultante alcanza este nivel de intensidad. Estos movimientos se relacionan estrechamente con el método pliométrico que se verá más adelante.

REPETICIONES CON AMPLITUD RESTRINGIDA (parciales o más breves)

La técnica se basa en realizar las repeticiones con menor amplitud de los movimientos cuando no es posible ejecutar los ejercicios con total amplitud. También se pueden realizar repeticiones máximas de un movimiento, seguidas de repeticiones incompletas (½ o un ¼ del recorrido total).

Otra forma es utilizando un peso mayor que el máximo que el deportista puede emplear durante el ciclo completo del ejercicio; ejecutando luego unas cuantas repeticiones de poca amplitud acercándose a la región más fuerte de acción de ese ejercicio.

También se pueden ejecutar movimientos de amplitud restringida con la ayuda de un compañero (igual que en el método de repeticiones forzadas). Esto se puede realizar con cargas máximas o submáximas, dependiendo del propósito del entrenamiento.

Una variante de este método es el llamado *entrenamiento progresivo segmentario* (variación de la amplitud de movimiento) cuya técnica se basa en la alternancia de movimientos de distinta amplitud en una serie.

Por ejemplo: el deportista ejecuta sentadillas. Los primeros movimientos de la serie se realizan con una amplitud de 80° a 90°, pero luego se limita el movimiento hasta una amplitud de 100° a 110°. De este modo, el trabajo variado permite una acción concentrada de los músculos en ciertas fases del movimiento.

Un elemento eficaz de esta técnica consiste en detener el movimiento en el medio de la amplitud, lo cual aumenta la carga en los músculos.

DISMINUCION DE LAS SOBRECARGAS (sistema multipeso)

Consiste en la disminución progresiva de las sobrecargas cuando va apareciendo la fatiga en cada serie y aumenta la cantidad de repeticiones o series.

Por ejemplo: el atleta ejecuta un ejercicio para bíceps con barra; tras la ejecución de la máxima cantidad de repeticiones con un peso determinado, los compañeros retiran rápidamente dos discos de 2,5 kg., lo cual permitirá realizar más repeticiones o series adicionales. La quita de peso puede repetirse cuantas veces sea necesario o conveniente.

Cuando el trabajo se orienta a la hipertrofia muscular, es posible aplicar 2 a 3 disminuciones para lograr entre 10 y 15 repeticiones en total. Cuando la orientación es hacia el relieve muscular (marcación), se podrá disminuir varias veces para llegar inclusive a 20 - 25 repeticiones.

En caso de trabajar con mancuernas, el deportista deberá preparar de antemano varios pares de las mismas de distinto peso.

SERIES CON PAUSAS REPETIDAS (pausas breves)

Consiste en hacer pausas cortas de descanso durante la ejecución de una serie con el fin de favorecer la recuperación. Estas pausas disminuyen el dolor del esfuerzo y pueden ayudar en la motivación para completar las repeticiones restantes.

Por ejemplo: el ejecutante ha sido capaz de realizar solo 8 de las 10 repeticiones deseadas; pero después de una breve pausa (algunos segundos), puede hacer las dos repeticiones faltantes.

SUPERSERIES (series de concentración)

Se considera superserie cuando se procede a la ejecución de un ejercicio inmediatamente después de otro, sin más descanso que el pasaje de uno a otro o con muy poca pausa.

Las TRISERIES siguen el mismo principio que las superseries; tratándose de tres ejercicios simultáneos que pueden tener una o más finalidades.

SUPERSERIE "AGONISTA" (finalidad única)

Se basa en la unión de dos series de ejercicios con una misma finalidad; es decir, que ambos ejercicios apuntan al mismo grupo muscular.

Por ejemplo: si se trabaja para desarrollar los tríceps, el ejecutante puede hacer una serie de *fondos en paralelas* y (sin pausa) pasar a continuación al ejercicio de *entre bancos*.

SUPERSERIE "ANTAGONISTA" (finalidad diversa)
En este tipo de trabajo se incluyen ejercicios que actúan sobre músculos antagonistas.

Por ejemplo: se pueden trabajar alternadamente series de cuadriceps en máquina con series para isquiotibiales, o series de bíceps con tríceps, etc.

Normalmente, después de realizar los dos movimientos de la superserie, se hacen descansos largos (aproximadamente 2 minutos) antes de pasar a la siguiente.

Las superseries pueden reducir la duración de la sesión de entrenamiento o pueden permitir incluir más ejercicios en una sola sesión.

Para un entrenamiento de este tipo es necesario que el ejecutante posea previamente un buen estado físico y que trabaje mesuradamente para evitar lesiones.

MULTISERIES (series gigantes)
Se basa en la combinación de varios ejercicios (4 a 6) organizados en un *mini circuito*. Se sigue el mismo principio que en las superseries o las triseries de modo tal de ejercer una acción polifacética sobre varios grupos musculares (diferentes áreas, diferentes ángulos, etc.).

METODOS PRE-FATIGA Y POST-FATIGA
Consisten en fatigar un músculo en forma extrema, tanto antes como al final de cada uno de los ejercicios seleccionados para la sesión de entrenamiento.

POST-FATIGA
Se fatiga previamente al músculo con un trabajo de carácter global antes de la acción específica muscular con la que se quiere trabajar.

Las siguientes son las variantes más usadas:
- Post-fatiga clásico: consiste en el encadenamiento de dos ejercicios para el mismo grupo muscular. Por ejemplo: primero serie de sentadillas y luego máquina para cuadriceps.
- Post-fatiga con cambio de régimen: consiste en realizar un trabajo orientado al mismo grupo muscular, en el que cada ejercicio es ejecutado con un tipo diferente de contracción muscular (concéntrico, excéntrico o isométrico).

PRE-FATIGA (aislamiento previo de los músculos)
Consiste en realizar un ejercicio que implique una sola articulación y que agote preferentemente uno de los grupos musculares que intervendrán en el siguiente ejercicio multi-articular.

Por ejemplo: se puede realizar un ejercicio de carácter analítico seguido por uno de carácter global.

Otra forma de hacerlo es pre-agotando al músculo motor secundario (puede ser más de uno). Por ejemplo: si se realizan aperturas con mancuernas y luego press de banca se lograría pre-agotar al pectoral mayor y al deltoides anterior, obligando en el segundo ejercicio al tríceps a intervenir con mayor intensidad.

Algunos consejos o criterios metodológicos que suelen recomendarse al utilizar estos métodos son:
- Utilizar, para las series del primer ejercicio, un número no demasiado elevado de repeticiones.
- No efectuar más de dos ciclos de pre-fatiga o de superseries.
- No utilizar estos métodos con principiantes o deportistas muy jóvenes.

REPETICIONES HASTA EL FALLO MUSCULAR
Consiste en continuar un ejercicio hasta que sea imposible realizar otra repetición sin ayuda.

Algunos entrenadores consideran a esta forma de trabajo excesivamente agresiva y agotadora. Se supone que incrementa el riesgo de lesiones (especialmente a nivel de los músculos sinergistas y/o fijadores) pudiendo ser también causa de sobreentrenamiento.

Se suele utilizar para el entrenamiento de la resistencia muscular o para aumentar la definición de algunos músculos.

METODO DEL OBJETIVO FIJO
Es una variante del método anterior en el cual se decide de antemano, según las posibilidades del deportista, la cantidad de repeticiones que este debe realizar. Esta cantidad es el objetivo a alcanzar, pues se supone que en el presente, todavía no es posible.

Por ejemplo: se establece como objetivo realizar 4 series de 10 repeticiones de dominadas en barra (ejercicio para dorsal ancho, redondo mayor y bíceps); pero el ejecutante en su primer día solo logra hacer 10, 8, 7 y 6 respectivamente. Al siguiente intento logra hacer 10, 9, 8 y 6 y así seguidamente irá aumentando con el entrenamiento. El objetivo es que continúe hasta que algún día logre hacer las 40 repeticiones. Cuando la meta haya sido alcanzada se incrementará la dificultad del ejercicio y se establecerá un nuevo objetivo.

Está empíricamente comprobado que la fijación de metas influye significativamente en la motivación de los deportistas, por lo que este método es recomendable para individuos con personalidad competitiva.

REPETICIONES EXCENTRICAS (repeticiones negativas o ejercicios excéntricos máximos)

Esta técnica concentra el trabajo del músculo durante la fase excéntrica (de alargamiento).

La forma de trabajo es la siguiente: mientras se levanta el peso un compañero ayuda, luego se lo baja tan lentamente como sea posible. En algunos ejercicios, la parte concéntrica del movimiento puede ejecutarse con la ayuda de ambos brazos o ambas piernas y la parte excéntrica con un solo brazo o pierna.

También se utiliza la técnica de manera que la parte concéntrica se ejecuta de forma independiente, mientras que durante la ejecución de la parte excéntrica un compañero aumenta la carga.

Esta técnica es considerada como uno de los métodos supra-máximos y, como tal, conlleva un riesgo mayor de lesiones. Es importante controlar el peso en su trayectoria hasta la posición final, evitando los cambios repentinos en dicha trayectoria. También debe seleccionarse cuidadosamente la magnitud de la carga y prestar atención a la velocidad de ejecución de los movimientos.

EJERCICIOS CONCENTRICOS (máximos o submáximos)

En estos ejercicios la fase concéntrica consiste en un solo levantamiento completo de una carga máxima o submáxima, luego se permite que la barra vuelva a su posición de partida sin que su trayectoria descendente sea controlada por los músculos del levantador. Se puede dejar caer la barra sobre una tarima o puede ser controlada por compañeros. Este tipo de entrenamiento es típico de los levantadores olímpicos.

TENSIONES ISOMETRICAS

Consiste en realizar tensiones isométricas con los músculos implicados en los ejercicios al finalizar cada serie (aproximadamente entre 5 y 10 segundos).

Se supone que esto permite mantener el nivel de actividad del sistema nervioso y que ejerce una influencia positiva en la calidad de las series siguientes.

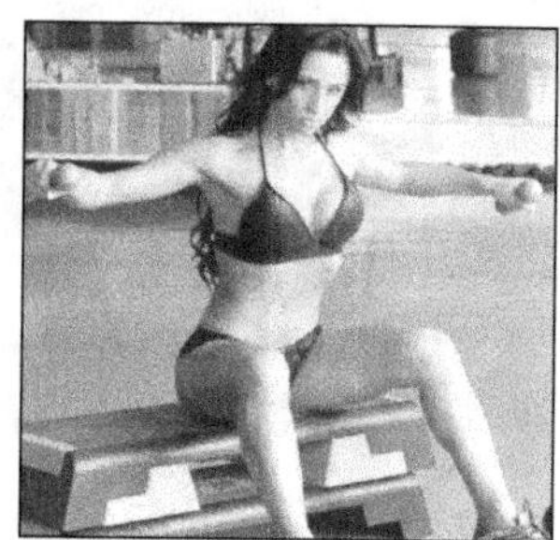

EJERCICIOS ISOMETRICOS

Son ejercitaciones máximas o submáximas que duran unos pocos segundos en las que no se observa movimiento o este es mínimo (no más del 5%). Las pausas suelen ser largas (entre 2 y 3 minutos).

SERIES PARTIDAS

Esta es probablemente la forma de entrenamiento más común para aquellos deportistas que entrenan todos los días.

Consiste en dividir las prácticas en dos componentes diferentes, cada uno de los cuales se centra en el entrenamiento de distintas zonas del cuerpo, en sesiones sucesivas.

Por ejemplo: se pueden trabajar los pectorales los martes, jueves y sábados y los músculos de la espalda los lunes, miércoles y viernes. De la misma manera se puede separar a todos los grupo musculares dividiendo la rutina entera en dos mitades.

Esto permite una mayor recuperación de cada grupo muscular mejorando su rendimiento en la sesión de entrenamiento siguiente.

Este sistema no tiene demasiado sentido en aquellos músculos llamados *posturales* (abdominales, gastrocnemios, etc.) debido a que están acostumbrados a trabajar continuamente, por lo que se los puede entrenar todos los días.

ENTRENAMIENTO ZONAL

Se refiere al entrenamiento de una parte específica del cuerpo dentro de una sesión, de forma que se pueda prolongar a lo largo de varias sesiones. Puede inclusive hacerse un subprograma de entrenamiento para una zona en particular mediante este sistema.

SERIES SUPLEMENTARIAS

Esta técnica se aplica para perfeccionar los músculos más retrasados. Se planifica una serie de ejercicios para un grupo muscular al principio de la sesión, tras lo cual el deportista pasa a un trabajo con otros grupos musculares. Durante toda la sesión, después de cada 4 - 6 series, se ejecuta un bloque de la primer serie, lo cual permite reforzar la carga de un grupo muscular menos desarrollado durante la sesión de entrenamiento.

ENTRENAMIENTO PLIOMETRICO (entrenamiento elástico o método de golpes)

Son aquellos ejercicios realizados con el propio peso corporal o con ligeras cargas adicionales que impliquen ciclos de acortamiento-estiramiento (fuerza elástica) y también la actuación de los órganos tendinosos de Golgi y de los husos neuromusculares (fuerza reactiva).

M.C. Siff e Y. Verkhoshansky (1994) indican las siguientes pautas para los ejercicios pliométricos:

- Aplicar gran fuerza en cada impacto contra el suelo para aumentar la tensión muscular y obtener mejores efectos en el salto.
- Intentar disminuir el tiempo de contacto (tiempo de apoyo) de los pies en el suelo para conseguir aumentar el tiempo de vuelo. Esto permitiría realizar un mayor número de apoyos en un tiempo determinado y en consecuencia un mayor número de impulsiones contra el suelo (muy importante para los velocistas).
- Realizar pausas largas entre serie y serie.
- Para que se produzca una máxima activación de las fibras de contracción rápida, también debe ser máxima la intensidad del ejercicio.
- Incrementar progresiva y gradualmente el número y el volumen de los entrenamientos.
- Ir variando el carácter de la tensión en las distintas etapas para evitar la acomodación muscular. Esto se consigue modificando las alturas de caída o aligerando o sobrecargando el peso del individuo.
- Los ejercicios deben corresponder al deporte y rango de movimiento; deben duplicar las acciones deportivas con la mayor similitud posible (para facilitar la transferencia), especialmente en el periodo competitivo.

Los diferentes autores no se han puesto de acuerdo aún con respecto a cuales son las alturas más idóneas; aunque no cabe duda que son diferentes según el deporte, la edad y la experiencia del ejecutante.

METODO DE LA PIRAMIDE

El método de la pirámide se puede utilizar con dos finalidades muy diferentes según como se lo dosifique; aunque ambas apunten al mejoramiento de la fuerza máxima. Una posibilidad es a través de la hipertrofia muscular como consecuencia de un entrenamiento con cargas medianas y muchas repeticiones, y la otra, la mejora de la coordinación intramuscular y la potencia como consecuencia de un entrenamiento con cargas elevadas y pocas repeticiones.

Cuando se trabaja la coordinación se suprimen las últimas franjas de la pirámide dejando las de números bajos de repeticiones (elevada intensidad del estímulo) formando una pirámide normal. Cuando el enfoque es hacia la hipertrofia predomina el elevado número de repeticiones (mayor duración del estímulo). Esto significa que se deben eliminar las primeras franjas de repeticiones, lo cual se denomina *pirámide truncada* o aplanada. Los porcentajes de la intensidad de trabajo que se muestran en la figura siguiente son solamente ilustrativos y generalmente en la realidad se utilizan valores más altos.

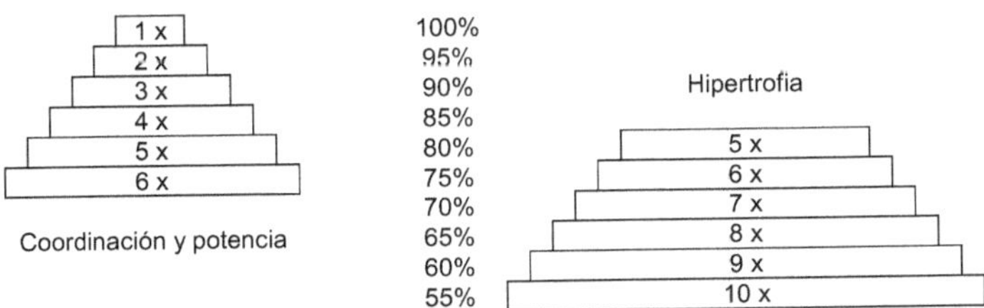

La observación de los resultados indica que el método de la pirámide el excelente para trabajar la hipertrofia muscular, pero que no es el más efectivo para alcanzar rápidamente altos niveles de fuerza máxima, debido a que se considera este método como una combinación de otros. Lo más efectivo, según varios autores, es trabajar con intensidades siempre elevadas (más del 75%) y muchas series (entre 5 y 8).

Es importante recordar que no existe un método que sea indiscutiblemente el mejor. Llegado el momento de elegir el que más conviene, es importante recordar cuales son los objetivos, los antecedentes y las posibilidades de cada persona.

Capítulo 2

La RESISTENCIA

Lic. Giovanni Alexis Gieri

Bibliografía utilizada para este capítulo:

- *Caldarone, Giovanni*. La preparazione fisica di base.
- *De Hegedus, Jorge*. Enciclopedia de la musculación deportiva.
- *Gieri, Giovanni Alexis*. Preparación física específica.
- *Guyton, Arthur C. y Hall, John E.* Tratado de fisiología médica.
- *López Chicharro, José y Fernández Vaquero, Almudena*. Fisiología del Ejercicio.
- *Manno, Renato*. Fundamentos del entrenamiento deportivo.
- *Merni, Franco y Nicolini, Ida*. Preparazione fisica di base.
- *Platonov, Vladimir N. y Bulatova, Marina M.* La preparación física.
- *Rojo García, José María*. Medicina del deporte.
- *Verhoshansky, Yuri y Siff, Mel C.* Superentrenamiento.
- *Wilmore, Jack H. y Costill, David L.* Fisiología del esfuerzo y del deporte.
- *Zhelyazkov, Tsvetan*. Bases del entrenamiento deportivo.
- *Zintl, Fritz*. Entrenamiento de la resistencia.

LA RESISTENCIA

EL ENTRENAMIENTO AEROBICO

Definimos el entrenamiento aeróbico como **la capacidad del cuerpo de soportar un esfuerzo prolongado** (más de 4 minutos) **sin contraer deuda de oxigeno, equilibrando la absorción y el consumo de O$_2$.**

A través del entrenamiento aeróbico se producen importantes cambios metabólicos. En el **corto plazo** uno observa un aumento en el flujo cardíaco y también de la frecuencia cardiaca (varía según la intensidad del esfuerzo) y el volumen sistólico muestra un incremento global (aumento de la potencia de las contracciones cardiacas). Durante el ejercicio, hay una elevación de la temperatura y del porcentaje del CO$_2$ en los músculos causando una vasodilatación de las arterias pequeñas y un aumento del flujo sanguíneo.

En el funcionamiento a **largo plazo**:

El corazón: como consecuencia de la actividad física sistemática a través del ejercicio aeróbico aumenta el tamaño de las cavidades (principalmente ventrículos) y se produce hipertrofia del miocardio (músculo cardiaco). Este fenómeno lleva a una respuesta del corazón llamada bradicardia o disminución de la frecuencia cardiaca de reposo. En alumnos de fitness estos cambios inducen a que sus actividades cotidianas sean más económicas desde el punto de vista cardiofuncional; el corazón se desgastará menos y se reduce el riesgo de accidentes cardiovasculares (infartos).

Los pulmones: las actividades predominantemente aeróbicas inducen a modificaciones a nivel del intercambio gaseoso entre el alveolo pulmonar y el capilar sanguíneo, hay mayor velocidad de intercambio de gases, aumento de la ventilación, aumento de la capacidad pulmonar y desarrollo del músculo diafragma (principal involucrado en la mecánica respiratoria).

Mejoras en el ámbito de los pulmones inducen a una mayor capacidad pulmonar de reserva necesaria para realizar algunas actividades cotidianas, por ejemplo: subir escaleras, trasladar pesos, caminar apurado, movilizarse en bicicleta, etc.

La actividad muscular: produce cambios como proceso adaptativo, mejoras en la utilización de los lípidos almacenados en el cuerpo (triglicéridos y ácidos grasos libres), descenso del colesterol malo y aumento del colesterol bueno necesario para un buen funcionamiento del organismo, mejor respuesta insulínica y de otras hormonas relacionadas con el ejercicio (adrenalina, noradrenalina, STH, ACTH y glucagon).

FORMAS Y METODOS DE ENTRENAMIENTO AEROBICO

Existen diferentes modos de entrenar en forma aeróbica y no solo deberíamos limitarnos a uno solo, ya que la variación de métodos incentivará a los alumnos a mantener alto el estímulo del ejercicio. Algunas de las formas de ejercicio a tener en cuenta pueden ser: correr, nadar, andar en bicicleta, esquiar, remar, aeróbic, etc. Debemos ser cuidadosos en la elección de la forma, ya que de esta dependerá la aptitud y la mejoría del alumno hacia el gesto motor aplicado.

Los **METODOS** para el entrenamiento aeróbico pueden ser **CONTINUOS o INTERVALADOS**.

Continuos: consisten en trabajos sin interrupción a lo largo de un tiempo determinado.
De acuerdo al ritmo de ejecución se subdividen en:
- **Continuo constante**: mantiene una intensidad constante de frecuencia cardiaca o de velocidad de ejecución.
- **Continuo variable**: se dan cambios sistemáticos de intensidad dentro de ciertos márgenes como por ejemplo entrenar entre 140 y 160 latidos por minuto.
Algunos métodos, por su sistematización, adquirieron nombre propio:
- **Cross Country** (Inglaterra, siglos XVII a XIX): carrera continua o de duración. Son carreras a través del campo + marcha. Se utilizan para competir en eventos de larga distancia.
- **Farthlek** de Gösse Holmér (Suecia, 1930): cambios de intensidades en función del terreno, por ejemplo actividades en la playa, en agua, sobre gramilla, etc. Cuando se aplica dentro de un campo de juego con líneas trazadas, se suelen utilizar dichas líneas u otras imaginarias (diagonales, medianas, etc.) para modificar las intensidades (por ejemplo: correr el largo al 70%, el ancho con pique y máxima velocidad y en la diagonal un regenarativo al 50%).
- **Volodalen** de Gösta Olander (Suecia, 1930): carreras por los bosques, con cuestas y sobre la nieve. El cambio de intensidad está dado en gran parte por el declive y la consistencia del terreno.

A través de los métodos continuos se consiguen ejecuciones más económicas del movimiento y aplicaciones funcionales de los sistemas orgánicos, básicamente mejoras en la respuesta cardiorrespiratoria.

En el ámbito coordinativo se produce la automatización del gesto motor aplicado (pedalear, técnica de nado, gimnasia aeróbica, técnica de caminata, etc.).

En el ámbito psíquico se desarrolla cierta tolerancia o endurecimiento mental hacia las cargas prolongadas. Este fortalecimiento mental ha sido comprobado empíricamente por el autor de este libro utilizando un método coreano al que llamábamos "entrenar en condiciones extremas". Básicamente se trataba de forzar a los atletas a entrenar con mucho frío o mucho calor y ver hasta donde podían rendir. El resultado fue la época con mayores victorias deportivas del grupo, pero es requisito tener una gran motivación interna hacia la actividad deportiva que se está realizando.

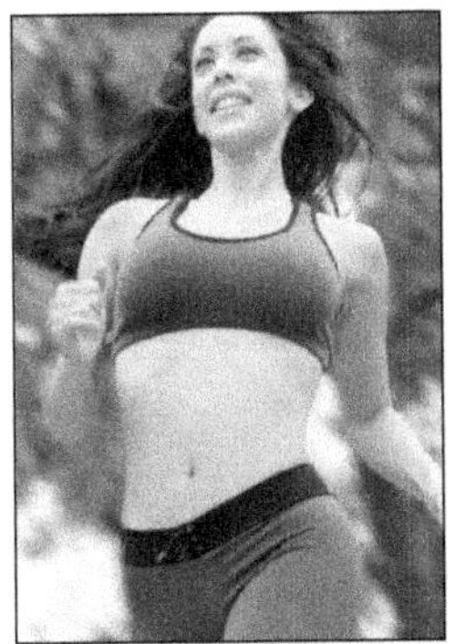

Fraccionados o intervalados: son entrenamientos que proponen una combinación de esfuerzos con periodos de recuperación. Estas **pausas** pueden ser **pasivas** (descanso) o **activas** (movimientos de menor intensidad).

De acuerdo a la duración del estímulo se clasifican en:
- **Fraccionados cortos**: el estímulo es menor a 3 minutos.
- **Fraccionados largos**: el estimulo es de 3 a 15 minutos.

De acuerdo a la duración de la pausa se clasifican en:
- **Fraccionados con intervalos cortos**: la pausa es de 20" a 1'.
- **Fraccionados con intervalos medios**: la pausa es de 1' a 1'30".
- **Fraccionados con intervalos largos**: la pausa es de 2' a 3' o más.

Estas dos variables (pausa y estimulo) se combinan de acuerdo al nivel de aptitud del alumno y al objetivo del trabajo. Por ejemplo, en un principiante que empieza a correr, se utiliza un fraccionado con intervalos largos.

A través de los métodos fraccionados, el instructor puede utilizar las pausas como herramienta metodológica para alcanzar los objetivos que se propone en la sesión de entrenamiento, o sea que el tamaño de la pausa estará en función de la realización del ejercicio.

Los métodos fraccionados son muy utilizados en alumnos principiantes para lograr una adaptación progresiva al ejercicio; en cambio en alumnos entrenados utilizamos esta modalidad para mantener intensidades de trabajo que no se podrían mantener con un método constante. Desde el punto de vista fisiológico, durante las pausas se reduce la frecuencia cardiaca y respiratoria, lo cual nos deja la posibilidad de reiniciar una nueva repetición. Tradicionalmente durante las pausas se acostumbra a que la frecuencia cardiaca llegue a 120/140 latidos por minuto.

Existe un método fraccionado llamado **Interval Training** (Woldemar Gerschller, Herbert Reindell, Toni Nett) creado en Alemania (1936) que propone estímulos de alta intensidad (más del 90% de la FC) y de alrededor de 1' de duración con pausas de 60" a 90" de recuperación, en la cual la FC debe bajar en el rango de los 120/140 l/m. El fundamento de este método se basa en que durante las pausas se producen supercompensaciones y modificaciones a nivel cardiocirculatorio. Este método (interval training) es solo para alumnos entrenados y no para principiantes ya que la intensidad utilizada es muy elevada. Puede considerarse que el creador empírico de este entrenamiento fraccionado aeróbico fue el checoslovaco Emil Zatopek (varias veces campeón olímpico). Contradiciendo los supuestos de la fisiología y la lógica tradicional, este increíble corredor (que entrenaba con este método) ganó las pruebas de los 5.000 metros, los 10.000 metros y la Maratón que se disputaron durante cuatro días corridos, en los Juegos Olímpicos de Helsinki 1952.

Otro método fraccionado es el **Dunas** (Peter Cerutty) que consiste en correr (preferiblemente descalzos) en ambientes naturales (bosques, orillas del mar, dunas de arena, etc.). El australiano Cerutty rechazó el *interval training* de los alemanes. En Nueva Zelanda, Arthur Lydiard tomó conceptos de todas las escuelas utilizándolos de manera sistematizada para el entrenamiento fraccionado. Con esta información, Lydiard desarrolló tablas de entrenamiento aeróbico.

Determinación de la frecuencia cardiaca máxima (FCM)

La frecuencia cardiaca máxima de cada individuo suele calcularse con la siguiente fórmula:

FC máxima = 220 - edad del individuo

Esta cifra es válida exclusivamente para la población en general, variando mucho en el caso de deportistas entrenados (principalmente en deportes con un alto contenido de entrenamiento de la resistencia).

Frecuencia cardiaca óptima (FCO)

A la hora de comenzar un entrenamiento aeróbico, lo más difícil es encontrar la intensidad justa para ejercitar. Es muy común entrenar por debajo del umbral (límite) con lo cual el ejercicio no resultaría eficaz, o por encima de este ocasionando un cansancio excesivo o de muy pronta aparición. Sería un error creer que entrenamos la capacidad aeróbica cuando en realidad estaríamos entrenando otra cualidad (anaeróbica). En muchas clases de aeróbic podemos observar gente muy agitada y con deuda de oxigeno, debido a que están entrenando anaerobicamente. Lo que para un individuo es una intensidad justa, para otro es poca y para otro puede ser nocivo para su salud si entrena al límite de sus posibilidades. **Los rangos aconsejables son 70 al 80% de la frecuencia cardiaca máxima.**

INTENSIDAD DE LA FRECUENCIA CARDIACA

Es de suma importancia la medición de la frecuencia cardiaca para saber si estamos entrenando correctamente. No es equivalente entrenar al 60% de la FCM durante 15 minutos que entrenar al 80% de la FCM durante 10 minutos, aunque se consuman la misma cantidad de kcal. La elección de la FC a la que debemos entrenar no es al azar; y según nuestro objetivo, optaremos por una u otra.

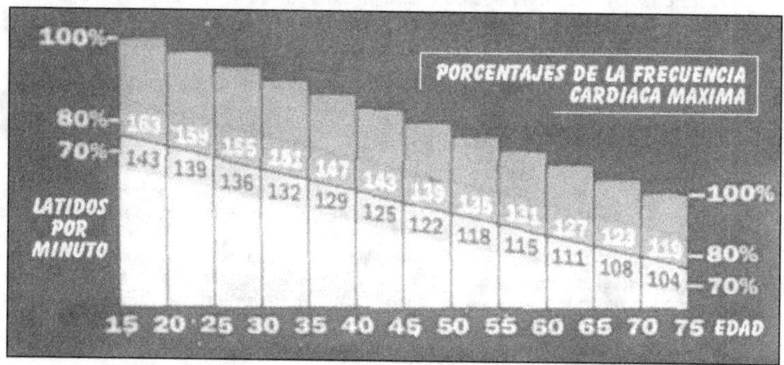

Zona cardiaca de seguridad (50% / 60%)

Es utilizada por aquellas personas que recién emprenden un plan de entrenamiento cardiovascular. Es un trabajo suave donde la FC no se eleva demasiado (Ejemplo: una mujer de 25 años al 55% entrenaría a un ritmo de 110 ppm). También es usado por los atletas para hacer un trabajo regenerativo luego de una semana extenuante de entrenamiento.

Zona de manejo de peso (60% / 70%)

Es utilizada por aquellas personas que quieren perder peso. Es aconsejable realizar actividades en esta intensidad durante unos 20 a 30 minutos (2 a 3 veces por semana) con trabajos aeróbicos. Durante los primeros 20 minutos (dependiendo del nivel de entrenamiento) se utiliza como combustible principal a los hidratos de carbono y luego de dicho período estos comienzan a agotarse y en consecuencia se queman más grasas.

También puede utilizarse para mejorar la capacidad aeróbica en aquellas personas que no llevan mucho tiempo entrenando.

Zona aeróbica (70% / 80%)

Es la mejor opción para quienes quieran mejorar la capacidad aeróbica pulmonar. El entrenamiento debe tener una duración suficiente como para asegurarse un consumo adecuado de carbohidratos (+ de 5') y lípidos (+ de 20').

Zona de umbral anaeróbico (80% / 90%)

Mejora la capacidad anaeróbica. No se recomienda para quienes recién empiezan a realizar ejercicios máximos o submáximos; quedando restringida a personas con muchos meses de entrenamiento.

CONSUMO MAXIMO DE OXIGENO

El volumen máximo de oxígeno, conocido como **VO_2 máx**, es el máximo transporte de O_2 que nuestro organismo puede transportar en un minuto.

¿Para qué sirve?

Es la forma conocida más eficaz de medir la capacidad aeróbica de un individuo. Cuanto mayor sea el VO_2 máx, mayor será la capacidad cardiovascular de este.

¿Cómo se mide?

Se mide en ml/kg/min, pero si lo multiplicamos por nuestro peso corporal, el resultado se expresará en litros. Ej.: Una persona se toma un test de VO_2 max. y obtiene un resultado de 51 ml/kg/min. Si lo multiplicamos por su peso (60 kg.) se obtendrán 3060 mililitros que equivalen a 3,06 litros de consumo de oxigeno por minuto.

Lo más común es que veamos expresado el VO_2 max. de una persona en litros. Los atletas, corredores de maratón, son los que registran los niveles más altos de VO_2 max. Algunos de ellos alcanzan los 6 litros cuando una persona normal tiene unos 2 litros.

¿Cómo se calcula?

Para calcularlo la medicina utiliza la espirometría (un estudio que mide el consumo de oxigeno). Los entrenadores utilizan tests indirectos (test de campo, no de laboratorio). Tal vez el más famoso es el que nos legó el Dr. Cooper (el test lleva su nombre). Es muy simple de medir, solo se tiene que correr sin parar intentando cubrir la mayor distancia posible en 12 minutos (cabe destacar que hay que tener una mínima condición física para realizar este esfuerzo y es conveniente consultar a un médico antes).

VO_2máx. = (Distancia Recorrida - 504) / 45

Ej.: Una mujer quiere averiguar su aptitud física, entonces corre durante 12 minutos sin parar recorriendo la mayor distancia posible, y aplica la formula:

VO_2máx. = (1500 mts. - 504) / 45 = 22,133 ml/kg/min

Como pesa 60 kilogramos debe multiplicar 22,133 x 60.

VO_2máx. = 1328 ml. = 1,328 litros de consumo de oxigeno.

Cabe mencionar que si dos personas tienen el mismo consumo de oxigeno, tendrá mejor condición física la que pesa más, debido a que debe trasladar un mayor peso corporal.

22,133 ml/kg/min x 60 kg. = 1328 ml. = 1,328 litros.
22,133 ml/kg/min x 90 kg. = 1992 ml. = 1,992 litros.

Tablas comparativas para estimar la recuperación luego de la actividad física

El método de control de las pulsaciones después del ejercicio es un recurso indirecto para establecer el nivel de la resistencia aeróbica de base. A pesar de las imprecisiones causadas por las desviaciones individuales (número de pulsaciones de reposo, influencias emocionales, etc.) podemos utilizar el tiempo en el final del esfuerzo y la restauración a 100 pulsaciones/minuto como orientación global.

Una forma adecuada para tomar las pulsaciones sería: recién terminado el ejercicio, sin demorar, se toma el pulso durante 15 segundos y dicho resultado se multiplica por 4.

Pulsaciones a los cinco minutos de haber acabado el esfuerzo

Más de 130 pulsaciones por minuto	Mal
130 / 120 pulsaciones por minuto	Suficiente
120 / 115 pulsaciones por minuto	Satisfactorio
115 / 105 pulsaciones por minuto	Muy bien
100 o menos pulsaciones por minuto	Alto rendimiento

Capítulo 3

La FLEXIBILIDAD

Lic. Giovanni Alexis Gieri

Bibliografía utilizada para este capítulo:

- *Alter, Michael J*. Los estiramientos.
- *Battista, Eric y Vives, Jean*. Fuerza y flexibilidad muscular.
- *Caldarone, Giovanni*. La preparazione fisica di base.
- *De Hegedus, Jorge*. Enciclopedia de la musculación deportiva.
- *Gieri, Giovanni Alexis*. La flexibilidad.
- *Gieri, Giovanni Alexis*. Preparación física específica.
- *Guyton, Arthur C. y Hall, John E*. Tratado de fisiología médica.
- *López Chicharro, José y Fernández Vaquero, Almudena*. Fisiología del Ejercicio.
- *Manno, Renato*. Fundamentos del entrenamiento deportivo.
- *Merni, Franco y Nicolini, Ida*. Preparazione fisica di base.
- *Norris, Christopher M*. Flessibilitá: guida pratica allo Stretching.
- *Platonov, Vladimir N. y Bulatova, Marina M*. La preparación física.
- *Rojo García, José María*. Medicina del deporte.
- *Verhoshansky, Yuri y Siff, Mel C*. Superentrenamiento.
- *Wilmore, Jack H. y Costill, David L*. Fisiología del esfuerzo y del deporte.
- *Zhelyazkov, Tsvetan*. Bases del entrenamiento deportivo.

LA FLEXIBILIDAD

INTRODUCCION

Aquellos deportistas que practican disciplinas como las artes marciales, la gimnasia artística o la aeróbica deportiva, ya han podido comprobar empíricamente que los ejercicios de musculación y los de flexibilidad son absolutamente compatibles, inclusive en la misma sesión de entrenamiento. De hecho, ambas cualidades pueden ser desarrolladas fisiológicamente hasta sus respectivos rendimientos deportivos ideales en forma simultánea.

Las ventajas que ofrece un buen nivel de flexibilidad son múltiples. La más importante en el ámbito deportivo es que permite a los atletas lograr la amplitud de movimientos necesaria en todas las articulaciones para ejecutar de la forma más eficiente los gestos motores propios de las competencias. Sin embargo, si el desarrollo de la flexibilidad no es acompañado por un incremento acorde de la fuerza se pueden presentar consecuencias negativas como la desestabilización de las articulaciones o el aumento del riesgo de lesiones.

DEFINICIONES

Entendemos por **flexibilidad** a la integración y sumatoria de la elasticidad muscular y de la movilidad articular. La *elasticidad muscular* es la resistencia al estiramiento que pueden ofrecer el conjunto de tejidos que integran el músculo. Michael J. Alter (1998) definió a la flexibilidad como la amplitud de movimientos obtenible (disponible) en una articulación o conjunto de articulaciones. Nosotros consideramos que esta definición se corresponde más con el concepto de *movilidad articular*.

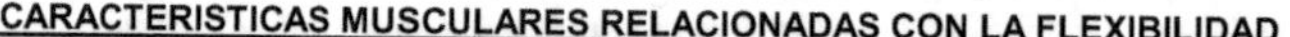

La biofísica nos ofrece más definiciones con respecto a los procesos biológicos y principios físicos que se relacionan con la flexibilidad. La *elasticidad* es la resistencia que un material ofrece a la distorsión. Es la propiedad que permite que el músculo regrese a su forma o tamaño original cuando deja de aplicarse la fuerza.

Tradicionalmente se considera a la *fuerza* como la capacidad de desarrollar tensión muscular. Recordemos que el *tono muscular* es la capacidad del músculo para oponerse a ser elongado. Es evidente la estrecha relación que existe entre flexibilidad, elasticidad y tono muscular. Mientras más fuerza posee el músculo, más difícil será estirarlo; pero la fuerza es solo uno entre varios factores que influyen en la flexibilidad.

Independientemente de los autores, existe un acuerdo unánime acerca de que la flexibilidad (relacionada con el grado de amplitud de los movimientos) es *específica* para cada articulación.

CARACTERISTICAS MUSCULARES RELACIONADAS CON LA FLEXIBILIDAD

Los músculos tienen tres importantes propiedades: *contractibilidad*, *extensibilidad* y *elasticidad*.

La *contractibilidad* es la capacidad del músculo de contraerse (encogerse) y generar tensión en toda su extensión (Alter, 1998). Su naturaleza contráctil deriva del deslizamiento del los filamento finos y gruesos de la fibras musculares y puede encontrarse una explicación detallada de este proceso en muchos libros de fisiología humana.

La *extensibilidad* (también llamada distensibilidad) hace referencia a la capacidad del tejido muscular de estirarse aumentando su longitud (en respuesta a una fuerza aplicada externamente) para luego volver a su extensión normal. La longitud de un músculo depende de la relación de la fuerza interna desarrollada por el tejido muscular con la fuerza externa ejercida por una resistencia o carga exterior.

La *elasticidad* es la resistencia a la deformación, y es el concepto contrario al de extensibilidad. Se refiere a la propiedad de los tejidos para regresar a su longitud "no forzada" después de haber sido estirados.

Con respecto a la elasticidad, se ha observado que los haces de fibras musculares se encuentran envueltos por vainas de tejido conectivo que no tienen la capacidad de contraerse pero que pueden ser estiradas y que poseen importantes propiedades elásticas. Estos elementos musculares son conocidos como *componentes elásticos paralelos* porque están alineados paralelamente con las fibras musculares. Tampoco los tendones presentes en las extremidades de los músculos tienen la capacidad de contraerse, pero también ellos poseen propiedades elásticas. Son los *componentes elásticos en serie* porque se sitúan antes y después de las fibras musculares.

Cuando la tensión aplicada sobre el tejido es excesiva se puede llegar al límite elástico. Este es el valor mínimo de tensión requerida para producir una deformación o relajación permanente. Hasta que se llegue a ese punto, los tejidos podrán retornar a su longitud original de reposo. Por ejemplo, cuando se produce un esguince en un tobillo, los tejidos han sido tan sobre-estirados que no retornarán a su longitud original. Si el estiramiento continuara, los tejidos terminarían desgarrándose.

EL ESTIRAMIENTO MUSCULAR

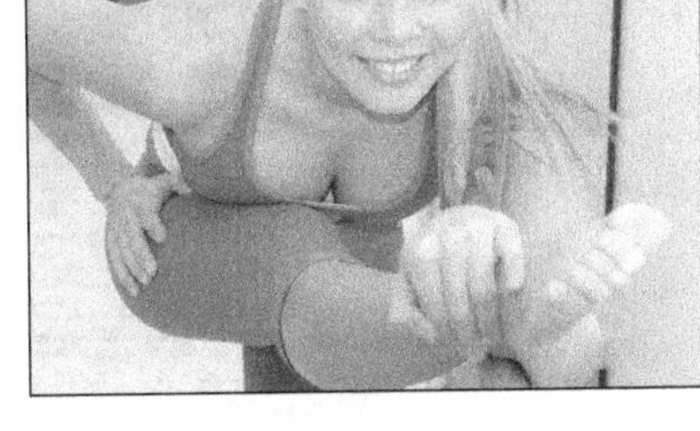

Aunque puede parecer obvio, es importante recordar que las fibras musculares son incapaces de estirarse por sí solas. Para que se produzca el alargamiento debe actuar una fuerza externa sobre el músculo. Esa fuerza externa se puede deber a varias posibilidades:
a) la fuerza de la gravedad;
b) la fuerza del momento (movimiento);
c) la fuerza de los músculos antagonistas ejercida sobre el lado opuesto de la articulación;
d) la fuerza ejercida por otra persona (ayudante);
e) la fuerza ejercida por otra parte del propio cuerpo y
f) la fuerza producida por algún equipo especial (máquina) diseñado para estirar los músculos.

La *duración* de los ejercicios de estiramiento y la cantidad de *repeticiones* son factores fundamentales en el entrenamiento de la flexibilidad. Durante la primer insistencia es poco probable que el atleta pueda alcanzar su amplitud total. Lo esperable, es que logre un 80 a 95% de su máximo posible y ello dependerá de la efectividad del calentamiento previo y del nivel de relajación muscular que tenga. Recién a partir de la tercera o cuarta insistencia es esperable que alcance el 100% de sus posibilidades para ese momento.

METODOS DE ENTRENAMIENTO DE LA FLEXIBILIDAD

Muchos autores han definido y clasificado los diferentes métodos de entrenamiento de la flexibilidad habiendo diferencias consistentes entre sus criterios sobre cual método es el más efectivo.

Un programa de entrenamiento de la flexibilidad puede definirse como un programa de ejercicios, planificado, intencional y regular que en cierto tiempo puede ampliar plenamente y progresivamente la amplitud de movimientos en una o varias articulaciones (Alter, 1998).

Luego de combinar la información obtenida de muchos investigadores de países tan diversos como Alemania, España, Estados Unidos, Francia, Italia, Korea y Rusia, con la experiencia empírica del autor de esta obra, hemos podidos agrupar los métodos de entrenamiento en cuatro grandes grupos. Estas formas de entrenar la flexibilidad consisten en:
1) Estiramientos **estáticos pasivos**.
2) Estiramientos **estáticos activos**.
3) Métodos **P.N.F.** (Propiocepción Neuromuscular Facilitada).
4) Estiramientos **dinámicos** (balísticos).

Esta clasificación no es compartida por todos los autores pero sirve de guía y pueden incluirse más métodos en ella.
1) Los *estiramientos estáticos pasivos* consisten en aprovechar la acción de la fuerza aplicada lenta, controlada y sostenidamente para mejorar la movilidad de un complejo articular o un grupo muscular. El stretching estático implica el estiramiento de un músculo (o varios) hasta el punto en el cual se advierte una tensión significativa y se mantiene dicha posición. Normalmente es un compañero el que aplica una fuerza controlada sobre el grupo muscular seleccionado del atleta y la mantiene cuando ha llegado al máximo estiramiento. También existen dispositivos mecánicos especialmente diseñados para cumplir la misma función que un ayudante. Es un tipo de flexibilidad muy utilizado en actividades como el yoga, la gimnasia artística, la rítmica o la danza. Manteniendo la posición, las estructuras inertes se van extendiendo gradualmente, mientras los reflejos musculares advierten la tensión en los tendones y consienten al músculo relajarse de a poco. Este es el método de entrenamiento de la flexibilidad más seguro de todos, pero al ser tan estático es el que menos transferencia deportiva tiene. Además, teniendo en cuenta que la posición final debe ser sostenida durante muchos segundos, es importante que la posición de partida sea estable (equilibrada), lo más cómoda posible y factible de ser mantenida durante bastante tiempo. Para este tipo de ejercicios se recomiendan superficies blandas (colchonetas, alfombras, etc.) que permitan una mejor relajación del cuerpo, pero que no impidan un pequeño deslizamiento en los puntos de apoyo para poder incrementar los ángulos de apertura. Por el contrario, no es conveniente usar posiciones de rodillas o estar

parado sobre una sola pierna si no se cuenta con algún sostén externo. Es útil prestar atención a aquellos detalles que permitan una mayor relajación: respiración tranquila, música suave, superficies blandas, etc. Las posiciones incómodas no permiten que los atletas alcancen la relajación completa y una excesiva tensión muscular no contribuye a un stretching eficaz. Probablemente, lo más importante con respecto a este método, es que al ser bastante seguro se lo puede trabajar a intensidades muy altas y en consecuencia permite lograr grandes mejorías con respecto a los índices de flexibilidad. Esto se ha comprobado empíricamente reiteradas veces gracias al uso de diferentes test de flexibilidad.

Muchos entrenadores, al usar este método, recomiendan el estiramiento hasta el punto de "molestia" o "tensión"; pero no de dolor pues se dificultaría la relajación.

La disminución de la tensión tiene varias explicaciones:

a) Los husos neuromusculares (receptores del estiramiento), tras un periodo de tiempo, se vuelven menos sensibles y por consiguiente se adaptan al estiramiento; neutralizando el reflejo a dicho estiramiento.

b) Si la tensión que se está produciendo es suficientemente grande, puede iniciarse el reflejo de inhibición autógena, que inhibirá el estímulo sobre el músculo sometido al estiramiento. En consecuencia, la tensión del músculo decrecerá, facilitando así la relajación.

c) Los músculos y sus tejidos conectivos poseen propiedades mecánicas que dependen del tiempo. Esto significa que cuando se aplica una fuerza continua sobre los tejidos, se produce un deslizamiento de las fibras y un cambio progresivo en la longitud. Simultáneamente, van disminuyendo las descargas que activan los músculos permitiendo una progresiva reducción de la tensión.

2) En los **estiramientos estáticos activos** es el propio atleta el que aplica la fuerza sobre el grupo muscular seleccionado y sigue ejerciendo dicha fuerza cuando ha llegado al máximo estiramiento. El stretching activo implica la contracción voluntaria de un músculo en todo el radio motriz interno y el estiramiento del antagonista en todo el radio motriz externo. Este tipo de ejercicios desarrolla simultáneamente la fuerza y la flexibilidad, por lo que tiene buena transferencia con muchos deportes. Se utiliza bastante en actividades como la danza y las artes marciales. Estos ejercicios no tienen que ser estrictamente estáticos (isométricos) ya que pueden existir unos pequeños impulsos o insistencias (contracciones concéntricas) de parte del atleta para alcanzar mayor rango de movimiento hasta alcanzar su máximo, para luego mantenerlo.

3) Los estiramientos del tipo **P.N.F.** surgieron de la adaptación de diferentes tratamientos fisioterapéuticos utilizados con pacientes en recuperación. La Propiocepción Neuromuscular Facilitada comporta una serie de movimientos programados para obtener el máximo estiramiento de un músculo gracias al uso de los reflejos musculares primarios. Existen varias técnicas para lograr este objetivo con fundamentos teóricos similares de las cuales destacamos dos:

a) La primer técnica es llamada *contracción-relajación* (CR). El atleta elige el músculo que quiere estirar y empieza contrayéndolo durante aproximadamente 10 a 20 segundos. En ese tiempo, los órganos tendinosos de Golgi registrarán el aumento de la tensión y provocarán la inhibición autógena (reflejo propioceptivo). A continuación, el ejecutante estirará ese mismo músculo aprovechando que (según esta teoría) las fibras se encuentran más relajadas permitiendo un incremento en el radio motriz del músculo protagonista. Debido a que la tensión muscular es isométrica, a esta técnica se la llama también *relajación post-isométrica* (PIR).

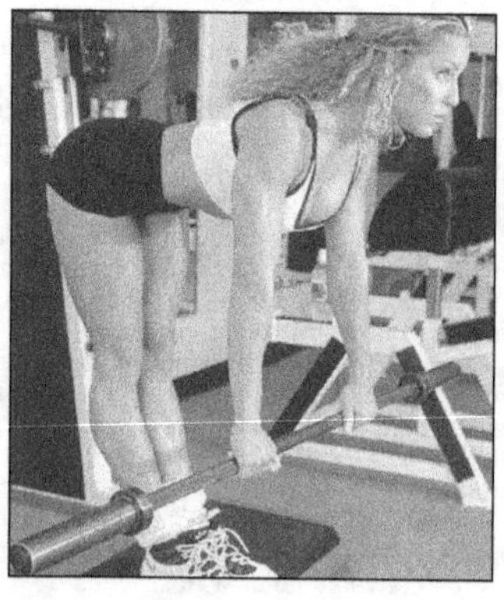

b) El segundo método comienza como el primero pero luego utiliza la colaboración del músculo agonista o de un compañero para completar el ejercicio. Se lo conoce como método de contracción-relajación-contracción del agonista (CRAC). Cuando se trabaja solos se realiza de la siguiente manera: se empieza igual que en el método CR pero luego se aprovecha el hecho de que cuando un músculo se contrae, el que se le opone (antagonista) debe relajarse. Este reflejo llamado de *inervación recíproca* permite un posterior alargamiento de las fibras. Para efectuar el método CRAC, el músculo que queremos estirar (en este caso sería el antagonista) primero debe contraerse y ser mantenido en dicha posición unos 20 segundos. Luego, el músculo es relajado para ser elongado y con la intención de ejercer una tracción mayor sobre la posición de estiramiento, se contrae el músculo opuesto (agonista). Este método ofrece la ventaja de fortalecer el grupo muscular que controla el movimiento en su radio motriz. Si se trabaja con un compañero, el ejercicio es más fácil de realizar. Primero, el ayudante estira el músculo (antagonista); a continuación, el atleta en cuestión intenta contraer el músculo sobre el que se está trabajando y mantiene esta contracción durante algunos segundos. Tras la relajación, el músculo es de nuevo estirado por el compañero hasta alcanzar un rango mayor que antes y el ejercicio se repite.

4) Los **estiramientos dinámicos** consisten en aprovechar el momento creado por la extremidad durante su movimiento de balanceo para estirar el músculo. Algunos autores lo denominan *stretching balístico* (también se le dice "bobbing' o rebote) e implica la repetición de acciones que permitan alcanzar la plena extensión del movimiento. Existen dos motivos que dan cuenta de la necesidad de tomar precauciones antes de utilizar este método. En primer lugar, cuando se utiliza todo el cuerpo, el tronco o los miembros inferiores, el peso corporal en rápido movimiento adquiere velocidad inercial que se acumula. Es probable que la energía contenida en la velocidad adquirida impida la interrupción del movimiento con suficiente antelación provocando el estiramiento excesivo de algunos tejidos que pueden sufrir pequeños desgarros (micro-traumatismos). Con el pasar del tiempo, puede desarrollarse un tejido cicatrizal que altera el mecanismo normal de la articulación. En segundo lugar, el reflejo miotático, al producirse una rápida extensión del músculo, provoca una contracción del mismo y en consecuencia el radio motriz se reduce efectivamente en lugar de aumentar. Justamente, uno de los principales argumentos en contra del uso de los estiramientos balísticos es que provoca un acto reflejo contrario al estiramiento. Es obvio que este método es peligroso, sin embargo, es el que más transferencia tiene en actividades como por ejemplo las artes marciales, el fútbol, el handbol, etc. Si las acciones son ejecutadas lentamente, los ejercicios se parecen a los estiramientos estáticos activos (movimientos con contracción concéntrica) pero si se efectúan como lanzamientos (como suele suceder en las competencias) se tornan en acciones balísticas. El atleta que practica este género de deportes no padece un trauma cada vez que realiza un estiramiento dinámico a alta velocidad por la simple razón que su cuerpo se encuentra adaptado y entrenado para tal circunstancia. En este caso el organismo disminuye la acción del reflejo miotático de manera que no se produzca durante el gesto deportivo.

LOS REFLEJOS MUSCULARES

Existen tres tipos de reflejos musculares que tienen importancia durante el entrenamiento de la flexibilidad:

A) El *reflejo miotático*: es importante tanto para el control postural como en relación con el tono muscular. Depende de la información que proviene de receptores especializados llamados husos neuromusculares que son unas estructuras fusiformes fijadas a lo largo de las principales fibras musculares. Cuando el músculo se alarga, ocurre lo mismo con los husos. El alargamiento de los mismos es detectado por los nervios y se produce un reflejo que causa el acortamiento del músculo y por consiguiente también de los husos. El reflejo miotático se produce ante un cambio en el largo del músculo y en la velocidad a la cual este se mueve. El control de los cambios en el alargamiento muscular es fundamental en el manejo "tónico" de la postura y los cambios de velocidad son importantes para el control "fásico" del movimiento. El ejemplo clásico de la acción del reflejo miotático es la contracción fásica en la rodilla (reflejo patelar) producida ante un golpe veloz sobre el tendón rotuliano.

B) La *inhibición autógena (reflejo propioceptivo o miotático inverso)*: depende de la acción de los órganos tendinosos de Golgi (OTG) ubicados en los tendones musculares, cuya función es medir la tensión a la que es sometido el músculo. Se puede observar que los órganos de Golgi son estimulados tanto por la contracción del músculo como por el estiramiento pasivo del mismo. Al

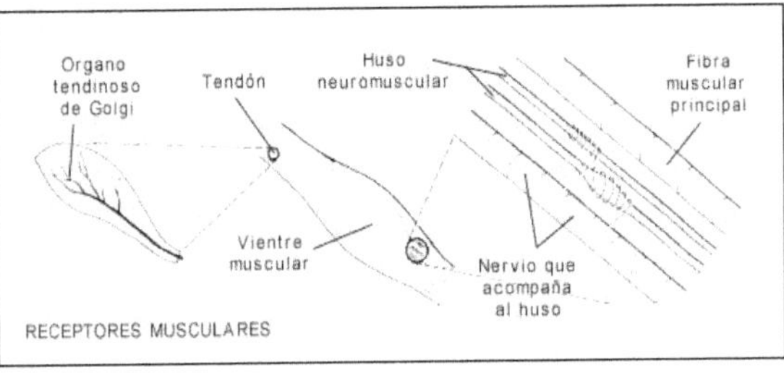

registrarse un aumento en la tensión del tendón muscular, los OTG producen una relajación refleja del músculo (inhibición autógena). Esta consiste en una situación opuesta a la del reflejo miotático y posee una función de protección debido a que impide que el músculo al contraerse excesivamente se desgarre de su propia inserción ósea. Ambos reflejos no se producen contemporáneamente por que el umbral de estímulo de los OTG es mayor que el de los husos neuromusculares.

C) La *inervación recíproca*: se produce cuando un músculo antagonista se relaja para permitir al protagonista generar movimiento. Por ejemplo, cuando el bíceps se contrae para flexionar el codo, el tríceps se relaja a través de la inervación recíproca permitiendo así el movimiento. Este reflejo puede ser utilizado durante los ejercicios de stretching contrayendo un músculo antagonista para que el protagonista se relaje más antes de elongarlo.

Tanto el reflejo miotático (A) como el reflejo propioceptivo (B) tienen importantes implicaciones para los ejercicios de flexibilidad. Los ejercicios que duran unos pocos momentos provocan la contracción del músculo por culpa del reflejo miotático, mientras que el stretching prolongado (diez segundos o más dependiendo de cada persona) activa los órganos tendinosos de Golgi permitiendo una mayor relajación del músculo. Esto se produce porque el reflejo miotático (A) con el tiempo empieza a perder sensibilidad y si la tensión es sostenida lo suficiente, se produce, por estimulación de los OTG, la inhibición autógena (B). Es decir, que con suficiente tiempo, la relajación empieza a prevalecer sobre la contracción.

EL DOLOR Y LA INTENSIDAD DE LOS ESTIRAMIENTOS

Los nervios tienen dos formas por las cuales pueden transmitir información sobre los estiramientos de diferentes intensidades (Alter, 1998). Primero, se puede transmitir la sensación de estiramiento simultáneamente sobre una cantidad variable de fibras nerviosas. Se le llama *suma espacial* al aumento de la cantidad de fibras nerviosas que entran en acción como consecuencia de una intensidad mayor en la sensación de estiramiento. Esto significa que si se intensifica el estiramiento, aumenta el reclutamiento de órganos receptores con los que se incrementa el dolor. Ante un pequeño estiramiento, el estímulo es débil y activa solo a aquellos receptores con umbrales más bajos. Pero, cuando se aumenta la intensidad, se activan también un grupo de receptores menos irritables, afectando de esa manera a unidades más sensibles (incrementándose el dolor). Segundo, los nervios pueden transmitir cantidades diferentes de impulsos por unidad de tiempo sobre la misma fibra. Los cambios en la intensidad del estiramiento pueden verse reflejados en las diferentes frecuencias de activación. Cuanto más intenso sea el estímulo de estiramiento, mayor será la frecuencia de los impulsos (*suma temporal*).

Resumiendo, cuanto más fuerte sea el estímulo de estiramiento, mayor será el número de neuronas sensoriales activas, y mayor será la frecuencia de impulsos en cada una de ellas. En consecuencia, el bombardeo de los centros corticales del cerebro será más intenso y la sensación de dolor será más fuerte.

EL DOLOR: CAUSAS Y CONSECUENCIAS

Los dolores ocasionados por el entrenamiento suelen manifestarse de dos maneras: a) los que aparecen durante o inmediatamente después de la sesión de entrenamiento y que pueden persistir por varias horas, y b) los que habitualmente aparecen entre 24 y 48 horas después de entrenar.

Existen varias hipótesis diferentes que intentan explicar el origen del dolor muscular. Aunque estas hipótesis sean explicadas separadamente, es posible que algunas de ellas se produzcan de manera conjunta o que inclusive haya más causas que las mencionadas.

1) La **hipótesis del desgarro de tejidos** y *de la lesión del tejido conectivo*. Hough (1902) fue el precursor que sugirió que el dolor muscular se puede deber a desgarros microscópicos de las fibras musculares y/o de los tejidos conectivos. En los casos leves puede existir simplemente una ligera hemorragia con micro-desgarros de algunas fibras y una débil reacción inflamatoria; mientras que en los casos más graves puede haber hemorragias intramusculares considerables con desgarros parciales o totales del músculo y de su tejido conectivo. En estas situaciones, los tejidos pueden presentar los síntomas y signos de ardor, enrojecimiento, hinchazón, dolor y disminución de su funcionamiento. El ardor y el enrojecimiento en la zona son provocados por el aumento del flujo sanguíneo. La hinchazón es consecuencia del derrame de fluido dentro del tejido; y el dolor es causado por la estimulación directa de las fibras nerviosas, por sustancias químicas liberadas por las células dañadas y por la misma hinchazón (Alter, 1998).

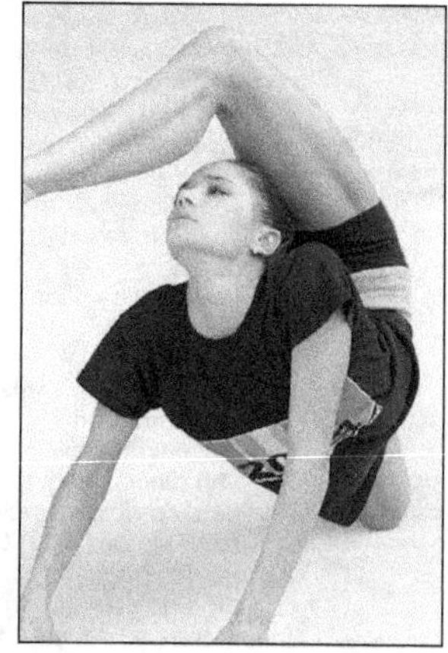

2) La **hipótesis de la acumulación metabólica** *(presión osmótica) e inflamación*. Otra de las explicaciones más frecuentemente citadas con respecto al dolor muscular es la acumulación de productos de desecho, especialmente del ácido láctico. También se cita que el dolor puede deberse al pasaje hacia fuera del potasio a través de la membrana celular de las fibras musculares en la zona afectada.

3) La **hipótesis del espasmo localizado** en *las unidades motrices*. De Vries (1966) postula que el dolor localizado que aparece después de un ejercicio inhabitual es provocado por un espasmo tónico y localizado de las unidades motoras del músculo, cuyo número varía proporcionalmente con la intensidad del dolor.

Capítulo 4

BIOMECÁNICA

Lic. Giovanni Alexis Gieri

Bibliografía utilizada para este capítulo:

- *Aguado Jódar, Xavier*. Eficacia y técnica deportiva.
- *Alter, Michael J.* Los estiramientos.
- *Antoniazzi, Luis*. Fundamentos biomecánicos del ejercicio físico.
- *Baümler, Günther y Schneider, Klaus*. Biomecánica deportiva.
- *Busquet, Leopold*. Las cadenas musculares.
- *Calais-Germain, Blandine*. Anatomia para el movimiento.
- *Caldarone, Giovanni*. La preparazione fisica di base.
- *Cartoni, Anna C. y Putzu, Daniela*. Ginnastica artistica femminile.
- *De Hegedus, Jorge*. Enciclopedia de la musculación deportiva.
- *Fontana, Carlos Alberto*. Anatomía del movimiento.
- *Hainaut, Karl*. Introducción a la biomecánica.
- *Guyton, Arthur C. y Hall, John E*. Tratado de fisiología módica.
- **Kapandji, Ibrahim Adalbert. Cuadernos de fisiología articular.**
- *Kendall, Henry Otis y colaboradores*. Músculos. Pruebas y funciones.
- *Kunz, Hans-Ruedi*. Gimnasia - Entrenamiento de la fuerza.
- *Lapierre A*. La reeducación física.
- *Merni, Franco y Nicolini, Ida*. Preparazione fisica di base.
- *Norris, Christopher M*. Flessibilitá. Guida pratica allo stretching.
- *Platonov, Vladimir N. y Bulatova, Marina M*. La preparación física.
- *Rouviere, H. y Delmas A*. Anatomía humana.
- *Smith, Tony*. Biomecánica y Gimnasia.
- *Tribastone, Francesco*. Compendio de gimnasia correctiva.
- *Verhoshansky, Yuri y Siff, Mel C*. Superentrenamiento.

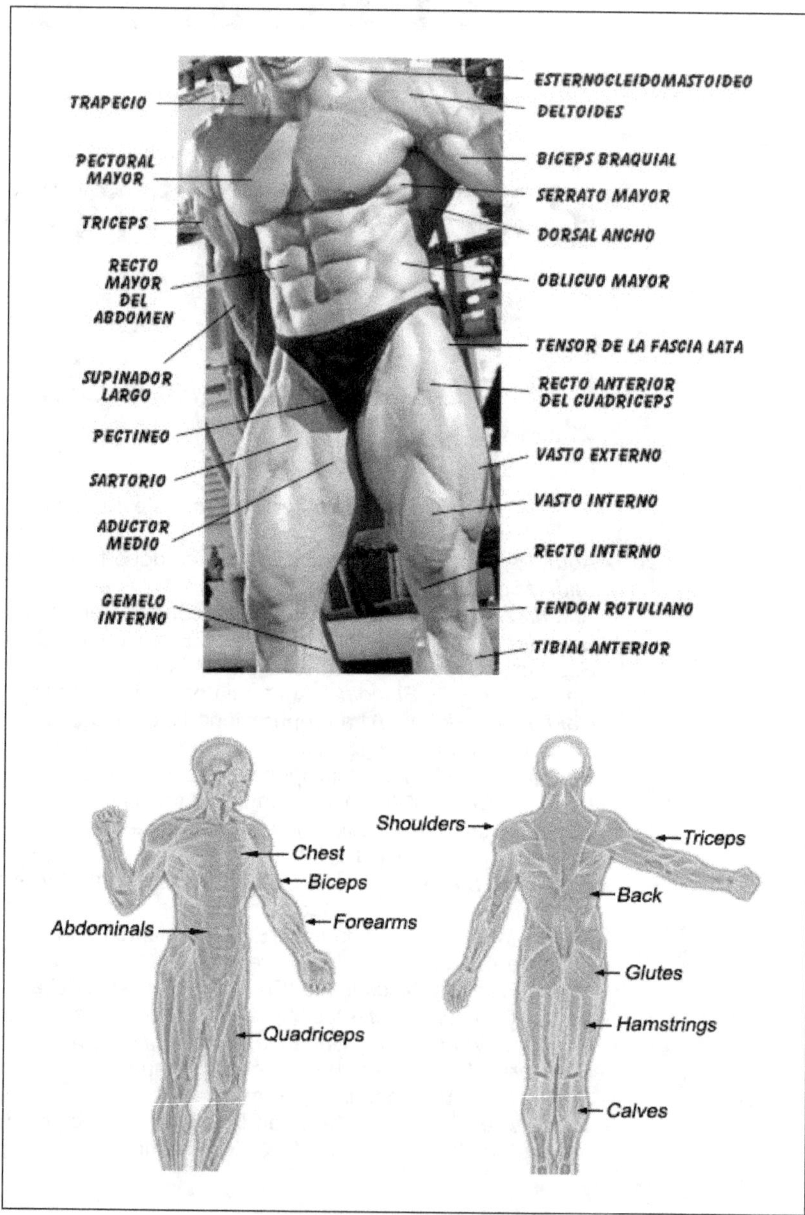
TRAPECIO
PECTORAL MAYOR
TRICEPS
RECTO MAYOR DEL ABDOMEN
SUPINADOR LARGO
PECTINEO
SARTORIO
ADUCTOR MEDIO
GEMELO INTERNO
ESTERNOCLEIDOMASTOIDEO
DELTOIDES
BICEPS BRAQUIAL
SERRATO MAYOR
DORSAL ANCHO
OBLICUO MAYOR
TENSOR DE LA FASCIA LATA
RECTO ANTERIOR DEL CUADRICEPS
VASTO EXTERNO
VASTO INTERNO
RECTO INTERNO
TENDON ROTULIANO
TIBIAL ANTERIOR
Shoulders
Chest
Biceps
Forearms
Abdominals
Quadriceps
Triceps
Back
Glutes
Hamstrings
Calves

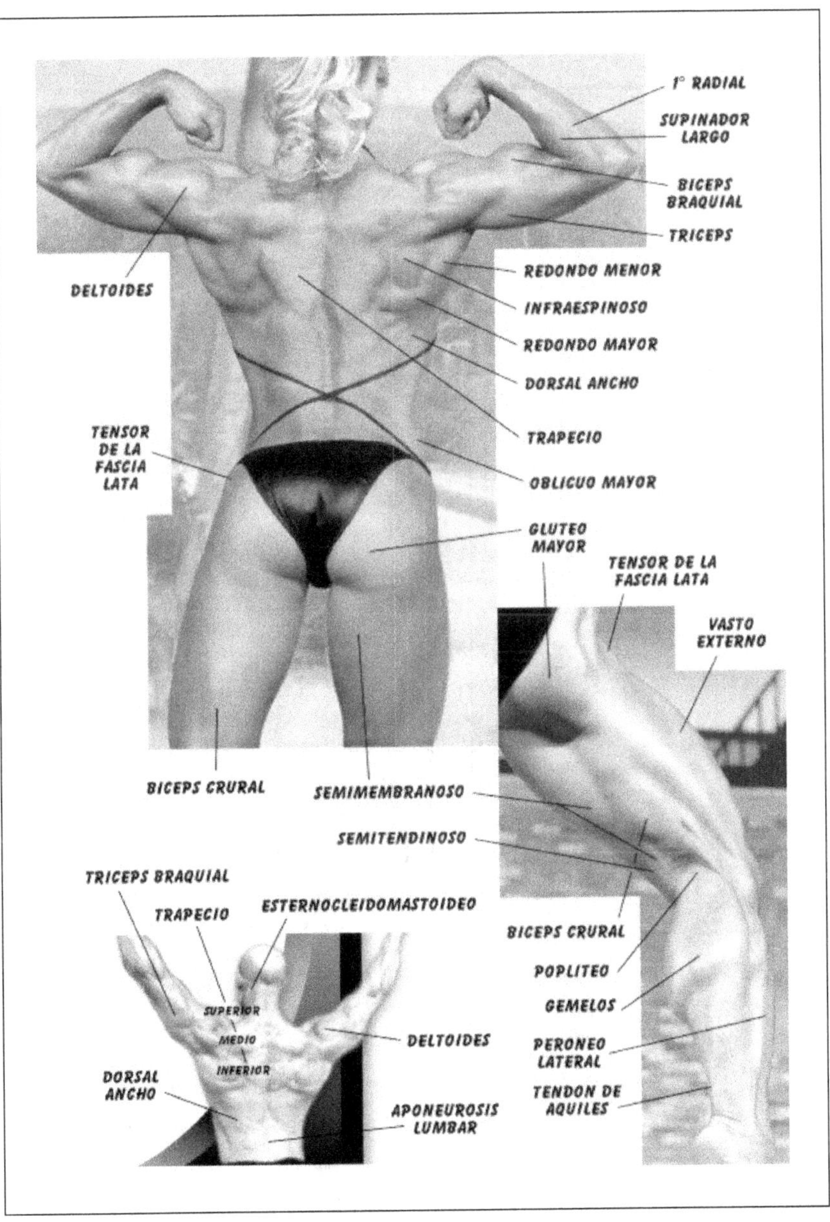
1° RADIAL
SUPINADOR LARGO
BICEPS BRAQUIAL
TRICEPS
REDONDO MENOR
INFRAESPINOSO
REDONDO MAYOR
DORSAL ANCHO
TRAPECIO
OBLICUO MAYOR
GLUTEO MAYOR
TENSOR DE LA FASCIA LATA
VASTO EXTERNO
DELTOIDES
TENSOR DE LA FASCIA LATA
BICEPS CRURAL
SEMIMEMBRANOSO
SEMITENDINOSO
TRICEPS BRAQUIAL
TRAPECIO
ESTERNOCLEIDOMASTOIDEO
SUPERIOR
MEDIO
INFERIOR
DELTOIDES
DORSAL ANCHO
APONEUROSIS LUMBAR
BICEPS CRURAL
POPLITEO
GEMELOS
PERONEO LATERAL
TENDON DE AQUILES

EJES Y PLANOS

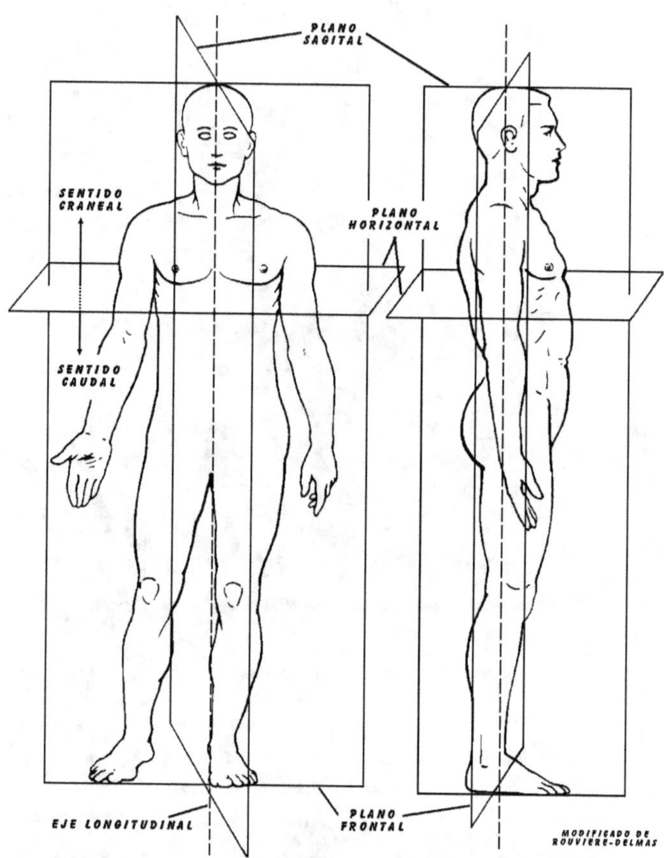

Para describir al cuerpo humano, podemos dividirlo en tres planos. El **plano sagital** atraviesa el cuerpo desde la parte anterior a la posterior, dividiéndolo en la mitad derecha y la mitad izquierda. El **plano frontal** divide al cuerpo en la sección anterior y la sección posterior y describe ángulos rectos con el plano sagital. El **plano horizontal** o transverso divide al cuerpo en una porción superior y una porción inferior y describe ángulos rectos con los otros dos planos.

Cada uno de los tres planos corporales está conjugado a un eje que lo atraviesa perpendicularmente. El movimiento se desarrolla sobre uno o más planos, pero alrededor de un eje. Muchos movimientos producen combinaciones que se dan sobre los tres planos y alrededor de un eje oblicuo.

MUSCULOS Y ACCIONES DE LA CINTURA ESCAPULAR

Músculos	Elevación	Descenso	Aducción	Abducción	Rotación hacia abajo	Rotación hacia arriba
Trapecio I (superior)	(O)					
Trapecio II (medio)			(O)			
Trapecio III (inferior)		(O)	(O)			
Trapecio IV (inferior)		(O)	(O)			(O)
Romboides	(O)		(O)		(O)	
Angular	(O)					
Serrato Mayor				(O)		(O)
Pectoral Menor		(O)		(O)	(O)	
Subclavio		(O)				

A continuación se describirán los movimientos que pueden realizar los omóplatos aunque los ejercicios para trabajar esos movimientos se encuentren repartidos entre los capítulos de hombros y de espalda. No debemos olvidar además que los movimientos de los hombros se encuentran en muchos casos relacionados con los de la cintura escapular y los músculos motores pueden inclusive ser los mismos.

En esta tabla, al igual que en las posteriores, solamente se indican los músculos protagonistas de los movimientos, sin que figuren los accesorios (debido básicamente a las grandes controversias encontradas en la diferentes fuentes bibliográficas).

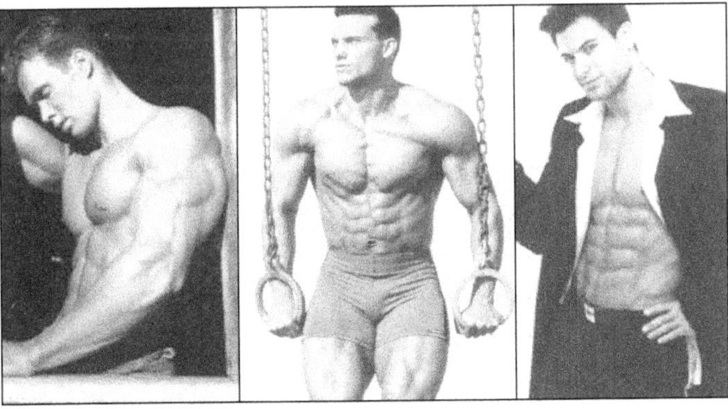

Los movimientos de traslación vertical (elevación y descenso) conllevan, necesariamente, un cierto grado de basculación de los omóplatos. La amplitud global del recorrido suele estar entre los 10 y los 12 cm. Los músculos implicados en estas acciones se describen a continuación:

LA ELEVACION DE ESCAPULAS (Rechazo Escapular)

Los músculos protagonistas son:
- El **TRAPECIO I (fascículo superior o acromioclavicular)** (1). Se inserta, por dentro, en la línea curva occipital superior y en la protuberancia occipital externa del hueso occipital. Por fuera se inserta en el borde posterior externo de la clavícula, en el borde interno del acromion y en la espina del omóplato. Por su disposición, al contraerse eleva el muñón del hombro.
- El **ROMBOIDES** (4). En la línea media se inserta en las apófisis espinosas de C7 a D5. Desde allí baja oblicuamente hacia fuera insertándose en el borde interno (espinal) del omóplato. El romboides eleva y rota el omóplato hacia abajo.
- El **ANGULAR** (5). Por dentro se inserta en las apófisis transversas de las primeras 5 vértebras cervicales y por fuera, en el ángulo superior interno del omóplato. Su acción es bastante similar a la del romboides. Tira el ángulo superior interno de la escápula hacia arriba y adentro (acción de levantar los hombros) y en forma accesoria rota ligeramente la glenoide hacia abajo.

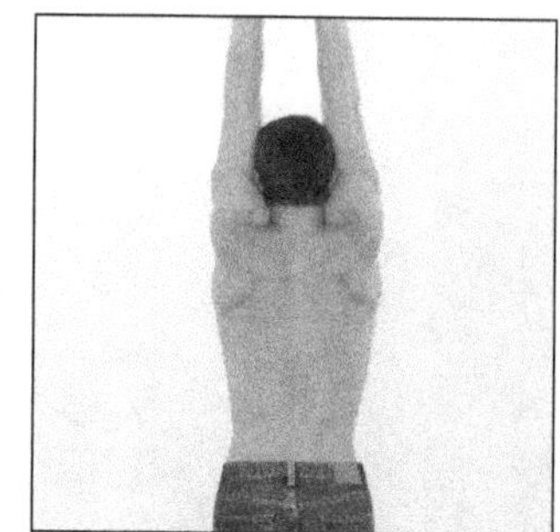

EL DESCENSO DE LAS ESCAPULAS (Depresión)

Los músculos responsables son:
- Los **TRAPECIOS III y IV (fascículos inferiores)** (3). Por dentro se insertan en las apófisis espinosas de las vértebras dorsales y en sus respectivos ligamentos. Por fuera se unen a los fascículos I y II terminando en el hombro. Su acción es la de tirar del omóplato desplazándolo hacia abajo y adentro.
- El **PECTORAL MENOR** (6). Es un músculo triangular, ubicado por detrás del pectoral mayor. Se extiende desde la cara externa de la 3ra, 4ta y 5ª costilla hasta la apófisis coracoides del omóplato. Se relaciona por delante con el pectoral mayor y por detrás, directamente con las costillas. Actúa en dirección oblicua y al contraerse baja el muñón del hombro y en consecuencia la glenoide mira hacia abajo.

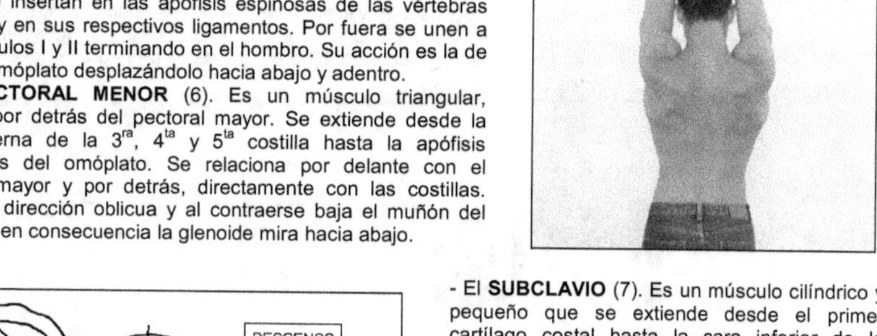

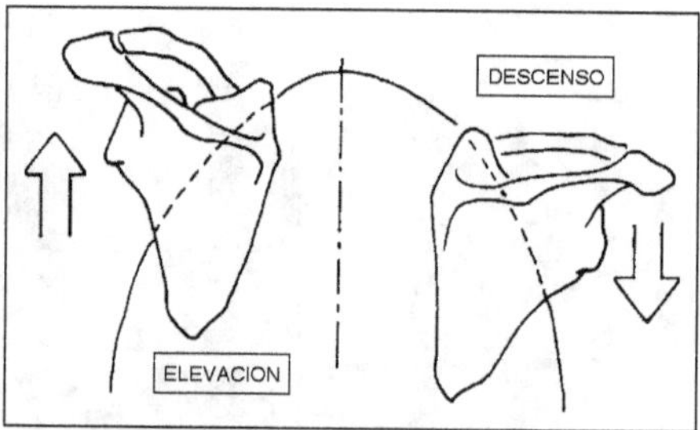

- El **SUBCLAVIO** (7). Es un músculo cilíndrico y pequeño que se extiende desde el primer cartílago costal hasta la cara inferior de la clavícula en forma casi paralela a esta. Tiene acción depresora sobre la clavícula y como consecuencia desciende el muñón del hombro. También es un músculo inspirador accesorio.

Los movimientos de *desplazamiento lateral* del omóplato son dos:
1) Cuando el omoplato se desplaza hacia adentro (ADUCCION) tiende a orientarse en el plano frontal, la cavidad glenoidea mira hacia fuera y la clavícula se desplaza hacia atrás.

2) Cuando el omóplato se desplaza hacia afuera (ABDUCCION) tiende a orientarse en el plano sagital, la cavidad glenoidea mira hacia adelante y la clavícula se desplaza hacia fuera y adelante. En este momento el diámetro transversal de los hombros alcanza su mayor amplitud.

La amplitud total entre estas dos posiciones extremas es de aproximadamente 15 cm. Los músculos responsables de estos movimientos se describen a continuación:

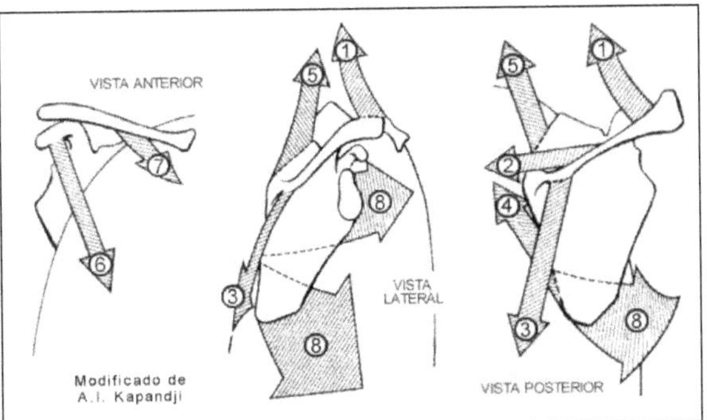

LA ADUCCION ESCAPULAR (Traslación Interna)

Este movimiento implica la acción de:
- El **TRAPECIO II (fascículo medio o espinoso)** (2). Por dentro se inserta en las apófisis espinosas de la 7ma vértebra cervical y de las primeras vértebras dorsales y en los ligamentos interespinosos correspondientes. Por fuera tiene la misma inserción que los otros fascículos (ver abducción de hombros). Al contraerse acerca el borde interno del omóplato a la línea de las apófisis espinosas y lleva el muñón del hombro hacia atrás.
- El **TRAPECIO III y IV (fascículos inferiores)** (3) Cuando se contraen simultáneamente todos los fascículos (I, II, III y IV) el omóplato es llevado hacia adentro y atrás.
- El **ROMBOIDES** (4) (ver elevación de escápulas).

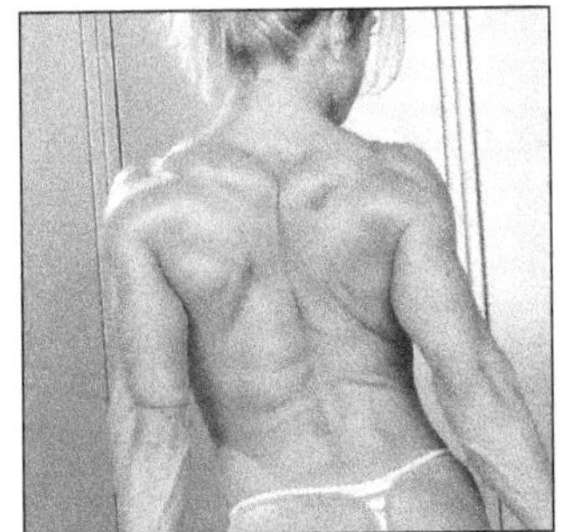

LA ABDUCCION ESCAPULAR
(Traslación externa)

Los músculos protagonistas son:
- El **PECTORAL MENOR** (6) (ver descenso escapular).
- El **SERRATO MAYOR** (8). Es un músculo ancho que se encuentra situado profundamente contra la cara lateral de la parrilla costal. Internamente se inserta en el ángulo superior y en el borde interno (espinal) del omóplato. Por fuera llega hasta las 10 primeras costillas. Las inserciones costales se realizan mediante digitaciones que se fijan por fibras tendinosas cortas por detrás de las inserciones de los pectorales. Su porción superior lleva al omóplato hacia delante y hacia fuera. Su porción inferior hace que el omóplato bascule hacia arriba haciendo que la glenoide tienda a mirar hacia arriba.

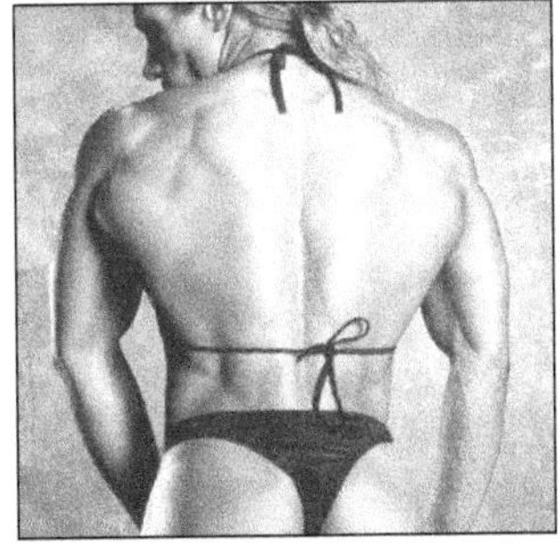

Los movimientos de basculación del omóplato consisten en una rotación alrededor de un eje ubicado por debajo de la espina y perpendicular al plano del hueso. La amplitud total de comprende ambos movimientos abarca aproximadamente unos 60°. Las dos acciones son:

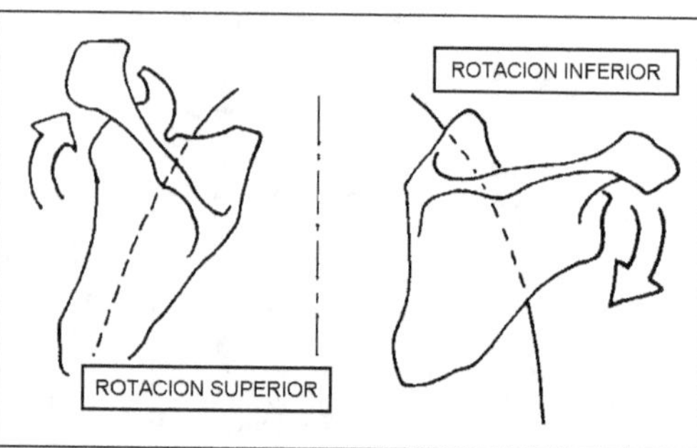

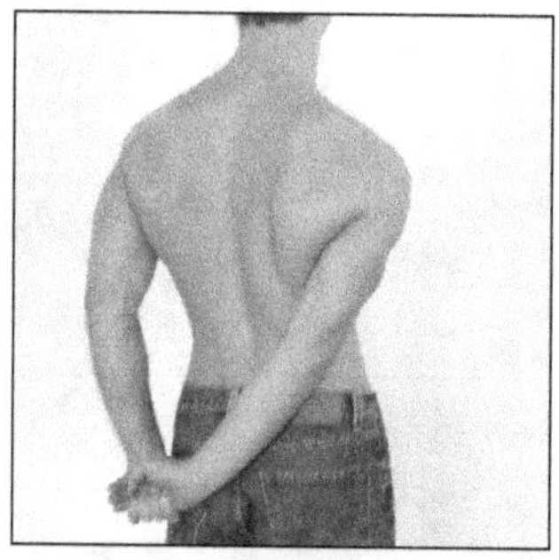

LA ROTACION INFERIOR DEL OMOPLATO
(Hacia Abajo)

En la rotación hacia abajo el ángulo inferior de la escápula se desplaza hacia adentro, el ángulo superior y externo hacia abajo y la cavidad glenoidea tiende a mirar hacia abajo. Los músculos responsables son:
- El **ROMBOIDES** (4) (ver elevación de escápulas). Este músculo es elevador, aductor y rotador inferior de los omóplatos.
- El **PECTORAL MENOR** (6) (ver descenso escapular).

LA ROTACION SUPERIOR DEL OMOPLATO
(Hacia Arriba)

En la rotación hacia arriba se produce el movimiento inverso al anterior, por lo tanto, la glenoide se orienta hacia arriba y el ángulo externo se eleva. Los músculos motores son:
- El **TRAPECIO IV (fascículo inferior)** (3). Está compuesto por las fibras más inferiores y oblicuas del trapecio (ver descenso escapular).
- El **SERRATO MAYOR** (8) (ver abducción escapular).

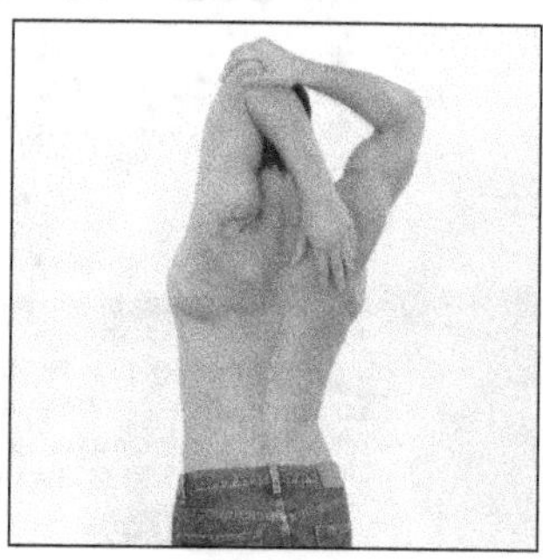

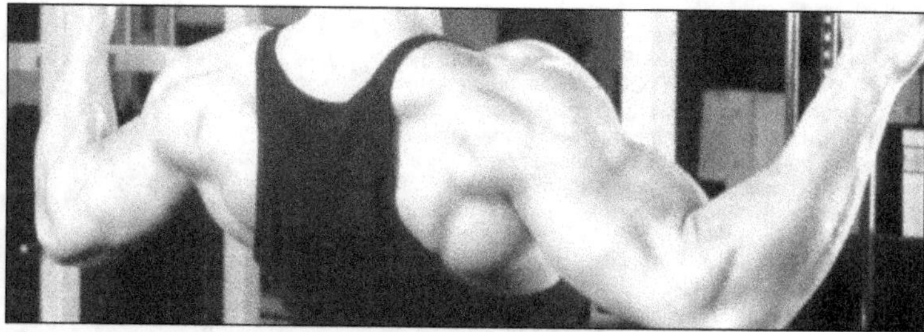

MUSCULOS Y ACCIONES RELACIONADOS CON EL HOMBRO

Algunos de estos músculos pertenecen a la cintura escapular pero actúan
directa o indirectamente sobre la articulación del hombro.

Músculos	Flexión	Extensión	Abducción	Aducción	Rotación interna	Rotación externa	Flexión horizontal	Extensión horizontal
Deltoides Anterior	(O)		(O)				(O)	
Deltoides Medio			(O)					(O)
Deltoides Posterior		(O)	(O)					(O)
Coracobraquial	(O)						(O)	
Pectoral Mayor (porción clavicular)	(O)						(O)	
Pectoral Mayor (porción esternal)				(O)	(O)		(O)	
Trapecio I	(O)		(O)					
Trapecio II			(O)					(O)
Serrato Mayor	(O)		(O)					
Supraespinoso			(O)					(O)
Dorsal Ancho		(O)		(O)	(O)			(O)
Redondo Mayor		(O)		(O)	(O)			(O)
Subescapular					(O)			
Infraespinoso						(O)		(O)
Redondo Menor		(O)				(O)		(O)
Romboides		(O)		(O)				(O)

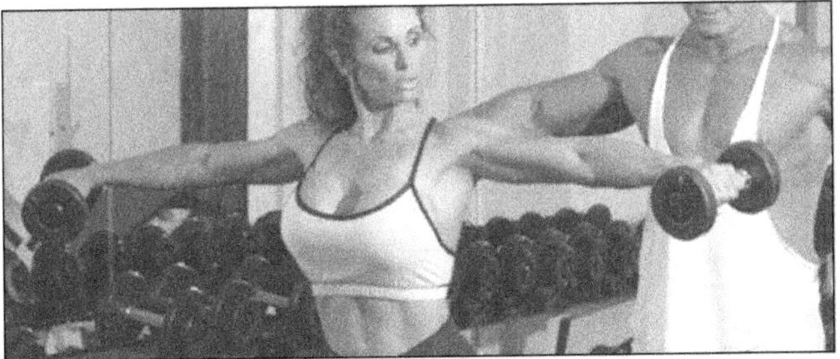

La exactitud de los términos FLEXION y EXTENSIÓN de hombros dependen directamente de la bibliografía consultada siendo en muchos casos contradictoria entre si. Las malas traducciones y los diferentes países de origen dan lugar a nombres diversos para un mismo movimiento confundiendo los términos o reemplazándolos por otros como por ejemplo: *antepulsión* y *retropulsión* o *anteversión* y *retroversión*.

En este libro utilizaremos la nomenclatura adoptada por el que a nuestro entender, es la mejor obra sobre biomecánica que hemos encontrado. Nos referimos a los "Cuadernos de fisiología articular" de I. A. Kapandji (1991).

<u>LA FLEXION DE HOMBROS</u>

El movimiento de flexión de hombros se realiza en el *plano sagital* alrededor de un *eje transversal*.

Los músculos que participan en este movimiento varían según el ángulo en el cual se encuentra la articulación. Partiendo de la posición anatómica, podemos diferenciar un primer momento en el que los músculos motores son:
- El fascículo anterior (clavicular) del **DELTOIDES** (1). El deltoides es el músculo más voluminoso de la región del hombro y rodea la articulación escápulohumeral. El fascículo anterior se inserta en la mitad externa del borde anterior de la clavícula. Desde allí se dirige hacia la impresión deltoidea (V deltoidea) del humero donde converge con los otros dos fascículos.
- El **CORACOBRAQUIAL** (2). Se inserta por arriba en la apófisis coracoides del omóplato por medio de un tendón conjunto con la porción corta del bíceps y por abajo en la cara interna del húmero.
- El fascículo superior (clavicular) del **PECTORAL MAYOR** (3). Se extiende desde el borde anterior de la clavícula hasta el borde externo de la corredera bicipital.

Aproximadamente desde los 60° empezaría el segundo tiempo de la flexión cuyos músculos motores son los mismos que participan en la *abducción* del hombro. A partir de esta posición es importante el papel que desempeña la cintura escapular debido a las limitaciones que tiene la articulación ascápulohumeral para continuar con la flexión. Los músculos implicados son:

- El **TRAPECIO I y II** (4) y (5). Por dentro se inserta en la línea curva occipital superior, la protuberancia occipital externa (hueso occipital) y en las apófisis espinosas de la 7ma vértebra cervical y las primeras vértebras dorsales. Por fuera se inserta en el borde posterior externo de la clavícula, en el borde interno del acromion y en la espina del omóplato.

- El **SERRATO MAYOR** (6). Es un músculo ancho que se encuentra situado profundamente contra la cara lateral de la parrilla costal. Se inserta por dentro en el ángulo superior y en el borde interno (espinal) del omóplato. Por fuera llega hasta las 9 o 10 primeras costillas.

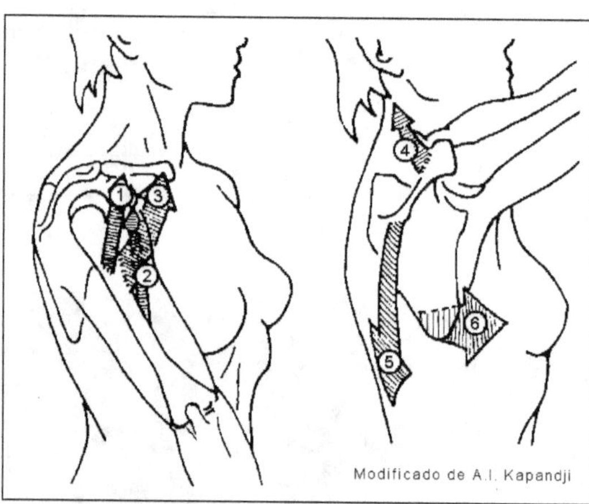

Modificado de A.I. Kapandji

LA EXTENSION DE HOMBROS

El movimiento de extensión de hombros se desarrolla (al igual que el de flexión) en un plano sagital alrededor de un eje transversal.

Los músculos que participan en la extensión de hombros lo hacen actuando tanto sobre la articulación escapulohumeral como sobre la escapulotorácica (es el caso del músculo romboides).

- El **REDONDO MAYOR** (1). Por dentro se inserta por debajo del redondo menor, en el borde externo del omóplato; desde allí se dirige al labio externo de la corredera bicipital donde va a insertarse por medio de un tendón ancho. En esa misma corredera se insertan (además del redondo mayor) el dorsal ancho y el pectoral mayor.

- El **DORSAL ANCHO** (2). Es un músculo muy ancho con múltiples inserciones proximales. En la línea media se inserta en las apófisis espinosas de las vértebras dorsales y lumbares desde D5 hasta L5, en la cresta sacra, en el tercio posterior de la cresta ilíaca y en las costillas 10, 11 y 12. Desde estos puntos los distintos fascículos convergen dirigiéndose hasta el fondo de la corredera bicipital.

- El **DELTOIDES (posterior o espinoso)** (3). Se inserta en la parte inferior del borde posterior de la espina del omóplato y desde allí se dirige, estrechándose, hasta la cara externa del humero.

- El **ROMBOIDES** (4) (ver elevación de escápulas).

- El **REDONDO MENOR** (5). Se inserta por dentro, en el borde externo (axilar) del omóplato y desde allí se dirige en forma oblicua hacia la parte inferior de troquiter (humero). Además del redondo menor, en el troquiter se insertan el INFRAESPINOSO (rotación externa) y el SUPRAESPINOSO (abducción).

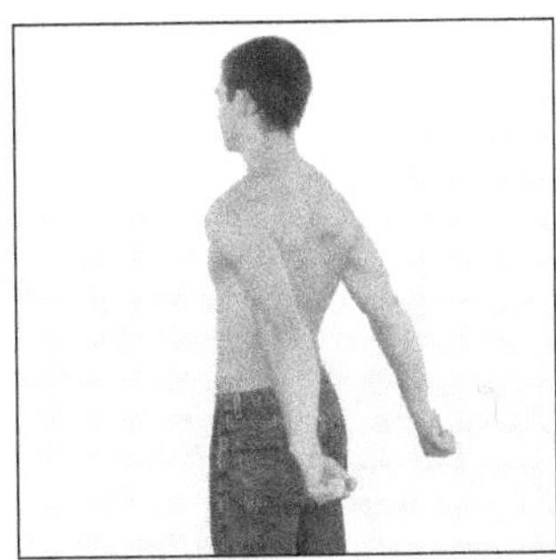

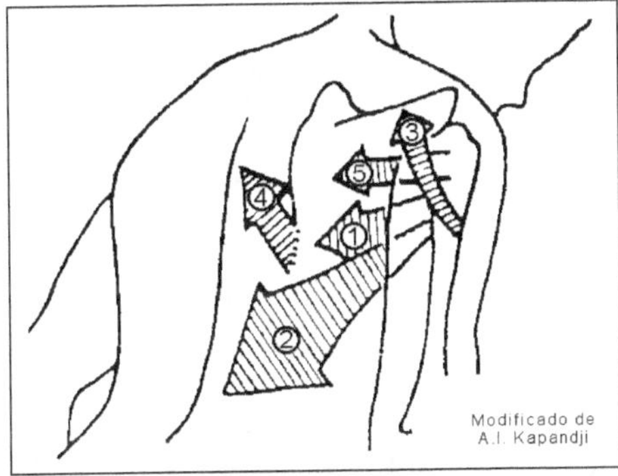

Modificado de
A.I. Kapandji

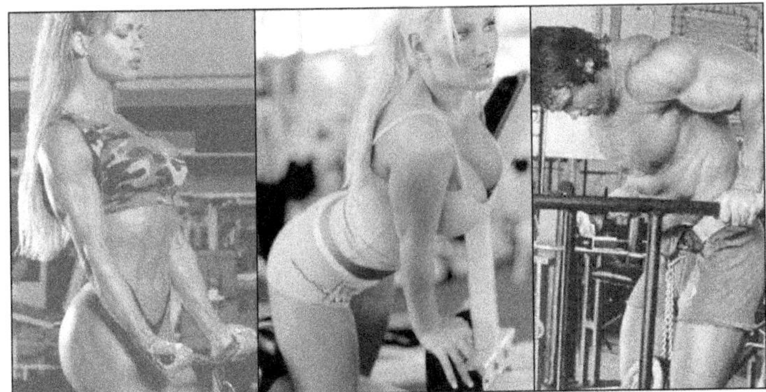

LA ABDUCCION DE HOMBROS

La abducción de hombros es un movimiento que aleja a los miembros superiores del tronco. Se ejecuta en un plano frontal alrededor de un eje anteroposterior. Cabe acotar que a partir de los 90° la abducción aproxima el miembro superior al plano de simetría corporal.

Para un mejor análisis se divide a la abducción en tres partes.

De 0° a 90° los músculos motores son:

- El **DELTOIDES** (1). Posee tres fascículos funcionalmente diferentes pero que trabajan en forma conjunta durante la abducción:

I) Anterior o clavicular: nace en la mitad externa del borde anterior de la clavícula.

II) Medio o acromial: se inserta en el borde externo del acromion.

III) Posterior o espinoso: en la parte inferior del borde posterior de la espina del omóplato.

Los tres fascículos se unen (inserción distal) en un tendón triangular que se inserta en la impresión deltoidea del humero (V deltoidea).

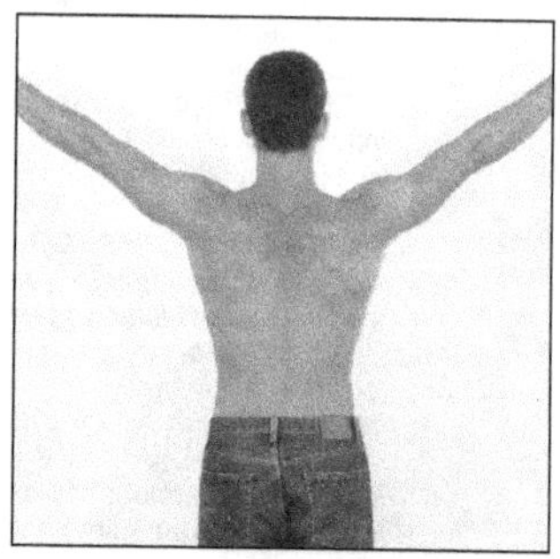

- El **SUPRAESPINOSO** (2). Por dentro se inserta en la fosa supraespinosa del omóplato y dirigiéndose hacia fuera termina en la carilla superior del troquiter (extremidad superior del humero). En su mitad interna esta recubierto por el músculo trapecio y en su mitad externa se relaciona con la articulación acromioclavicular.

Estos dos músculos son los responsables de la abducción a nivel de la articulación escápulohumeral.

Este primer tiempo termina aproximadamente a los 90° al quedar bloqueada la articulación escápulohumeral por el choque del troquiter (húmero) con el borde superior de la glenoide (omóplato).

Con dicha articulación bloqueada, la abducción sólo puede seguir gracias a la participación de la cintura escapular. En ella se produce un movimiento pendular del omóplato que hace que la glenoide se oriente más hacia arriba (60°). Los músculos motores en esta segunda etapa son:

- El **TRAPECIO I y II** (3) y (4). La descripción de este músculo se encuentra en el ítem correspondiente a la cintura escapular (ver elevación y aducción de escápulas).

- El **SERRATO MAYOR** (5) (ver músculos flexores de hombros).

Estos dos músculos conforman el par encargado de la abducción en la cintura escapular.

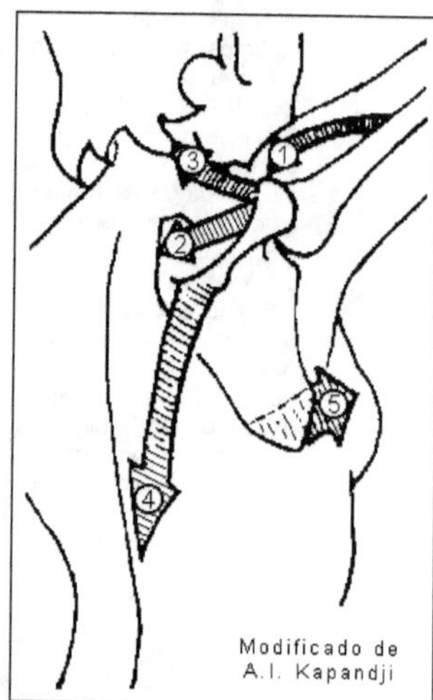

El movimiento de abducción empieza a frenarse alrededor de los 150° (90° + 60°). Para alcanzar los 180° (tercer tiempo de la abducción) es necesario que la columna vertebral participe del movimiento.

Si se abduce un sólo brazo, es suficiente con una inclinación lateral de la columna por acción de los músculos espinales del lado contrario. Si se abducen ambos brazos, solo es posible colocarlos paralelamente si los omóplatos realizan una antepulsión.

LA ADUCCION DE HOMBROS

La aducción ocurre en el plano frontal y al igual que en la extensión de hombros, este movimiento implica a las articulaciones escapulohumeral y escapulotorácica conjuntamente. Los músculos protagonistas son:
- El **REDONDO MAYOR** (1) (ver extensión de hombros).
- El **DORSAL ANCHO** (2) (ver extensión de hombros).
- El **PECTORAL MAYOR** (3) (ver flexión horizontal de hombros).
- El **ROMBOIDES** (4) (ver elevación de escápulas).

En cuanto al protagonismo de los músculos recién mencionados, la bibliografía consultada coincide; sin embargo, diferentes autores citan a otros músculos como partícipes accesorios en el movimiento de aducción. A continuación citaremos algunos:
- Y. Verhoshansky en "Superentrenamiento" incluye a la porción larga del tríceps, al subescapular y al coracobraquial.
- I. A. Kapandji en "Cuadernos de fisiología articular" menciona al fascículo medio (II o transversal) del trapecio.
- J. De Hegedus en "Enciclopedia de la musculación deportiva" cita al subescapular y al coracobraquial.
- H. R. Kunz en "Entrenamiento de la fuerza" implica la participación del tríceps braquial.
- H. Rouviere en "Anatomía humana" menciona a la porción larga del tríceps y al subescapular.
- A. C. Cartoni en "Ginnastica artistica femminile" no cita a ninguno de los músculos recién mencionados como aductores de hombros, reservando esta función solamente a los cuatro referenciados en primer término.
- M. J. Alter en "Los estiramientos" menciona solamente como protagonistas al pectoral mayor y al dorsal ancho.

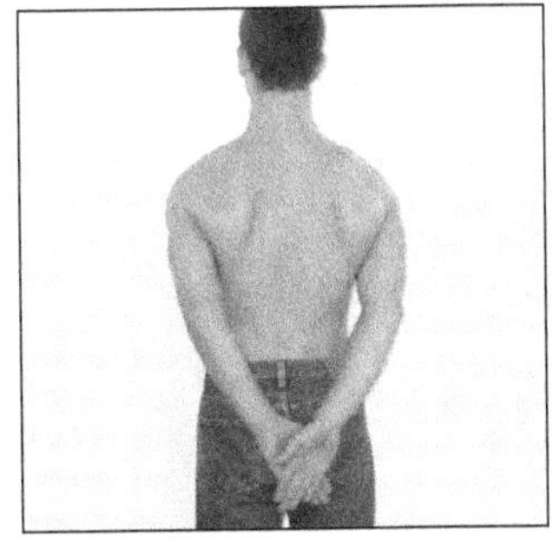

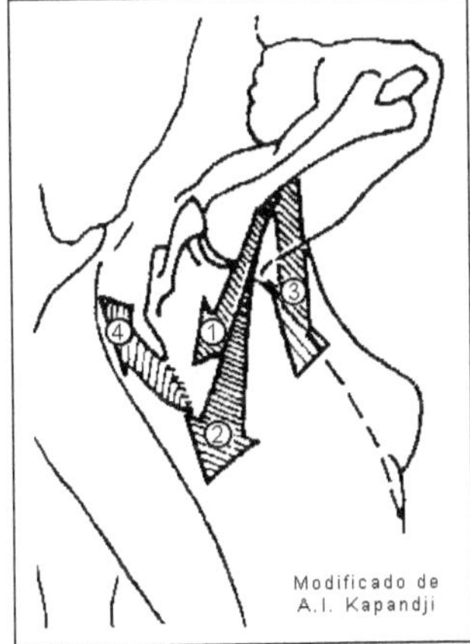

Modificado de
A.I. Kapandji

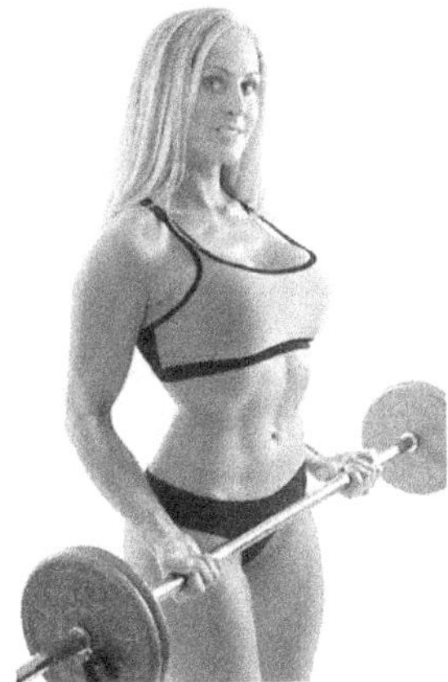

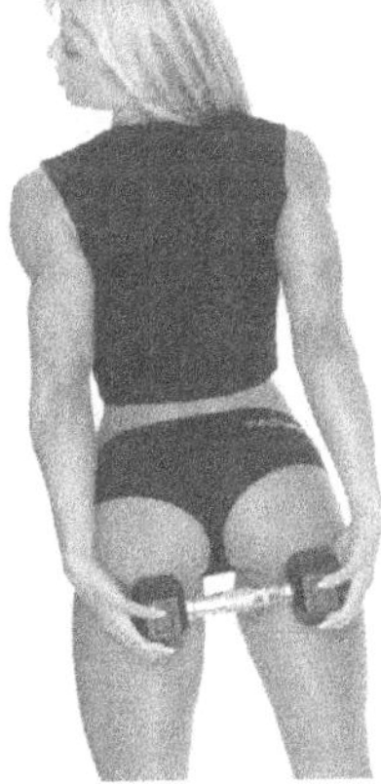

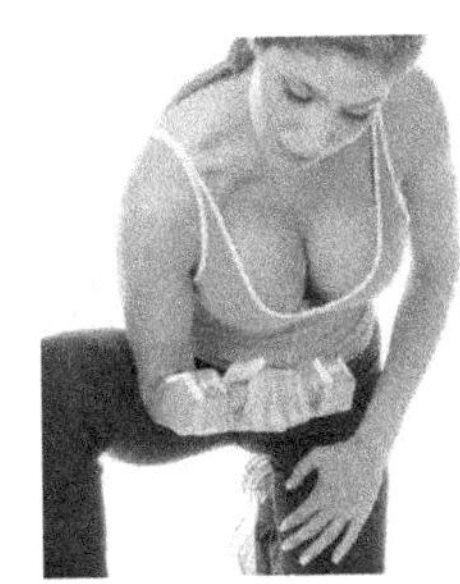

LA ROTACION INTERNA DEL HOMBRO
(sobre el eje longitudinal del brazo)

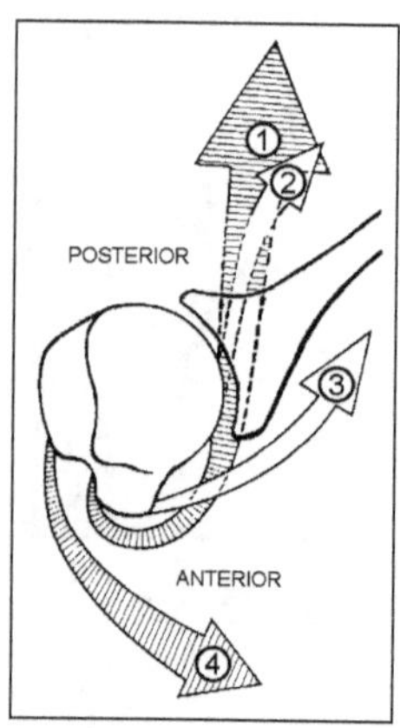

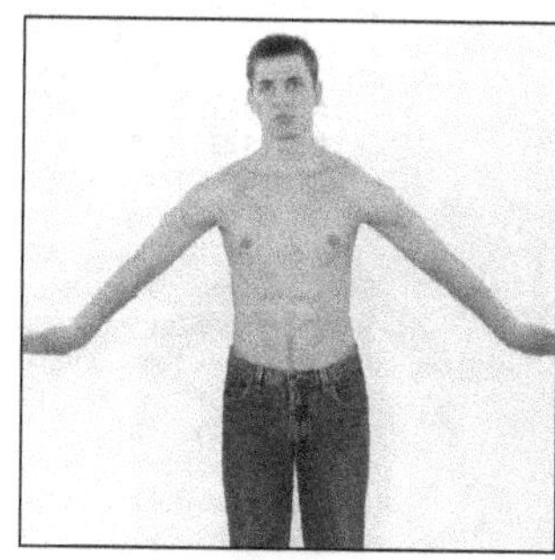

En la ilustración se puede observar un diagrama esquemático de un corte de la articulación escapulohumeral con los músculos rotadores que son:
- El **DORSAL ANCHO** (1) (ver extensión de hombros).
- El **REDONDO MAYOR** (2) (ver extensión de hombros).
- El **SUBESCAPULAR** (3). Es un músculo de forma triangular (también conocido como INFRAESCAPULAR) que se extiende desde la fosa subescapular hasta la extremidad superior del humero. Sus inserciones proximales se encuentran en el labio anterior del borde interno (espinal) del omóplato, en las crestas que surcan la fosa subescapular y en el labio anterior del borde externo (axilar) del omóplato. Desde allí se dirige hacia su inserción distal en el troquín del humero.
- El **PECTORAL MAYOR** (4) (ver flexión horizontal de hombros).

LA ROTACION EXTERNA DEL HOMBRO
(sobre el eje longitudinal del brazo)

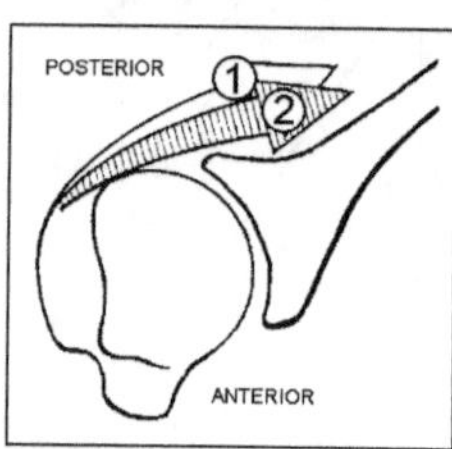

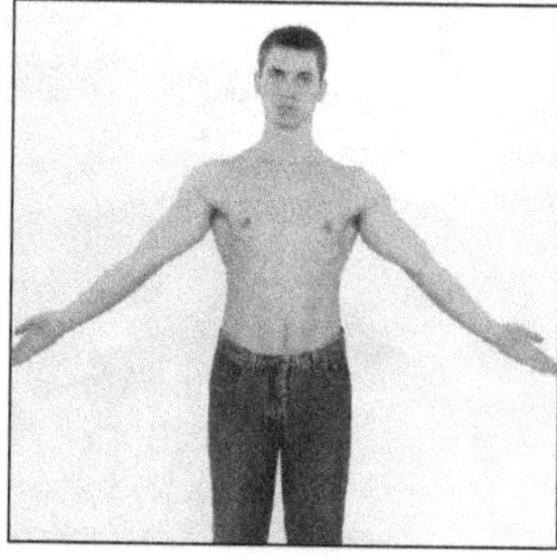

Los músculos rotadores externos son dos y su debilidad contrasta con la potencia y el mayor número de los rotadores internos. En el diagrama que representa una vista superior de un corte de la articulación escapulohumeral se pueden observar a:
- El **INFRAESPINOSO** (1). Se inserta en la fosa infraespinosa, por debajo de la espina del omóplato y desde allí se dirige oblicuamente hacia el extremo superior del humero, terminando en la carilla media del troquiter. Está cubierto por el trapecio y el deltoides y por su borde externo e inferior se relaciona con el redondo mayor y el redondo menor.
- El **REDONDO MENOR** (2) (ver extensión de hombros).

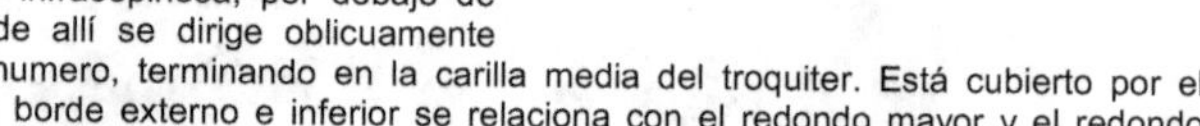

LA FLEXION HORIZONTAL DE HOMBROS

La flexión horizontal corresponde al movimiento del miembro superior en el plano horizontal alrededor de uno o varios ejes verticales. El movimiento se efectúa tanto en la articulación escápulohumeral como en la escapulotorácica. La flexión horizontal combina la flexión y la abducción poniendo en juego los siguientes músculos:
- El **DELTOIDES**. Principalmente el fascículo anterior (clavicular).
- El **PECTORAL MAYOR**. Participan tanto la porción clavicular (descripta con los músculos flexores de hombros) como la porción esternal. Esta última va desde la cara anterior del esternón y los cartílagos de las primeras costillas hasta el borde externo de la corredera bicipital.
- El **CORACOBRAQUIAL**. Al igual que el deltoides y el pectoral mayor, se lo describe con los músculos flexores de hombros.

La amplitud global de la flexo-extensión horizontal alcanza aproximadamente los 170° desde la máxima extensión posterior hasta la posición extrema anterior, siendo el deltoides el músculo más importante en esta acción.

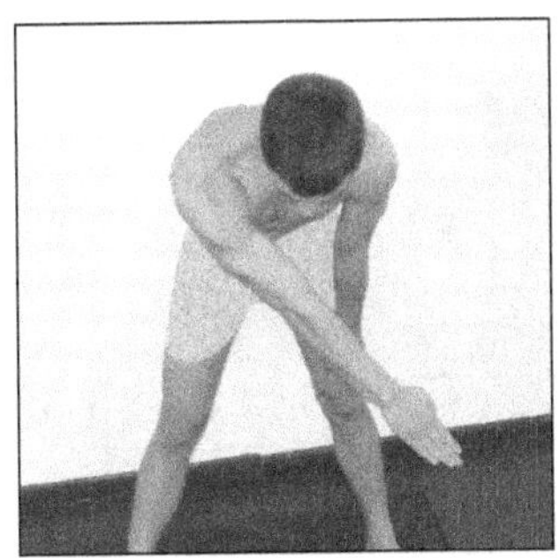

LA EXTENSION HORIZONTAL DE HOMBROS

Este es un movimiento que combina la extensión con la abducción, se produce en un plano horizontal y se debe a la participación de muchos músculos.

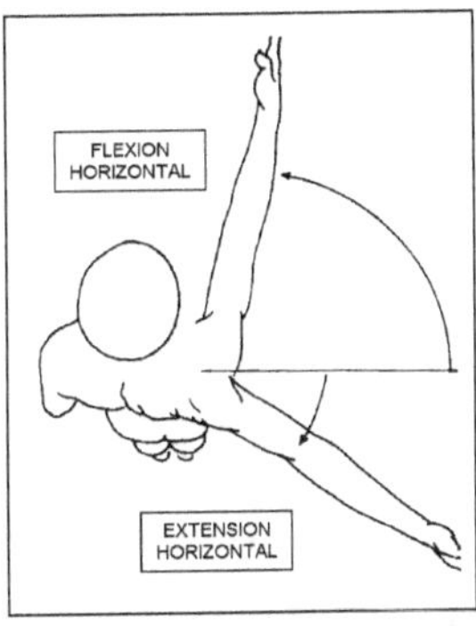

- Los fascículos posteriores y medios del **DELTOIDES**. Es el principal protagonista en este movimiento. Sus diferentes fascículos van entrando en acción sucesivamente según el ángulo en que se encuentra el miembro superior con referencia al plano frontal.

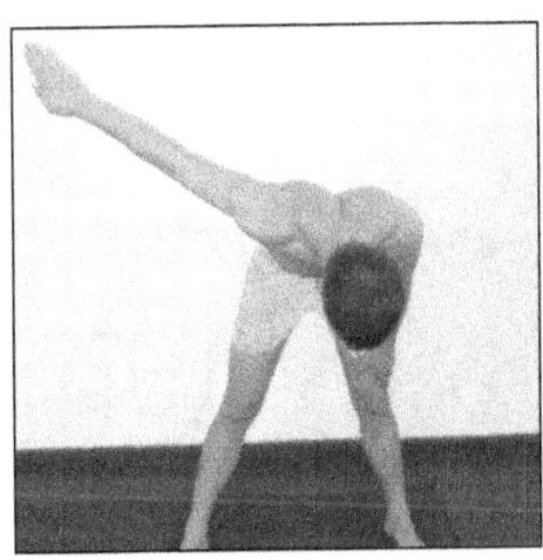

- El **SUPRAESPINOSO** (ver abducción de hombros).
- El **INFRAESPINOSO** (ver rotación externa del hombro).
- El **REDONDO MAYOR** (ver extensión de hombros).
- El **REDONDO MENOR** (ver extensión de hombros).
- El **ROMBOIDES** (ver elevación de escápulas).
- El fascículo espinoso (II o medio) del **TRAPECIO** (ver aducción escapular).
- El **DORSAL ANCHO** (ver extensión de hombros).

MUSCULOS Y ACCIONES DEL CODO Y DE LA ARTICULACION RADIOCUBITAL

Músculos	Flexión	Extensión	Pronación	Supinación
Braquial Anterior	(O)			
Supinador Largo	(O)			
Bíceps Braquial	(O)			(O)
Supinador Corto				(O)
Tríceps Braquial		(O)		
Ancóneo		(O)		
Pronador Redondo			(O)	
Pronador Cuadrado			(O)	

LA EXTENSION DEL CODO

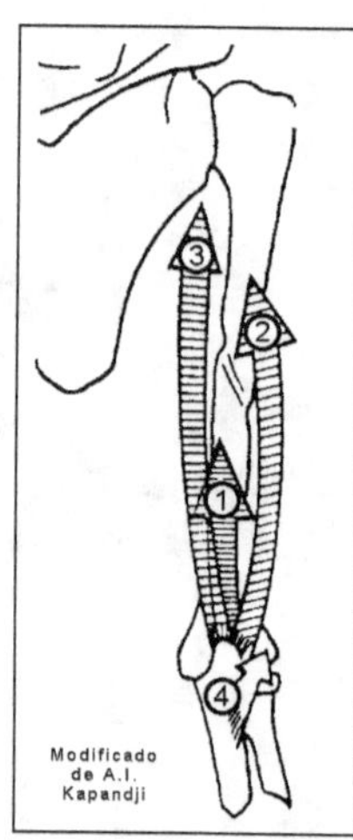

La extensión se debe a la acción conjunta de dos músculos pero el protagonismo en dicho movimiento corresponde claramente al tríceps. Los músculos motores son:

- El **TRICEPS BRAQUIAL**. Está formado por tres cuerpos carnosos que en su porción proximal tienen las siguientes inserciones:

I) El *vasto interno* (1). Se inserta en la cara posteroinferior del humero, por debajo y adentro del canal de torsión (canal del nervio radial).

II) El *vasto externo* (2). Se inserta en el borde externo de la diáfisis humeral, por arriba y afuera del canal de torsión.

III) La *porción larga* (3). A diferencia de las dos porciones anteriores que son monoarticulares, la porción larga se inserta en el omóplato siendo en consecuencia biarticular. Su unión se encuentra en la carilla infraglenoidea (tubérculo subglenoideo) de la escápula.

- El **ANCONEO** (4). Es un músculo pequeño, de forma triangular, que se ubica a nivel de la cara posterior del codo entre el tríceps y el cubital posterior. Va desde el epicóndilo del humero hasta la porción externa del olécranon del cúbito. Es un extensor accesorio del antebrazo sobre el brazo.

La posición de máxima eficacia del tríceps se encuentra alrededor de los 25° (flexión ligera). La eficacia del tríceps depende también de la posición del hombro. Este hecho se debe a su naturaleza biarticular por la inserción proximal de la porción larga del músculo. Además la porción larga funciona también como músculo accesorio en la aducción del hombro.

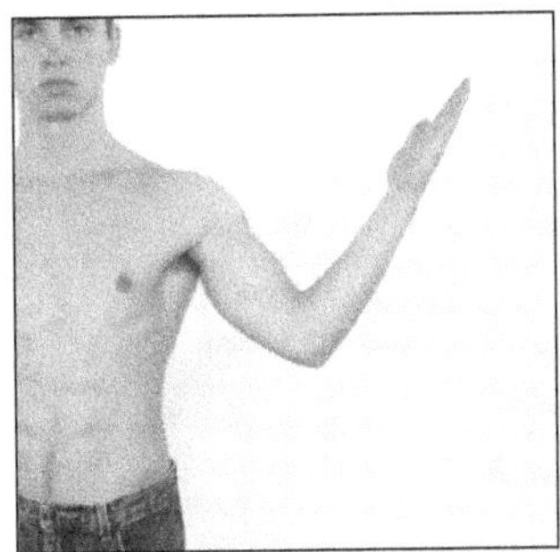

LA FLEXION DEL CODO

Los músculos protagonistas en la flexión del codo son tres:

- El **BRAQUIAL ANTERIOR** (1). Va desde la cara anterior de la parte inferior del humero (inserción proximal) hasta el tubérculo de la apófisis coronoides del cúbito (inserción distal). Su única función es la de flexionar el codo.

- El **SUPINADOR LARGO** (2). Se inserta proximalmente en el borde externo del humero (por debajo del canal de torsión) y en forma distal en la apófisis estiloides del radio. Su acción principal es la flexión del codo pero accesoriamente también puede actuar como supinador.

- El **BÍCEPS BRAQUIAL** (3). Es el músculo flexor más importante y sus inserciones son biarticulares. Esto se debe a que no va solamente del radio al humero, sino que llega por arriba hasta el omóplato. Sus inserciones superiores tienen lugar por medio de dos cabezas:

I) *Porción larga*: se inserta en una carilla ubicada por encima de la cavidad glenoidea (escápula). Desde allí se origina un fino tendón redondeado que desciende por la corredera bicipital entre el troquín (por delante) y el troquiter (por detrás).

II) *Porción corta*: se inserta en la apófisis coracoides del omóplato (por medio de un tendón conjunto con el músculo coracobraquial).

Luego continua descendiendo y se inserta (por abajo) por medio de un tendón en la tuberosidad bicipital del radio. Accesoriamente el bíceps puede ayudar a levantar el brazo y llevarlo hacia adentro (acción conjunta con el coracobraquial).

Cuando los músculos flexores del codo actúan simultáneamente, su eficacia es máxima alrededor de los 90°. Si actúa solamente el bíceps, el ángulo de eficacia máxima está situado alrededor de los 85°.

Por el diseño de la articulación y la ubicación de las inserciones de los músculos flexores, la flexión del codo se corresponde con el esquema de una palanca de tercer grado. Esta favorece la amplitud y la rapidez de los movimientos a expensas de la fuerza.

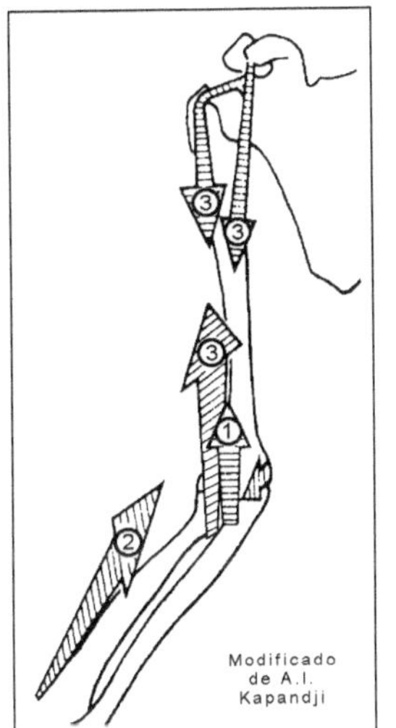

Modificado
de A.I.
Kapandji

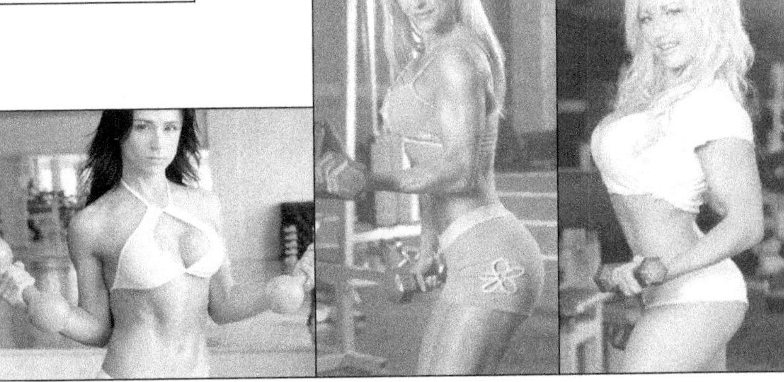

LA SUPINACION (articulación radiocubital)

La supinación no es un movimiento para el cual se acostumbre realizar ejercicios específicos y de hecho en este libro no los hay. Sin embargo por tener músculos protagonistas en común con la flexión del codo pueden encontrarse ejercicios que combinen la supinación con otros movimientos.

Esta acción está determinada principalmente por dos músculos:

- El **SUPINADOR CORTO**. Es un músculo epicondileo y el más profundo de todos los músculos de la cara externa del antebrazo. Va desde la cara ánteroexterna del radio, a manera de cilindro, hasta el cúbito. Su acción es la de supinar el radio por sobre el cúbito.

- El **BÍCEPS BRAQUIAL**. Gracias a la inserción de su tendón distal en la tuberosidad bicipital del radio puede llevar el antebrazo de la pronación a la supinación.

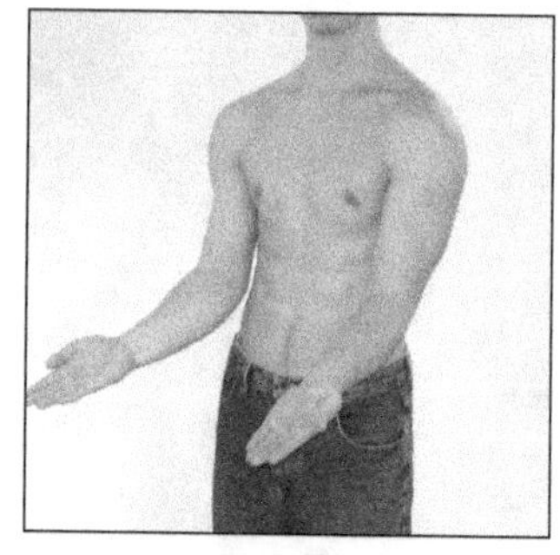

LA PRONACION (articulación radiocubital)

La prono-supinación adquiere importancia en gimnasia durante algunas fases de apoyo, pero no suele ejercitarse específicamente estos movimientos. Los músculos protagonistas en la pronación del antebrazo son:

- El **PRONADOR REDONDO**. Por arriba (proximal) se inserta en la epitróclea del humero y en la apófisis coronoides del cúbito y por abajo (distal) termina en la cara externa del radio. Tal como su nombre lo indica es un músculo pronador y accesoriamente es flexor del antebrazo.

- El **PRONADOR CUADRADO**. A diferencia del anterior que se encontraba a la altura del codo, el pronador cuadrado se ubica más cerca de la muñeca. Va desde el borde y la cara anterior del cúbito (proximal) hasta la cara y el borde anterior del radio (distal).

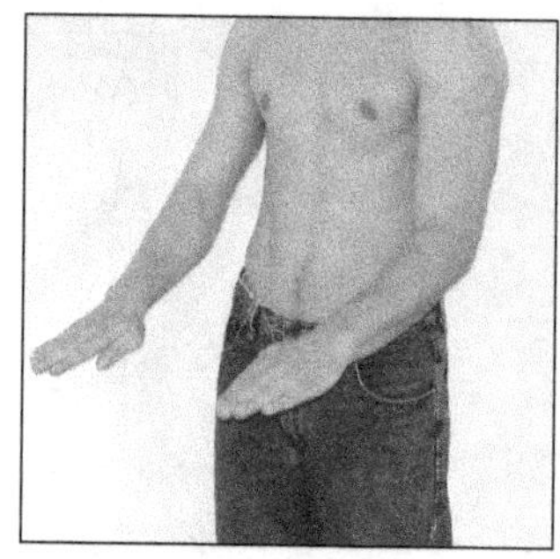

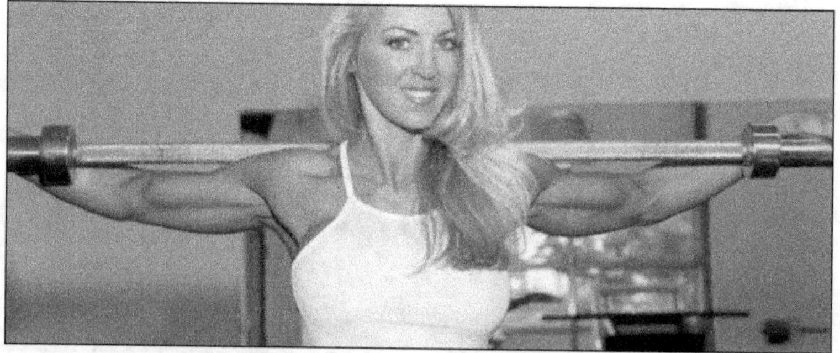

MUSCULOS Y ACCIONES DE LA MUÑECA

Músculos	Flexión	Extensión	Abducción (radial)	Aducción (cubital)
Flexor Común Superficial de los Dedos	(O)			
Flexor Común Profundo de los Dedos	(O)			
Flexor Largo (Propio) del Pulgar	(O)			
Cubital Anterior	(O)			(O)
Palmar Mayor	(O)		(O)	
Palmar Menor	(O)			
Extensor Común de los Dedos		(O)		
Extensor Propio del Índice		(O)		
Cubital Posterior		(O)		(O)
Primer Radial Externo		(O)	(O)	
Segundo Radial Externo		(O)	(O)	

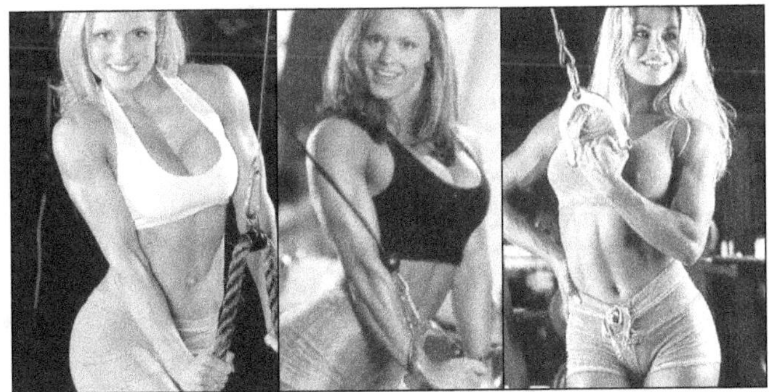

LA FLEXION PALMAR DE LA MUÑECA

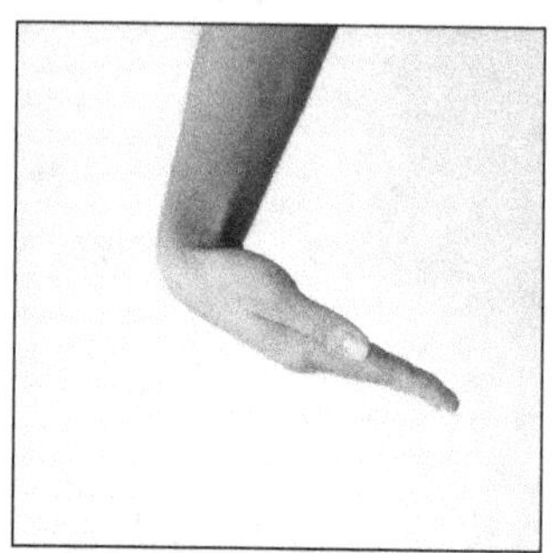

Es un movimiento que aproxima la palma de la mano a la cara anterior del antebrazo y está a cargo de los siguientes músculos:
- **FLEXOR COMUN SUPERFICIAL DE LOS DEDOS**. Se ubica por delante del flexor común profundo de los dedos y del flexor largo del pulgar. Va desde la epitroclea del humero, la apófisis coronoides del cúbito y el borde anterior del radio hasta la segunda falange de los últimos cuatro dedos.
- **FLEXOR COMUN PROFUNDO DE LOS DEDOS**. Se lo llama también FLEXOR PERFORANTE porque en los dedos perfora a los tendones del flexor común superficial de los dedos. Va desde la cara anterior del cúbito hasta la tercera falange de los últimos cuatro dedos.
- **FLEXOR LARGO (PROPIO) DEL PULGAR**. Se sitúa en el mismo plano, pero por fuera, del flexor común profundo de los dedos. Va desde la cara anterior del radio y el ligamento interóseo hasta la cara palmar del dedo pulgar.

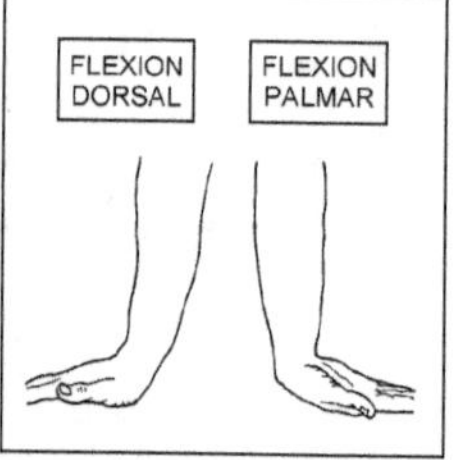

- **CUBITAL ANTERIOR**. Va desde la epitroclea del humero y el olécranon del cúbito hasta el hueso pisiforme (fila superior de los huesos del carpo).
- **PALMAR MAYOR**. Nace en la epitroclea del humero y se dirige hacia la base del segundo metacarpiano (dedo índice).
- **PALMAR MENOR**. Va desde la epitroclea del húmero hasta el ligamento anular del carpo y la aponeurosis palmar media ubicada en la palma de la mano.

Accesoriamente, se puede mencionar la acción del *abductor largo del pulgar* durante la flexión palmar.

LA EXTENSION (FLEXION DORSAL) DE LA MUÑECA

Este movimiento endereza la mano alejándola de la cara anterior del antebrazo. Su rango de amplitud es menor que la flexión y los músculos protagonistas son:
- **EXTENSOR COMÚN DE LOS DEDOS**. Es el más externo de los músculos superficiales de la región posterior del antebrazo y se extiende desde la cara posterior del epicóndilo del húmero hasta la segunda y tercera falange de los últimos cuatro dedos. Recordamos que el epicóndilo es externo y la epitroclea es interna.
- **EXTENSOR PROPIO DEL INDICE**. Va desde la cara posterior del cúbito y el ligamento interóseo hasta unirse a nivel de la segunda articulación metacarpofalángica con el tendón del extensor común para insertarse ambos en la segunda falange del dedo índice.

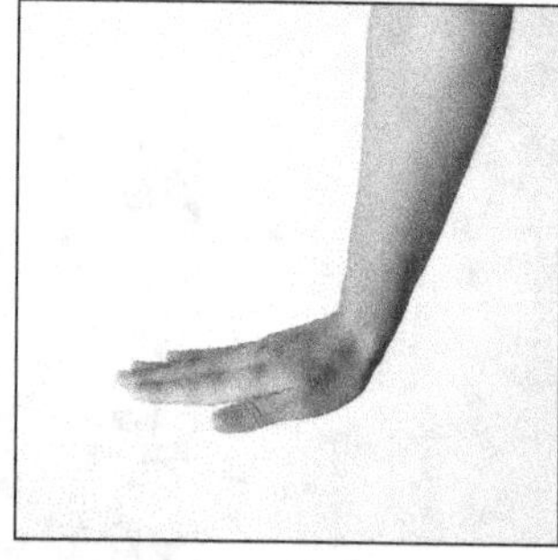

- **CUBITAL POSTERIOR**. Su inserción proximal se encuentra en el epicóndilo del húmero y en la cara posterior del cúbito y la distal en la parte interna de la extremidad superior del quinto metacarpiano (meñique).
- **PRIMER RADIAL EXTERNO**. También se lo llama RADIAL LARGO y va desde el borde externo del húmero (por debajo de la inserción del supinador largo) hasta el segundo metacarpiano (índice).
- **SEGUNDO RADIAL EXTERNO**. Se lo llama también RADIAL CORTO y está situado por debajo del primer radial. Va desde el epicóndilo del húmero hasta la base del tercer metacarpiano (dedo medio).

Como músculo accesorio en la flexión dorsal también figura el *extensor largo del pulgar*.

LA ABDUCCION (inclinación radial) DE MUÑECA

Los movimientos de aducción - abducción se realizan alrededor de un eje anteroposterior y desplazándose sobre un plano frontal. En la inclinación cubital, el borde interno de la mano (correspondiente al meñique) se acerca al eje central del cuerpo.

Los músculos que intervienen en las inclinaciones radiales y cubitales son relativamente débiles y como consecuencia la amplitud de los movimientos que ejecutan es bastante reducida (aproximadamente 25° para cada lado). La inclinación radial se debe a la acción de los siguientes músculos:
- **PALMAR MAYOR** (ver flexión palmar de muñeca).
- **PRIMER RADIAL** (ver extensión de muñeca).
- **SEGUNDO RADIAL** (ver extensión de muñeca).

Accesoriamente interviene también el *extensor propio del índice*. Llama extrañamente la atención que H. Rouviere en "Anatomía humana" asigne al cubital posterior un rol protagónico en la abducción cuando claramente es uno de los músculos responsables de la inclinación cubital.

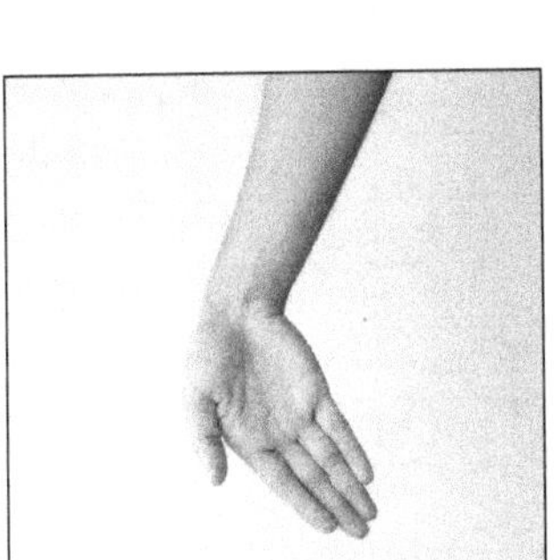

LA ADUCCION (inclinación cubital) DE MUÑECA

Durante la inclinación radial, el borde externo de la mano (correspondiente al pulgar) se aleja del eje central del cuerpo.

En la aducción intervienen los siguiente músculos:
- **CUBITAL ANTERIOR** (ver flexión palmar de muñeca).
- **CUBITAL POSTERIOR** (ver extensión de muñeca).

J. de Hegedus en "Enciclopedia de la musculación deportiva" designa al flexor largo del pulgar (ver flexión palmar de muñeca) como uno de los responsable de la inclinación cubital, pero tomando en cuenta sus inserciones no es posible que cumpla esa función.

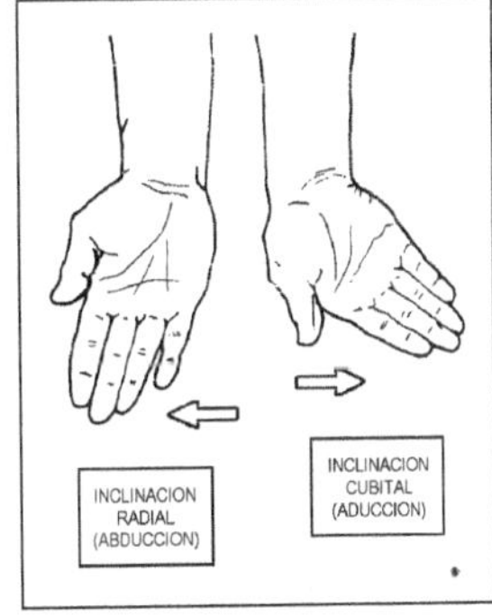

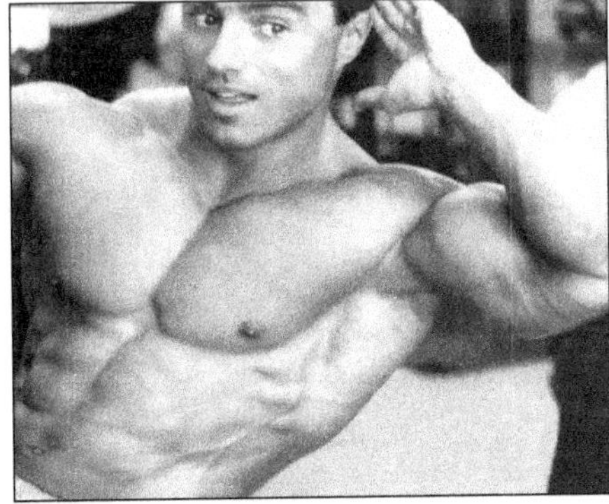

MUSCULOS Y ACCIONES DEL TRONCO

Músculos	Flexión	Extensión	Rotación	Inflexión (inclinación)
Recto Mayor del Abdomen	(O)			
Oblicuo Mayor	(O)		(O)	(O)
Oblicuo Menor	(O)		(O)	(O)
Cuadrado Lumbar				(O)
Psoas				(O)
Transverso Espinoso		(O)	(O)	
Interespinosos		(O)		
Espinoso Dorsal		(O)		
Dorsal Largo		(O)		
Sacrolumbar (Iliocostal)		(O)		
Serrato Menor Posterior y Superior		(O)		
Dorsal Ancho		(O)		

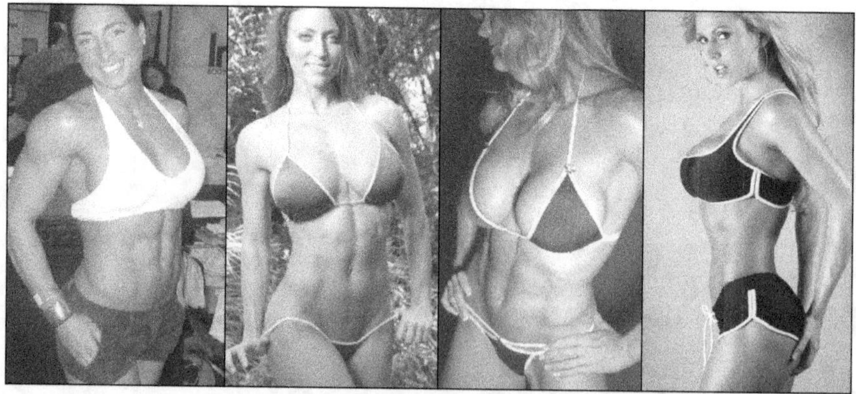

LA FLEXION DEL TRONCO

Los músculos de la pared abdominal son los protagonistas en la flexión del tronco. Estos son:

- El **RECTO ANTERIOR (MAYOR) DEL ABDOMEN** (1). Es un músculo alargado y aplanado que se extiende a lo largo de la línea media del abdomen. Se inserta por arriba (a través de tres lengüetas) en los cartílagos costales 5to, 6to y 7mo y en el apéndice xifoides del esternón, y por abajo llega hasta la sínfisis pubiana en la cara anterior del cuerpo del pubis.

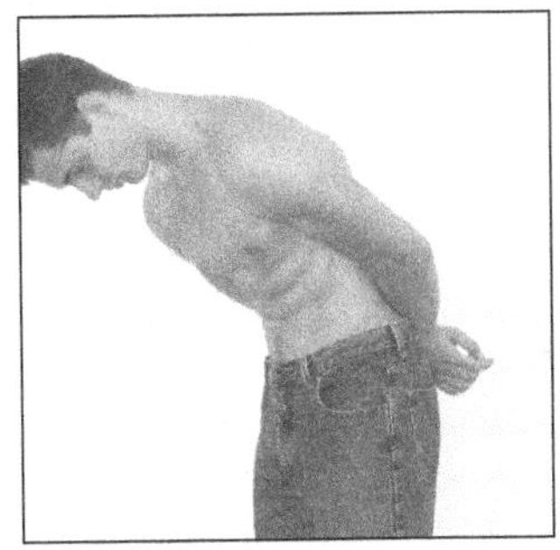

Las aponeurosis de los músculos anchos del abdomen se relacionan de manera diferente con respecto al recto anterior según la altura del tronco en la que se entrecruzan. Por encima del nivel del ombligo, el recto anterior es el músculo más superficial y se encuentra recubierto por las aponeurosis de los oblicuos mayor y menor. Por debajo del nivel del ombligo, el recto se hace más interno pasando a un plano más profundo que permite al transverso del abdomen recubrirlo por delante. Por este motivo es que resulta muy difícil obtener una clara marcación de las fibras del recto anterior en la región infraumbilical del abdomen (aunque el ombligo no se encuentre a la misma altura en todas las personas.

- El **OBLICUO MAYOR** (2) es un músculo ancho que tiene sus inserciones de origen en forma de digitaciones en la cara externa y borde inferior de las siete últimas costillas entrecruzándose con las digitaciones del serrato mayor. Su porción terminal llega hasta el labio externo de la cresta iliaca, pubis y la línea alba. También existen digitaciones para la novena y décima costilla pero no son de importancia biomecánica. El oblicuo mayor forma la capa superficial de los músculos anchos de la pared abdominal; la dirección de sus fibras es oblicua de arriba hacia abajo y de afuera hacia adentro.

- El **OBLICUO MENOR** (3) integra la capa intermedia de los músculos anchos de la pared abdominal. Sus fibras se dirigen oblicuamente de abajo hacia arriba y de afuera hacia adentro. Sus inserciones de origen se encuentran en el labio medio de la cresta iliaca, la mitad externa de la arcada crural y la aponeurosis del músculo dorsal ancho. Las inserciones terminales llegan hasta el borde inferior de las cuatro últimas costillas y sus cartílagos insertándose también en la línea alba.

Un error muy común entre la gente es creer en la existencia de *abdominales superiores* y *abdominales inferiores*. Anatómicamente está claro que esto no es así, sin embargo existen ejercicios que localizan el esfuerzo en la zona alta o en la zona baja. Ello tiene una explicación absolutamente lógica pero antes cabe hacer una aclaración. Debido a una propiedad de los músculos, no es posible contraer solamente la mitad superior o la mitad inferior de una fibra muscular (esta se contraerá siempre a lo largo de toda su longitud) El motivo por el cual sentimos el esfuerzo localizado en un sector determinado es por la participación de otros grupos musculares. Por ejemplo si la acción consiste en elevar las piernas, los protagonistas son los flexores de cadera y no los abdominales como podría creerse. Los principales flexores se encuentran en el muslo y en la cadera y es por eso que el esfuerzo se siente allí. Es muy común que por desconocer esta propiedad, los entrenadores indiquen ejercicios para abdominales en los que la musculatura abdominal no es la protagonista (por ejemplo: puede notarse este error cuando se siente dolor en el recto anterior del cuadriceps).

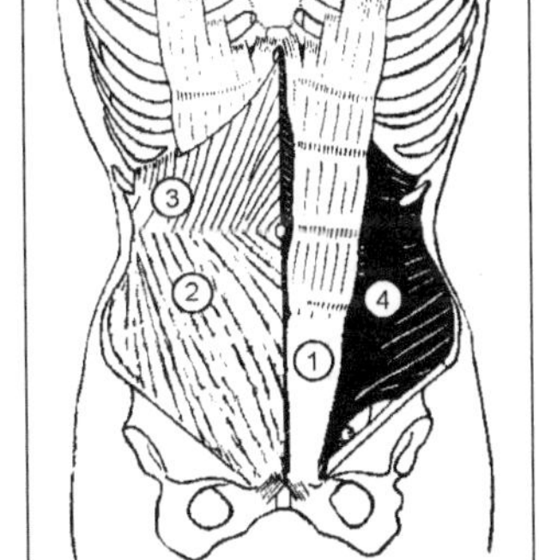

El **TRANSVERSO del ABDOMEN** (4) NO participa en el cierre del ángulo entre el tronco y los miembros inferiores. Este músculo pertenece a la pared abdominal pero no es protagonista ni en la flexión, ni en la rotación del tronco. Es importante en el mantenimiento de la postura y su principal función es la de intervenir en la defecación y la micción. El *transverse abdominis* es como un cinturón hecho por la naturaleza que estabiliza la pelvis y sirve de apoyo al torso.

LA EXTENSION DEL TRONCO

La extensión depende de la acción de los músculos posteriores del tronco que se distribuyen en tres planos (desde la profundidad hasta la superficie).

En el *plano profundo* se encuentran los músculos espinales que se aplican directamente al raquis (músculos de los canales vertebrales). Cuanto más profundamente están situados tanto más cortos son sus fascículos. Estos son:

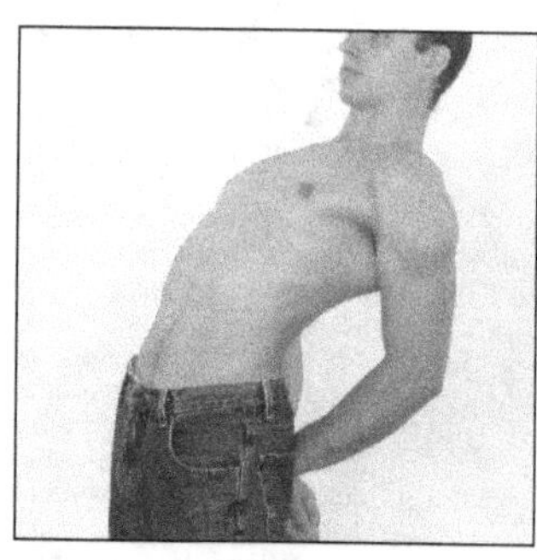

- El **TRANSVERSO ESPINOSO** (1). Es el más interno y profundo. Su fibras parten de la lámina de una vértebra dirigiéndose oblicuamente hacia las apófisis transversas de las cuatro vértebras adyacentes.
- Los músculos **INTERESPINOSOS** (2). Están situados a ambos lados de la línea media. Van desde el borde de la apófisis espinosa de una vértebra a la siguiente.
- El **ESPINOSO DORSAL** (3). Algunos autores lo consideran parte del transverso espinoso. Se inserta por abajo en las apófisis espinosas de las dos primeras lumbares y las dos últimas dorsales, para terminar hacia arriba en las apófisis espinosas de las diez primeras dorsales.
- El **DORSAL LARGO** (4). Está ubicado en la parte media de la masa común. Se inserta en las apófisis transversas y espinosas de las vértebras dorsales y en la cara externa de las costillas (sin llegar a nivel cervical).
- El **SACROLUMBAR (ILIOCOSTAL)** (5). Es el más externo de la masa común. Asciende por la cara posterior del tórax dejando haces terminales que se insertan en la parte externa de las costillas y en las apófisis transversas de las últimas vértebras cervicales.

Todos estos músculos se unen en su parte baja formando la **MASA COMUN**. Sus inserciones se realizan en la cara profunda aplicándose sucesivamente en: las apófisis espinosas, la cresta sacra, el ligamento sacrociático mayor y en la tuberosidad iliaca.

En el *plano medio* se encuentra solamente:

El músculo **SERRATO MENOR POSTERIOR Y SUPERIOR** (6). Se inserta en las apófisis espinosas de las tres primeras vértebras lumbares y de las dos últimas dorsales formando haces oblicuos hacia arriba y hacia afuera, terminando en el borde inferior y externo de las tres o cuatro últimas costillas.

El *plano superficial* está formado por:

El músculo **DORSAL ANCHO** (7). Sus fibras oblicuas (hacia arriba y afuera) recubren todos los músculos de los canales vertebrales (ver extensión de hombros).

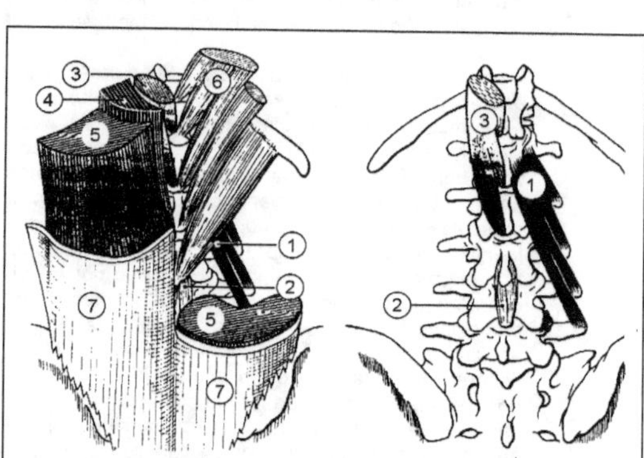

LA INCLINACION (INFLEXION) DEL TRONCO

Los músculos del grupo lateral inclinan el tronco hacia el lado de su contracción. Estos son:
- El **CUADRADO LUMBAR** (A). Es un músculo plano y cuadrilátero. Sus inserciones superiores se ubican en el borde inferior de la última costilla y en las apófisis transversas de las vértebras lumbares; desde allí baja hasta el labio interno de la cresta iliaca y el ligamento iliolumbar.

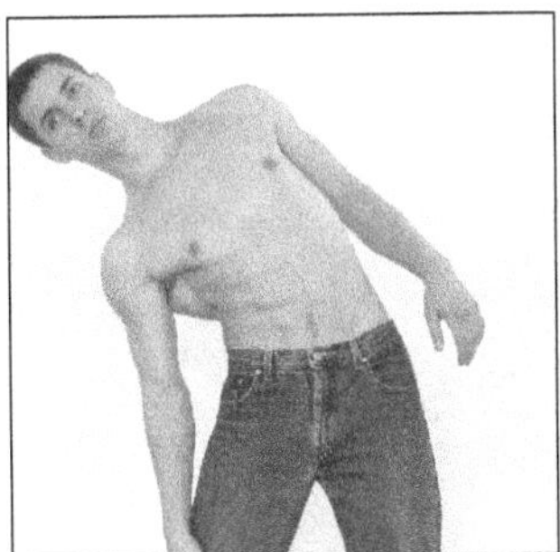

- El **OBLICUO MENOR** (ver flexión del tronco).
- El **OBLICUO MAYOR** (ver flexión del tronco).
- El **PSOAS** (B). Sus inserciones y relaciones se describen en el apartado correspondiente a los músculos flexores de cadera. El psoas, al igual que el cuadrado lumbar, es inclinador pero además determina simultáneamente una rotación del tronco hacia el lado opuesto.

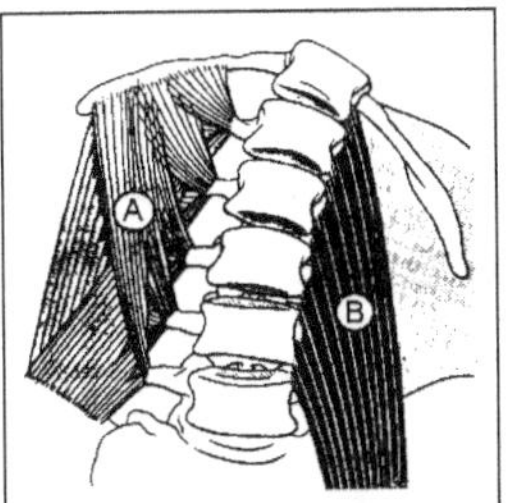

LA ROTACION DEL TRONCO

La rotación sobre el eje de la columna vertebral se debe a los músculos de los canales vertebrales y a los músculos anchos del abdomen. Estos son:
- El **TRANSVERSO ESPINOSO** (ver extensión del tronco). La contracción unilateral de los músculos de los canales vertebrales también ejerce un ligero efecto rotatorio.
- El **OBLICUO MAYOR** (ver la descripción en los músculos encargados de la flexión del tronco).
- El **OBLICUO MENOR**. Actúa sinérgicamente con el oblicuo mayor del lado opuesto.

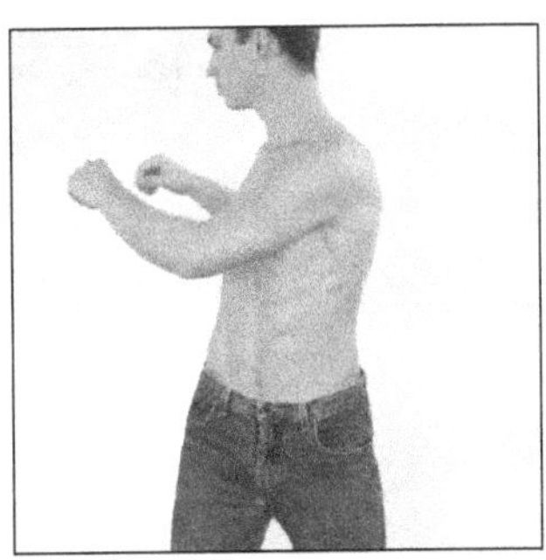

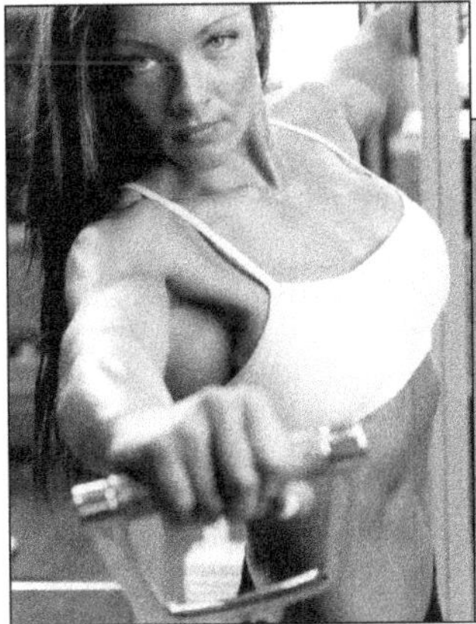

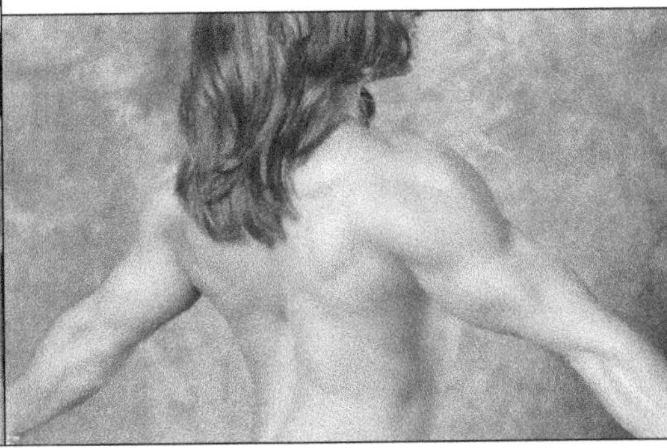

MUSCULOS Y ACCIONES DE LA ARTICULACION DE LA CADERA

Músculos	Flexión	Extensión	Aducción	Abducción	Rotación interna	Rotación externa
Psoas	(O)					
Iliaco	(O)					
Sartorio	(O)					
Recto Anterior (cuadriceps)	(O)					
Tensor de la Fascia Lata	(O)			(O)	(O)	
Glúteo Mayor		(O)	(O)[1]	(O)[2]		(O)
Glúteo Mediano		(O)		(O)	(O)[3]	(O)[4]
Glúteo Menor		(O)		(O)	(O)	
Bíceps Largo o Crural (isquiotibial)		(O)				
Semitendinoso (isquiotibial)		(O)				
Semimembranoso (isquiotibial)		(O)				
Piramidal de la Pelvis				(O)		(O)
Aductor Mayor			(O)			
Aductor Medio			(O)			
Aductor Menor			(O)			
Recto Interno			(O)			
Pectíneo			(O)			(O)
Obturador Interno						(O)
Obturador Externo						(O)
Cuadrado Crural						(O)

[1]fibras inferiores   [2]fibras superiores   [3]fibras anteriores   [4]fibras posteriores

LA FLEXION DE CADERA

La flexión de cadera es un movimiento que acerca la cara anterior del muslo al tronco, de tal modo que el miembro inferior queda por delante del *plano frontal* que pasa por la articulación.

Los músculos que provocan la flexión de la cadera son numerosos:

- El **PSOAS** (1). Se encuentra por delante de la parte más interna del cuadrado lumbar. Se inserta en los cuerpos vertebrales y apófisis transversas de las vértebras lumbares y en el borde inferior de la última costilla. Desde allí sus fibras se dirigen hacia abajo donde se unen con las del músculo iliaco.
- El **ILIACO** (2). Ocupa la fosa iliaca interna. Luego de unirse con las fibras del psoas, ambos se dirigen al trocánter menor del fémur donde se insertan en un tendón conjunto.
- El **SARTORIO** (3). Cruza en forma diagonal de arriba hacia abajo y de afuera hacia adentro la cara anterior del muslo. Su inserción proximal se encuentra en la espina iliaca ánterosuperior del hueso coxal y la distal en la cara interna de la extremidad superior de la tibia.
- El **RECTO ANTERIOR DEL CUADRICEPS** (4) (ver extensión de rodilla).
- El **TENSOR DE LA FASCIA LATA** (5) (ver abducción de cadera).

También funcionan como músculos accesorios en la flexión de cadera: el pectíneo (6), el aductor mediano (7), el recto interno (8) y los fascículos más anteriores de los glúteos menor y mediano (9).

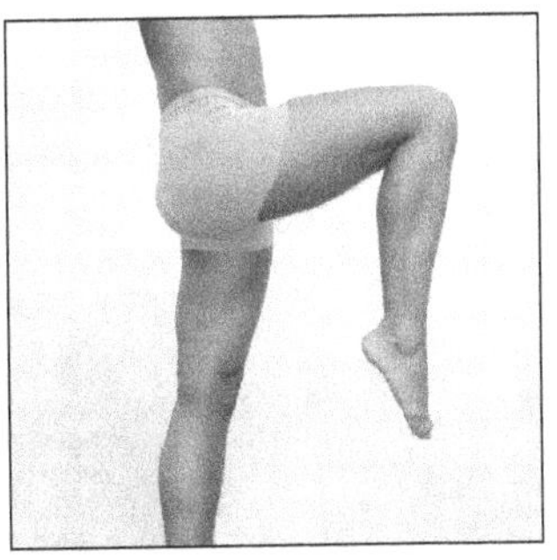

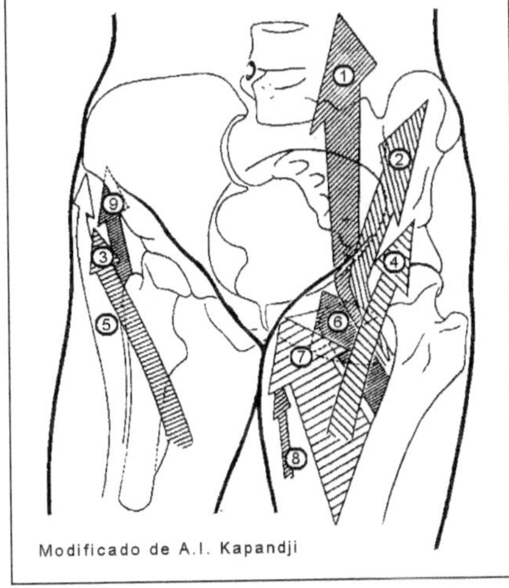

Modificado de A.I. Kapandji

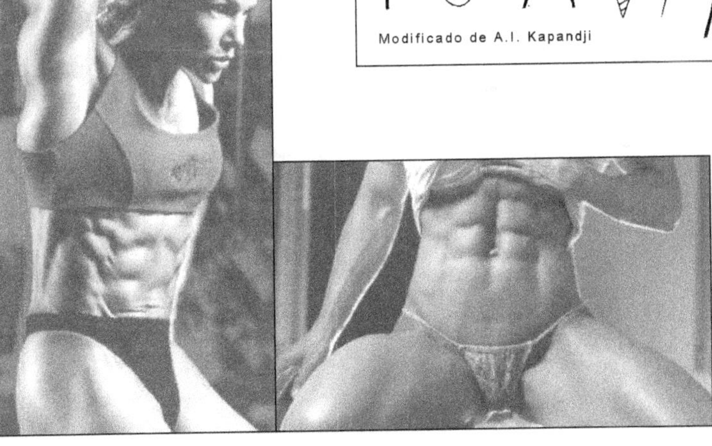

LA EXTENSION DE LA CADERA

La extensión conduce al miembro inferior por detrás del *plano frontal.*

Se pueden distinguir dos importantes grupos de músculos extensores según se inserten en el extremo superior del fémur (glúteos) o en las proximidades de la rodilla (isquiotibiales).

- El **GLUTEO MAYOR** (1). Es el más importante de todos y es además el músculo más fuerte y el de mayor tamaño del cuerpo humano. Su inserción proximal se encuentra en la cresta iliaca y en la fosa iliaca externa del hueso coxal, en la línea semicircular posterior del hueso sacro y en el ligamento sacrociático mayor que va del sacro al coxal. Su inserción distal se ubica en una superficie rugosa entre la línea áspera y el trocánter mayor del fémur.

- El **GLUTEO MEDIANO** (2). Se inserta por arriba en la cresta iliaca, en la fosa iliaca externa y en la espina iliaca anterosuperior del hueso coxal. Por debajo se adosa a la cara externa del trocánter mayor del fémur. En cuanto a sus relaciones, se encuentra cubierto por el glúteo mayor y por el tensor de la fascia lata y a su vez cubre al glúteo menor.

- El **GLUTEO MENOR** (3). Su inserción proximal se encuentra en la cresta iliaca y en la fosa iliaca externa del coxal y la distal en el trocánter mayor del fémur.

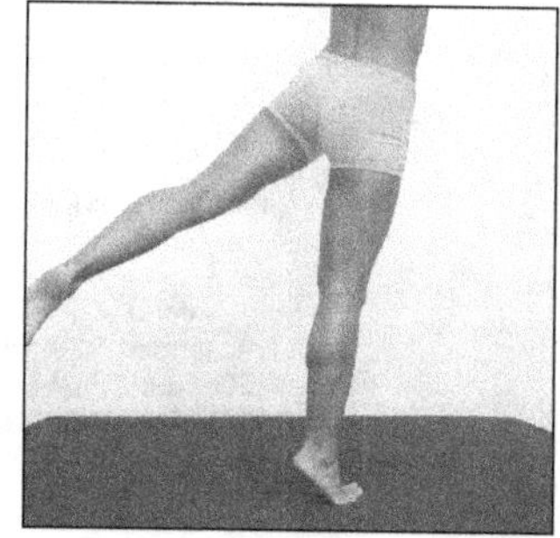

En el segundo grupo se encuentran los **ISQUIOTIBIALES**. Su participación en la acción de flexión de cadera depende de la situación de la rodilla. Si la rodilla se encuentra en una posición de extensión fija, entonces se favorece la acción extensora de los isquiotibiales sobre la cadera.

- El **BÍCEPS LARGO (CRURAL)** (4). Está conformado por dos vientres musculares cuyas inserciones proximales son diferentes. La porción larga se inserta en la tuberosidad isquiática del hueso coxal y la porción corta lo hace en la región del labio externo de la línea áspera del fémur. En la sección distal ambas porciones se reúnen en un tendón conjunto que llega hasta la apófisis estiloides del peroné y a la tuberosidad externa de la tibia. Su cara anterior cubre al aductor mayor y al vasto externo del cual está separado por el nervio ciático mayor. A la altura de la rodilla forma el borde superior y externo del hueco poplíteo que será descrito con los músculos flexores de la rodilla.

- El **SEMITENDINOSO** (5). Se inserta por encima en la cara posterior del isquion (hueso coxal) y desde allí va hasta la región interna del extremo superior de la tibia. Conjuntamente con el músculo sartorio, el recto interno y los tendones terminales del semimembranoso constituyen una formación tendinosa llamada *pata de ganso* en la cara interna de la tibia.

- El **SEMIMEMBRANOSO** (6). Su inserción proximal se encuentra en la cara posterior del isquion. La terminación distal se divide en tres fascículos que van a la cara posterior de la

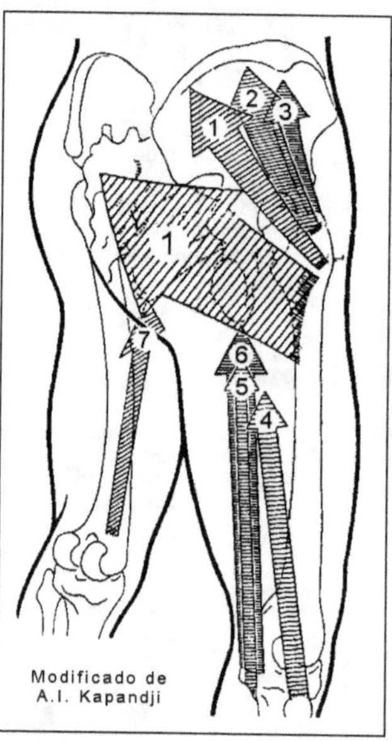
Modificado de
A.I. Kapandji

tuberosidad interna de la tibia, a la cara anteroexterna de la misma y un fascículo recurrente que se inserta en la cara posterior de la cápsula articular de la rodilla. Se relaciona con:

I) Por delante cubre al cuadrado crural, al aductor mayor y a la porción superior del gemelo interno.

II) Por dentro se relaciona con el recto interno.

III) Por fuera acompaña al nervio ciático mayor y a la porción larga del bíceps.

Algunos músculos aductores pueden ser incluidos entre los extensores de cadera, especialmente el **TERCER ADUCTOR (MAYOR)** (7) que es extensor accesorio.

LA ABDUCCION DE LA CADERA

La abducción aleja al miembro inferior del plano de simetría del cuerpo. Su amplitud está limitada por el choque óseo del cuello del fémur con la ceja cotiloidea del hueso coxal. Antes de que esto suceda, intervienen en la limitación del movimiento los músculos aductores y los ligamentos iliofemorales y pubofemorales.

En personas entrenadas puede llegarse a una abducción activa (sin apoyo) de unos 130° aproximadamente. Con respecto a la abducción pasiva (con apoyos) se pueden superar ampliamente los 180°, pero no se trata de una abducción pura. Para que se distiendan los ligamentos iliofemorales (de Bertin) la pelvis se debe inclinar hacia delante mientras la columna lumbar acentúa su lordosis; por lo tanto, la cadera estaría en abducción-flexión.

Los músculos abductores son:

- El **GLUTEO MEDIO** (1). Es el protagonista principal en la abducción y su eficacia se debe a la dirección de sus fibras casi perpendiculares al brazo de palanca. Sus inserciones proximales se encuentran en la porción anterior de la cresta ilíaca, en la fosa iliaca externa y en la espina iliaca antero superior. Desde allí dirige sus fibras a la cara externa del trocánter mayor del fémur.

- El **GLUTEO MENOR** (2) (ver extensión de cadera).

- El **TENSOR DE LA FASCIA LATA** (3) El tensor se caracteriza por ser muscular en su parte superior y tendinoso en su parte inferior. Sus inserciones proximales se ubican en la espina iliaca anterosuperior del hueso coxal y en la aponeurosis glútea. Desde allí, sus fascículos se dirigen hacia abajo y se transforman rápidamente en un tendón fusionándose con la aponeurosis y formando una cintilla que se dirige a la tuberosidad externa de la tibia (inserción distal).

- El **GLUTEO MAYOR** (4) (ver extensión de cadera). El glúteo mayor sólo es abductor a través de sus fascículos más superiores.

- El **PIRAMIDAL de la pelvis** (5). Debido a lo profundo de su ubicación, su acción es difícil de observar, pero su función abductora es evidente. Este músculo primero es intrapélvico insertándose proximalmente en la cara anterior del sacro, en el ligamento sacrociático mayor y en la parte superior de la escotadura sacrociática mayor. Luego sale por la escotadura ciática mayor para hacerse extrapélvico y terminar en el borde superior del trocánter mayor del fémur (inserción distal).

Modificado de
A.I. Kapandji

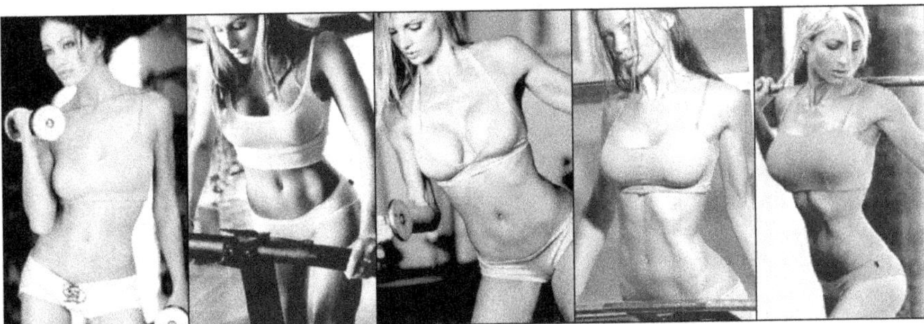

LA ADUCCION DE LA CADERA

La aducción de cadera aproxima al miembro inferior al plano de simetría del cuerpo. Debido a que en la posición de referencia los dos miembros inferiores se hallan en contacto, el movimiento de aducción "pura" no es posible partiendo de la posición anatómica. Sin embargo, se puede realizar movimientos de aducción "relativa" cuando a partir de una posición previa de abducción se lleva al miembro inferior hacia adentro.

También se puede combinar la aducción con los movimientos de extensión y de flexión de cadera.

Otra combinación posible es un movimiento en el que se produce la aducción de una cadera simultáneamente con la abducción de la opuesta (esta acción va acompañada por la inclinación de la pelvis y una incurvación de la columna).

En los movimiento de aducción combinada, la amplitud máxima del recorrido es de unos 30° aproximadamente.

Los músculos aductores son numerosos y potentes. Los más importantes son los tres aductores que se disponen desde adelante hacia atrás de la siguiente manera: a) Anterior = Aductor Medio o 1°; b) Intermedio = Aductor Menor o 2° y c) Posterior = Aductor Mayor o 3°. Los tres aductores forman una masa muscular dispuesta como un abanico ancho en la región postero interna del muslo. Se los puede clasificar por su disposición (1°, 2° y 3°) o por su volumen (medio, menor y mayor).

- El **ADUCTOR MAYOR o 3°** (1). Es el más potente de todos y conforma una ancha masa muscular ubicada por detrás del aductor menor. Su inserción proximal se encuentra en la tuberosidad isquiática y en la rama isquiopubiana del hueso coxal. Desde allí se abre insertándose en la línea de trifurcación de la línea áspera del fémur y puede llegar inclusive hasta el tubérculo tibial.

- El **ADUCTOR MEDIO o 1°** (2). Se ubica en el mismo plano que el pectíneo, pero por dentro de éste y por delante del aductor menor. Se inserta en el pubis (proximal) y empieza a ensancharse en abanico para terminar en el labio interno de la línea áspera (tercio medio) del fémur (distal).

- El **ADUCTOR MENOR o 2°** (3). Ubicado entre los otros dos aductores, va desde el ángulo del pubis hasta la rama media de trifurcación de la línea áspera (tercio superior) del fémur.

- El **RECTO INTERNO** (4). Es un músculo que desciende verticalmente a lo largo de la cara interna del muslo marcando una línea divisoria imaginaria entre la región anterior y la posterior. Su inserción proximal se encuentra en la sínfisis pubiana y en la rama isquiopubiana del coxal para luego dirigirse al tercio superior de la cara interna de la tibia (inserción distal). Cabe aclarar que el recto interno, aunque rodea (en la rodilla) al cóndilo interno del fémur, no tiene inserción en este hueso.

- El **GLUTEO MAYOR** (5) (ver extensión de cadera).

- El **PECTINEO** (7). Se ubica en la región superointerna del muslo, por dentro del psoas. La inserción proximal nace en el borde anterosuperior del coxal y en la V pectínea formada por dos planos de fibras. La inserción distal se encuentra en una superficie rugosa ubicada entre el trocánter menor y la línea áspera, llamada cresta del pectíneo.

En forma accesoria participan: el *cuadrado crural* (6), el *semimembranoso* (8), el *semitendinoso* (9), el *bíceps largo o crural* (10), el *obturador interno* (11) y el *obturador externo* (12).

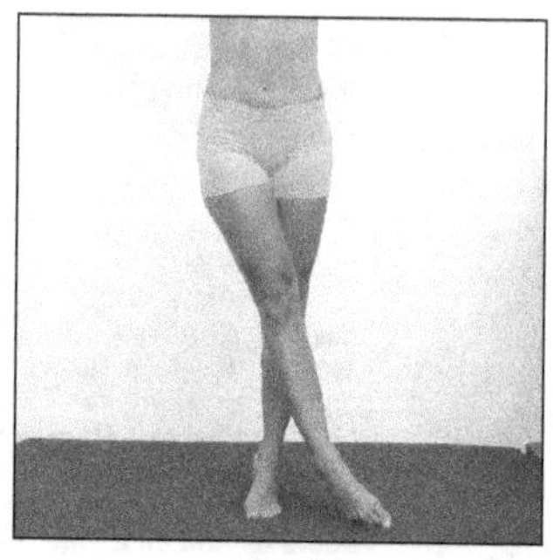

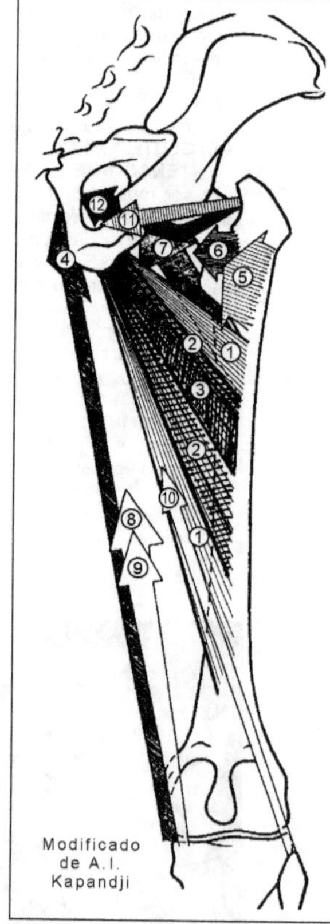

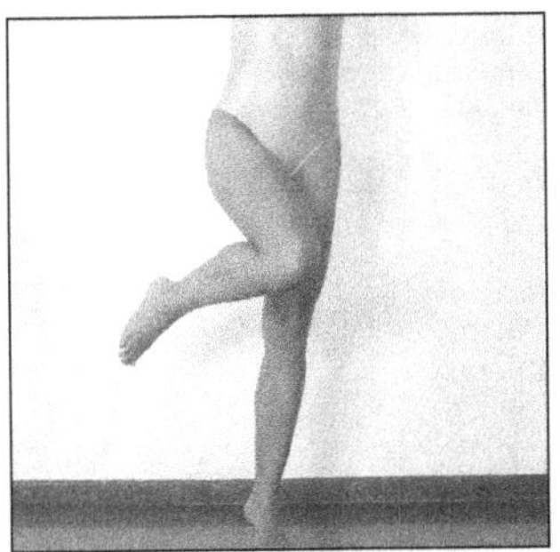

LA ROTACION INTERNA DE LA CADERA

Los movimiento de rotación longitudinal de la cadera se efectúan alrededor del eje mecánico del miembro inferior. Cuando se produce la rotación interna la punta del pie se dirige hacia adentro. Con respecto a la posición de referencia, cuando la pierna rota internamente se puede medir una amplitud de hasta 40° aproximadamente.

Los músculos rotadores internos son pocos y menos potentes que los rotadores externos:

- El **GLUTEO MENOR** (ver abducción de cadera). Es el principal rotador interno.

- El **GLUTEO MEDIO** (ver abducción de cadera). Solamente tienen función rotadora sus fascículos más anteriores.

- El **TENSOR DE LA FASCIA LATA** (ver abducción de cadera).

LA ROTACION EXTERNA DE LA CADERA

Cuando se produce la rotación externa de la cadera se lleva la punta del pie hacia fuera. La amplitud máxima medible en personas no entrenadas es de alrededor de 60°.

Los músculos rotadores externos son muy numerosos y tres veces más potentes que los rotadores internos:

- El **PIRAMIDAL de la PELVIS** (1) (ver abducción de cadera).

- El **OBTURADOR INTERNO** (2). Al igual que el piramidal de la pelvis, éste también es primero un músculo intrapélvico, ya que se inserta (por dentro) en la cara interna de la membrana obturatriz, en la cara interna de la rama isquiopubiana y en el reborde óseo interno del agujero obturador. Luego sale por la escotadura ciática menor para hacerse extrapélvico y terminar en la fosita digital del trocanter mayor por medio de un tendón común con los géminos superior e inferior.

- El **OBTURADOR EXTERNO**. No es un músculo visible pues está cubierto por el pectíneo (por delante) y por el cuadrado crural (por detrás). Su inserción proximal se encuentra en el reborde óseo externo del agujero obturador, en la cara externa de la membrana obturatriz y en la cara externa de la rama isquiopubiana. La inserción distal llega hasta la fosita digital del trocánter mayor del fémur.

- Los **GEMINOS PELVIANOS**. Son dos y bordean por encima y por debajo al músculo obturador interno. Ambos tienen su inserción distal en la fosita digital del trocánter mayor por medio del tendón común con el obturador interno. En forma proximal se insertan de la siguiente manera: I) GEMINO SUPERIOR en la cara externa y borde inferior de la espina ciática y II) GEMINO INFERIOR en la tuberosidad del isquión.

- El **CUADRADO CRURAL** (3). Va desde la tuberosidad isquiática del coxal hasta la extremidad superior del fémur, por fuera de la línea intertrocantérea posterior. Cubre la cara posterior de la articulación de la cadera, al trocánter menor y al músculo obturador externo. Por su borde superior se relaciona con el gémino inferior.

- El **PECTINEO** (ver aducción de cadera).

- El **GLUTEO MAYOR** (4) (ver extensión de cadera).

- El **GLUTEO MEDIO** (5) (ver abducción de cadera). En la rotación externa solamente actúan los fascículos más posteriores del glúteo medio.

Contrariamente a otros autores, I. A. Kapandji considera al SARTORIO tan solo como un músculo accesorio en la rotación externa pues su principal función es la de ser flexor de cadera.

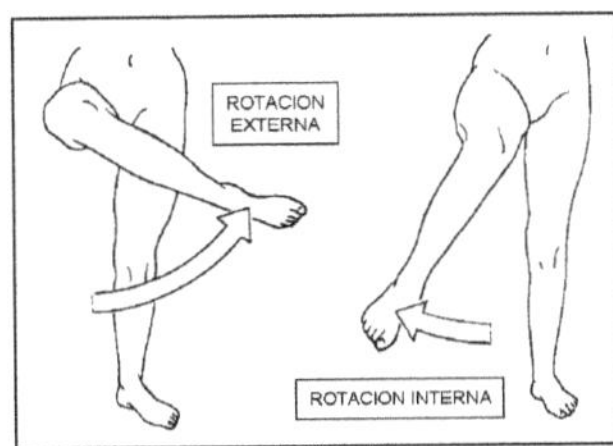

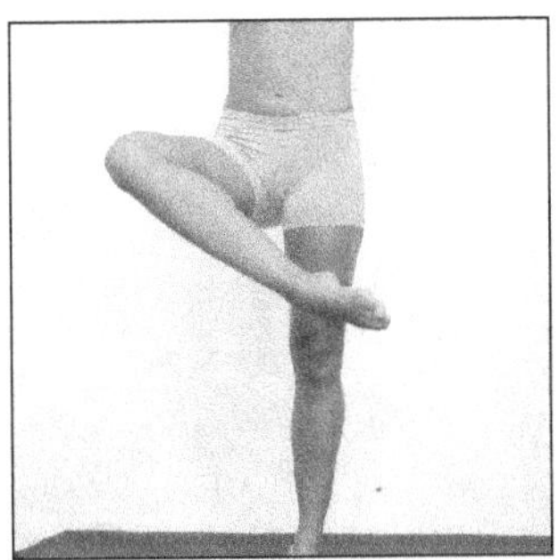

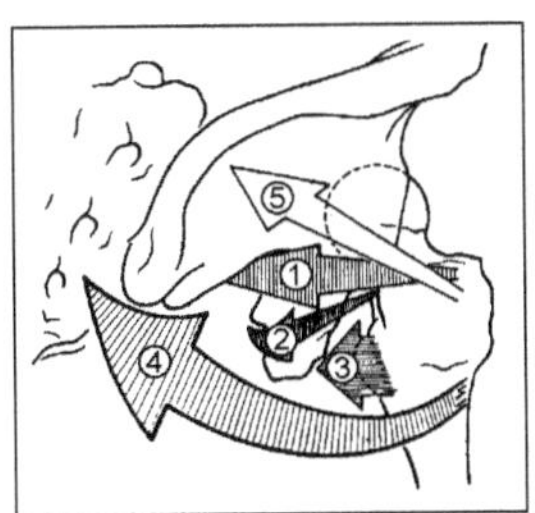

En la práctica habitual, es frecuente observar confusiones en el uso de algunos términos como ser: anteversión-retroversión, nutación-contranutación y antepulsión-retropulsión. La nutación es importante principalmente en mujeres embarazadas, pero en esta ocasión analizaremos solamente el primer binomio.

ANTEVERSION DE LA PELVIS

La amplitud de movimientos de la articulación sacro-ilíaca es limitada y variable según el individuo. Durante la anteversión el sacro gira en torno al eje constituido por el ligamento axial, de tal modo que el promontorio se desplaza hacia abajo y adelante (ver el dibujo) y el vértice del sacro y el extremo del cóccix se desplazan hacia atrás. La línea que une las espinas iliacas antero-superiores se desplaza hacia abajo y hacia delante.

Estos movimientos se producen simultáneamente con el aumento de la curvatura del raquis lumbar y dependen del tono ejercido por la pared abdominal, de la musculatura del raquis y también de ciertos músculos de los miembros inferiores unidos a la cintura pélvica.

Durante la anteversión, la contracción de los músculos del plano dorsal conlleva

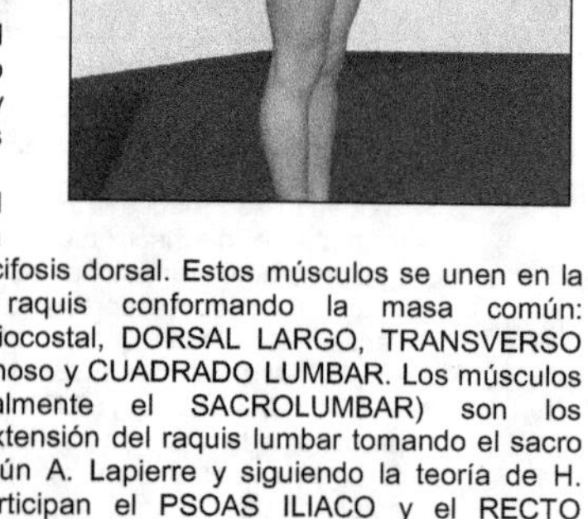

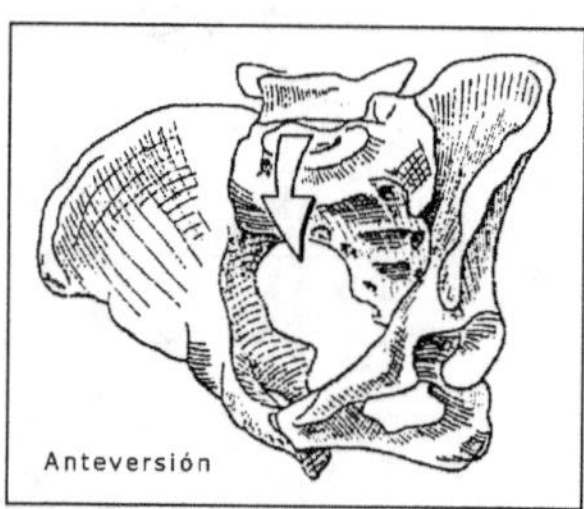
Anteversión

la disminución de la cifosis dorsal. Estos músculos se unen en la parte inferior del raquis conformando la masa común: SACROLUMBAR o iliocostal, DORSAL LARGO, TRANSVERSO ESPINOSO o epiespinoso y CUADRADO LUMBAR. Los músculos posteriores (principalmente el SACROLUMBAR) son los responsables de la extensión del raquis lumbar tomando el sacro como punto fijo. Según A. Lapierre y siguiendo la teoría de H. Balland, también participan el PSOAS ILIACO y el RECTO ANTERIOR del CUADRICEPS. Debido a las múltiples contradicciones entre los diferentes autores (Delmas, Vandervael, Busquet, Tribastone, Balland, etc), nos quedaremos nuevamente con las afirmaciones de I. A. Kapandji que fueron mencionadas en primer término.

RETROVERSION DE LA PELVIS

Durante la retroversión se llevan a cabo los movimientos inversos al caso anterior. Es sacro, al pivotar en torno al ligamento axial se endereza, de modo que el promontorio se desplaza hacia arriba y atrás, y el extremo inferior del sacro y el cóccix se desplazan hacia abajo y adelante.

El enderezamiento del sacro y de la curvatura raquídea comienzan en la pelvis. La rectificación de la anteversión pélvica se logra mediante la acción de los músculos extensores de la cadera. La contracción de los ISQUIOTIBIALES y principalmente de los GLUTEOS MAYORES llevan la pelvis hacia atrás, logrando que el sacro se verticalice y que disminuya la curvatura del raquis lumbar. Con respecto al enderezamiento de la lordosis lumbar, es suficiente con la contracción de los dos RECTOS ABDOMINALES y de los GLUTEOS MAYORES para conseguirla. A. Lapierre menciona como músculos accesorios a los OBLICUOS MAYOR y MENOR y a los ISQUIOTIBIALES.

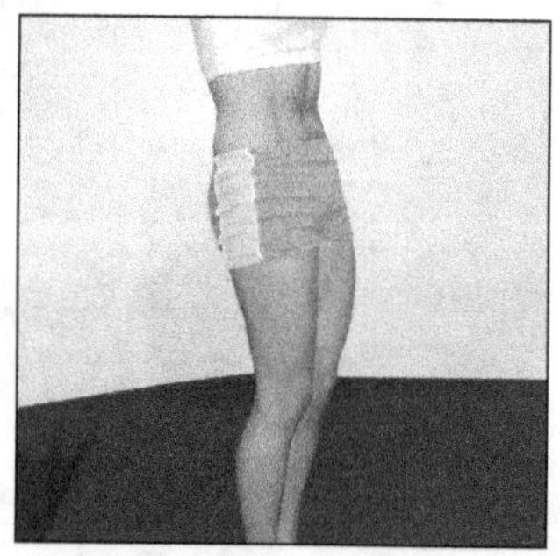

MUSCULOS Y ACCIONES DE LA ARTICULACION DE LA RODILLA

Músculos	Flexión	Extensión	Rotación interna	Rotación externa
Crural (cuadriceps)		(O)		
Vasto Externo (cuadriceps)		(O)		
Vasto Interno (cuadriceps)		(O)		
Recto Anterior (cuadriceps)		(O)		
Bíceps Largo o Crural (isquiotibial)	(O)			(O)
Semitendinoso (isquiotibial)	(O)		(O)	
Semimembranoso (isquiotibial)	(O)		(O)	
Sartorio			(O)	
Poplíteo			(O)	

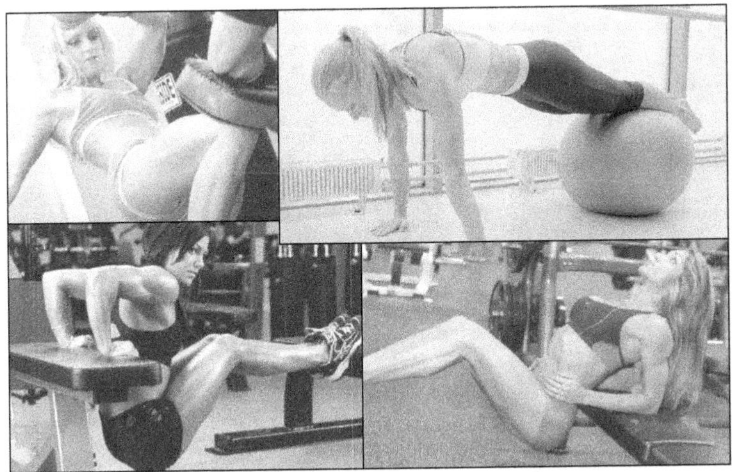

LA EXTENSION DE LA RODILLA

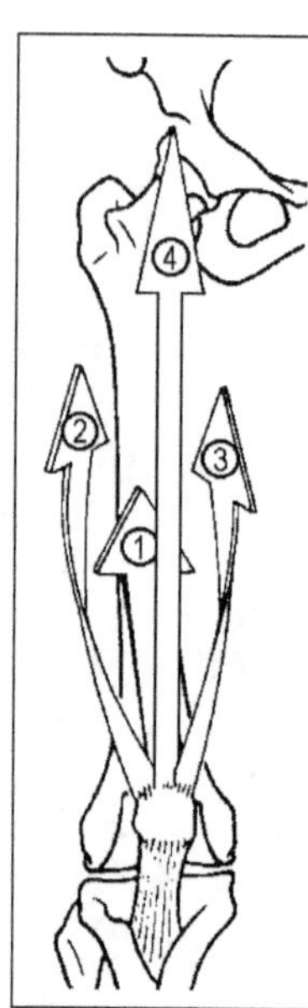

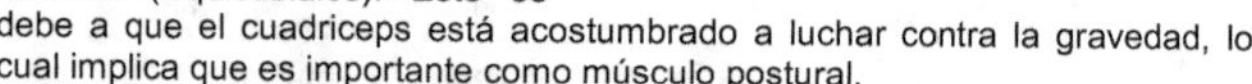

La extensión se define como el movimiento que aleja la cara posterior de la pierna de la cara posterior del muslo.

El **CUADRICEPS CRURAL** es el único encargado de la extensión de la rodilla. Como su nombre lo indica está formado por cuatro cuerpos musculares que se insertan en forma conjunta en la tuberosidad tibial anterior. Cuando los cuatro cuerpos trabajan sinergicamente, su potencia es tres veces superior a la de los flexores (isquiotibiales). Esto se debe a que el cuadriceps está acostumbrado a luchar contra la gravedad, lo cual implica que es importante como músculo postural.

Cada una de las cuatro porciones tiene inserción proximal propia:

- El **CRURAL** (1). Se encuentra en el labio externo de la línea áspera y en los tres cuartos superiores de las caras anterior y externa del fémur.
- El **VASTO EXTERNO** (2). Nace en el trocánter mayor, en la parte superior de la línea áspera y en el tendón distal del glúteo mayor.
- El **VASTO INTERNO** (3). Se inserta en la línea áspera y en la superficie rugosa que une la línea áspera al cuello del fémur.
- El **RECTO ANTERIOR** (4). Nace en la espina iliaca anteroinferior (tendón directo) y en la parte superior de la ceja cotiloidea (tendón reflejo) del hueso coxal. Mientras los tres mencionados anteriormente son monoarticulares, el recto anterior es un músculo biarticular y gracias a ello es extensor de rodilla y flexor de cadera al mismo tiempo.

Los cuatro tendones distales de cada porción terminan formando un único tendón compuesto por tres planos que se inserta en la tuberosidad tibial anterior de la articulación de la rodilla.

Es importante destacar el papel que juega la rótula en el movimiento de extensión. La rótula es un hueso sesamoideo ubicado en el aparato extensor de la rodilla entre el tendón cuadricipital por arriba y el ligamento rotuliano por abajo. Su función es principalmente la de aumentar la eficacia del cuadriceps mejorando los ángulos de trabajo e imprimiendo hacia delante su fuerza de tracción.

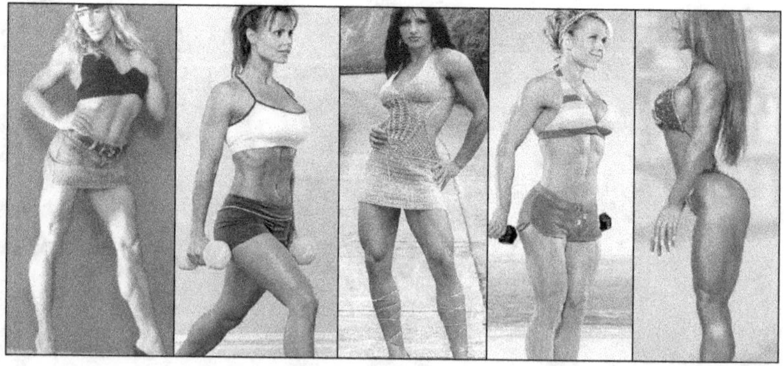

LA FLEXION DE LA RODILLA

La flexión es el movimiento que acerca la cara posterior de la pierna a la cara posterior del muslo.

Los **ISQUIOTIBIALES** son los principales músculos encargados de la flexión de la rodilla:

- El **SEMITENDINOSO** (2). Se relaciona por delante con el aductor mayor y el semimembranoso (cubriéndolos) en la cara posterointerna del muslo. Hacia fuera se relaciona con el bíceps crural, del cual se separa por abajo para formar el borde superior e interno del hueco poplíteo (6). Su inserción proximal se encuentra en la cara posterior del isquion (coxal). La distal se ubica en la región interna del extremo superior de la tibia formando parte de la pata de ganso (semitendinoso + recto interno + sartorio).

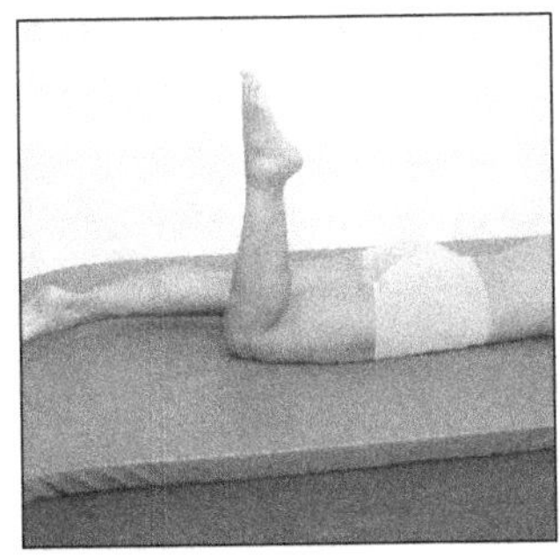

- El **SEMIMEMBRANOSO** (3). Es externo con respecto al semitendinoso y al recto interno (4) e interno con respecto al bíceps. Por delante se relaciona con el crural (cuadriceps), el aductor mayor y la porción superior del gemelo interno. Su inserción proximal se ubica en la cara posterior del isquion (coxal) y la distal se divide en tres fascículos que toman direcciones diferentes y terminan en la tuberosidad interna de la tibia y en la cara posterior de la cápsula articular de la rodilla.

Para diferenciar al semitendinoso del semimembranoso en un preparado, es conveniente fijarse en su inserción distal. En la parte más distal, el semitendinoso es claramente tendinoso mientras que el semimembranoso es bien membranoso. Lo contrario sucede en sus inserciones proximales que además terminan ambas en el isquion del respectivo hemicoxal.

- El **BÍCEPS CRURAL o FEMORAL** (1). Como su nombre lo indica, está formado por dos porciones que debido a su longitud se llaman porción larga y porción corta del bíceps. Cada una de ellas tiene una inserción proximal diferente pero una inserción distal común. La porción larga se inserta en la tuberosidad isquiática del coxal, mientras que la porción corta lo hace en la región inferior del labio externo de la línea áspera del fémur. Las dos porciones se reúnen en un tendón conjunto que llega hasta la apófisis estiloides del peroné y a la tuberosidad externa de la tibia (inserción distal). Por delante se relaciona con el aductor mayor y con el vasto externo del cuadriceps. Por abajo forma el borde superior y externo del hueco poplíteo (6).

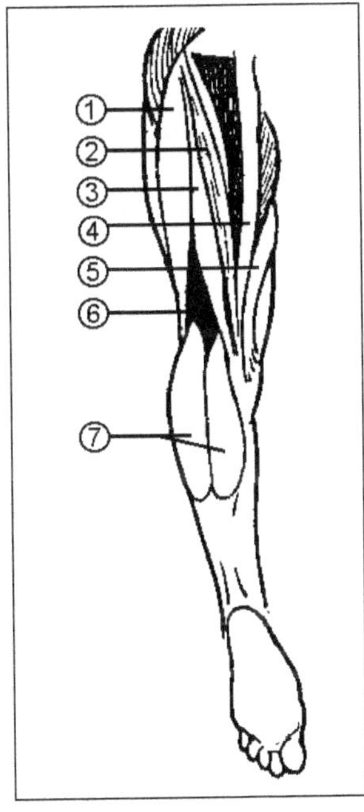

Algunos autores mencionan como músculos accesorios en la flexión de la rodilla a: el *sartorio* (5) y el *recto interno* (pata de ganso), el *poplíteo*, los *gemelos* (7) (en realidad no son flexores de rodilla, sino extensores del tobillo) y el *plantar delgado*.

Con excepción del bíceps crural y el poplíteo, los demás músculos son biarticulares. Esto significa que los flexores actúan simultáneamente sobre la rodilla y sobre la extensión de la cadera. De hecho, su acción sobre la rodilla depende de la posición inicial de la cadera. En consecuencia, la tensión de los isquiotibiales por flexión de la cadera aumenta la eficacia de estos músculos como flexores de la rodilla.

La potencia de los flexores de rodilla en su conjunto es aproximadamente un tercio que la de su antagonista el cuadriceps.

LA ROTACION EXTERNA DE LA RODILLA

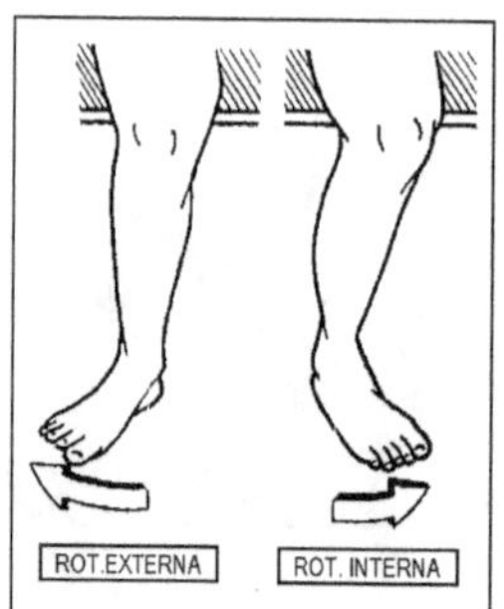

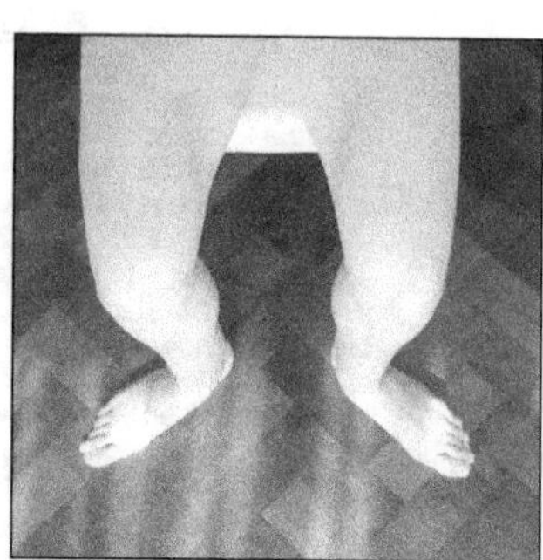

La rotación de la pierna alrededor de su eje longitudinal solo es posible de realizar con la rodilla en flexión.

La rotación externa lleva la punta del pie hacia fuera y también tiene una intervención importante en el movimiento de abducción del pie.

El único músculo que tiene una acción protagónica en la rotación externa de la rodilla es:

- El **BÍCEPS CRURAL** (1) (ver flexión de rodilla).

Cuando la rodilla se encuentra flexionada, el *tensor de la fascia lata* (2) se convierte en un músculo flexor-rotador externo.

LA ROTACION INTERNA DE LA RODILLA

La rotación interna lleva la punta del pie hacia adentro e interviene simultáneamente en el movimiento de aducción del pie.

Los músculos encargados de la rotación interna son al mismo tiempo flexores de la rodilla:
- El **SEMITENDINOSO** (4) (ver flexión de rodilla).
- El **SEMIMEMBRANOSO** (5) (ver flexión de rodilla).
- El **SARTORIO** (3) (ver flexión de cadera).
- El **POPLITEO**. Al igual que el bíceps crural, este músculo es monoarticular y flexor de rodilla. Es corto, aplanado, triangular y se encuentra por detrás de la articulación de la rodilla. Sus fascículos se extienden desde el cóndilo externo del fémur hasta la parte superior de la tibia.

Los músculos accesorios en la rotación interna son también los mismos que para la flexión de la rodilla: el *recto interno* (6), los *gemelos* y el *plantar delgado*. La potencia del conjunto de los músculos rotadores internos es similar a la de los rotadores externos.

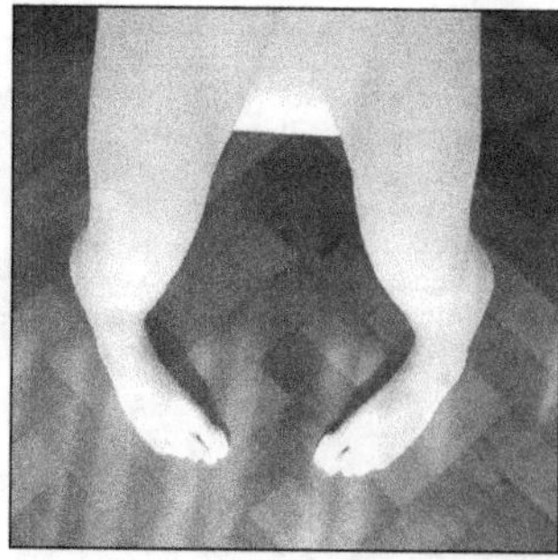

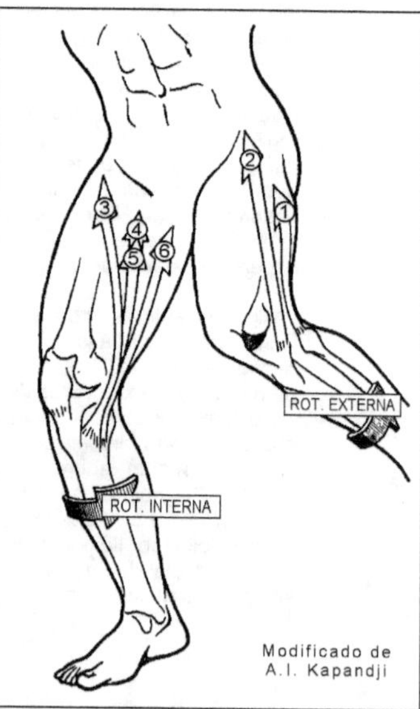

MUSCULOS Y ACCIONES DE LA ARTICULACION DEL TOBILLO

Músculos	Extensión (flexión plantar)	Flexión dorsal	Abducción (rotación externa)	Aducción (rotación interna)	Pronación (eversión)	Supinación (Inversión)
Extensor Propio del Dedo Gordo		(O)		(O)		(O)
Extensor Común de los Dedos		(O)	(O)		(O)	
Peroneo Anterior		(O)	(O)		(O)	
Tibial Anterior		(O)		(O)		(O)
Soleo (tríceps sural)	(O)					
Gemelo Externo (tríceps sural)	(O)					
Gemelo Interno (tríceps sural)	(O)					
Peroneo Lateral Corto	(O)		(O)		(O)	
Peroneo Lateral Largo	(O)		(O)		(O)	
Tibial Posterior	(O)			(O)		(O)
Flexor Común de los Dedos	(O)			(O)		(O)
Flexor Propio del Dedo Gordo	(O)			(O)		(O)

LA EXTENSION (FLEXION PLANTAR) DEL TOBILLO

La extensión de la articulación tibiotarsiana tiende a alejar el dorso del pie de la cara anterior de la pierna. Según I. A. Kapandji, no se debería llamar *flexión plantar* a este movimiento pues el término flexión corresponde a los movimientos en los que se aproximan los diferentes segmentos corporales (correspondientes a los cuatro miembros) hacia el tronco. Otros autores no coinciden y siguen utilizando la expresión "flexión plantar" (De Hegedus, Verhoshansky y Siff, Kunz, etc.).

La amplitud del ángulo del recorrido en la extensión es mucho mayor que el de la flexión. Para poder medir este ángulo hay que observar la posición de la planta del pie con respecto al eje longitudinal de la pierna.

La extensión del tobillo se encuentra claramente a cargo del **TRICEPS SURAL** quien es además uno de los músculos más potentes del cuerpo humano después del glúteo mayor y del cuadriceps. Como su nombre lo indica, está formado por tres

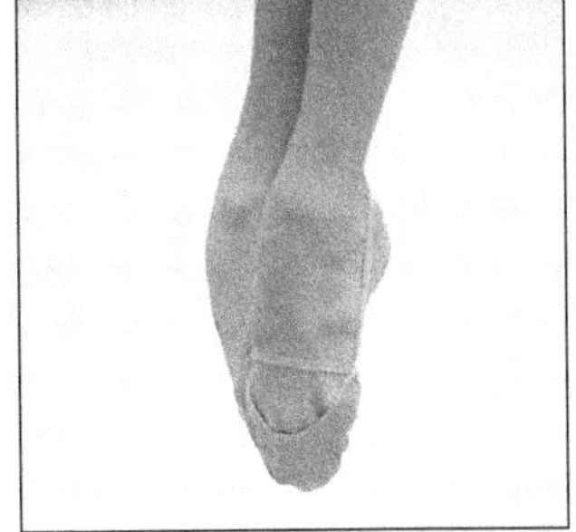

cuerpos musculares que se unen en un tendón terminal común (tendón de Aquiles) que se inserta en la cara posterior del hueso calcáneo. De los tres cuerpos, uno solo es monoarticular (el sóleo) mientras que los otros dos (los gemelos) van desde el fémur hasta el calcáneo.

- El **SOLEO** (A). Es un músculo voluminoso y ancho ubicado por detrás del plano profundo de los músculos posteriores de la pierna. Se inserta simultáneamente en la línea oblicua y el tercio medio del borde interno de la tibia, en la cara posterior de la cabeza del peroné y en la arcada fibrosa del soleo. La lamina tendinosa terminal de este músculo se une a la de los gemelos para formar el tendón de Aquiles (D). Este tendón es el más voluminoso del cuerpo humano y se inserta en la mitad inferior de la cara posterior del hueso calcáneo.

- El **GEMELO EXTERNO** (*gastrocnemio externo*) (B). Su inserción superior se ubica por detrás de la tuberosidad del cóndilo externo por encima de la inserción del músculo poplíteo.

- El **GEMELO INTERNO** (*gastrocnemio interno*) (C). Su inserción superior se encuentra a nivel del cóndilo interno del fémur por debajo y detrás del tubérculo del aductor mayor.

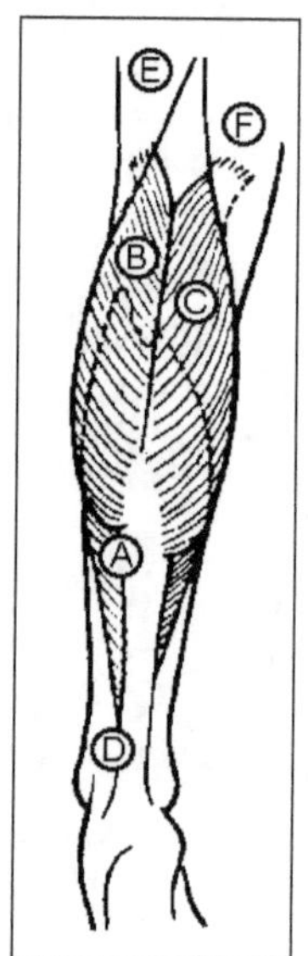

Los dos cuerpos carnosos (interno y externo) convergen en la línea media formando el borde inferior del hueco poplíteo. A los costados, se encuentran sujetos a los tendones distales de los isquiotibiales cuya divergencia forma el borde superior del rombo poplíteo. Por fuera se encuentra el bíceps crural (E) y por dentro los músculos correspondientes a la pata de ganso (F) conformada por el semitendinoso, el recto interno y el sartorio.

Cuando la rodilla está extendida, los gemelos se encuentran sometidos a una tracción pasiva, lo cual les permite dar su máxima potencia. En cambio, cuando la rodilla está flexionada, los gemelos se encuentra distendidos (relajados y pasivamente acortados) perdiendo su eficacia y convirtiendo en protagonista al soleo que es menos potente. Los movimientos que desarrollan simultáneamente la extensión del tobillo y de la rodilla favorecen la acción de los gemelos permitiéndole al tríceps sural rendir a su máxima potencia.

Este principio es una de las bases que justifica los métodos de entrenamiento pliométrico que se utilizan para mejorar la saltabilidad.

Aunque el tríceps sural es el gran protagonista, existen otros cinco músculos que actúan extendiendo la articulación tibiotarsiana y todos ello pasan por detrás del eje que atraviesa a los dos maléolos. Estos músculos están representados en el gráfico que ilustra al pie y son:

Por fuera:

- El **PERONEO LATERAL CORTO** (6). Se sitúa en la parte exterior de la pierna y del pie y se extiende desde la cara externa del peroné hasta el quinto metatarsiano.

- El **PERONEO LATERAL LARGO** (7). Está situado por fuera del peroneo lateral corto recubriéndolo y se extiende desde la zona superior y externa de la pierna hasta la cara plantar del primer metatarsiano.

Por dentro:

- El **TIBIAL POSTERIOR** (8). Se ubica entre el flexor largo común (por dentro) y el flexor largo propio del dedo gordo (por fuera). Se extiende desde la tibia y el peroné hasta el borde interno del pie.

- El **FLEXOR LARGO COMUN DE LOS DEDOS** (9). Es el más interno de los músculos del grupo posterior. Se inserta proximalmente en la tibia, para luego dividirse por abajo en cuatro tendones que llegan hasta la cara plantar de los últimos cuatro dedos.

- El **FLEXOR LARGO PROPIO DEL DEDO GORDO** (10). Está situado entre el tibial posterior y los peroneos laterales y se extiende desde el peroné hasta el primer dedo.

Para que se produzca solamente la acción de extensión del tobillo sin componentes de abducción-pronación o de aducción-supinación, es necesaria la acción sinergista antagonista de los músculos del grupo interno y del grupo externo.

Estos cinco músculos reunidos, apenas pueden desarrollar una treceava parte de la potencia que posee el tríceps sural. Esto se calcula midiendo a los músculos y aplicando una fórmula. Se sabe que la potencia de un músculo es proporcional a su superficie de sección y a su recorrido; esto nos permite esquematizarla en un volumen cúbico cuya base es la *superficie de sección* y la altura es el *recorrido* (largo del músculo).

LA FLEXION DORSAL DEL TOBILLO

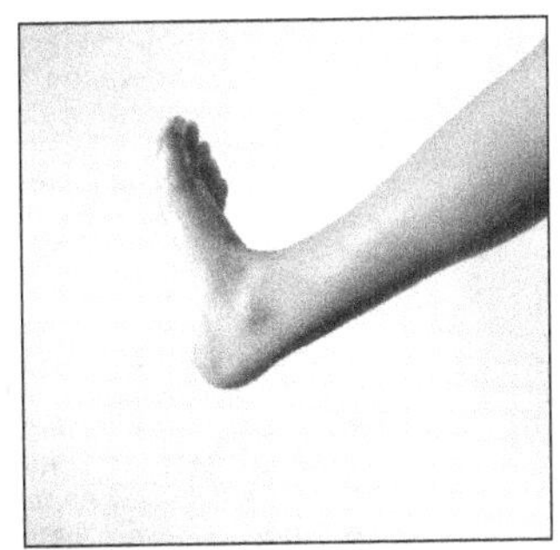

En la posición de referencia, el plano de la planta del pie se encuentra perpendicular al eje longitudinal de la pierna. Partiendo de dicha posición se puede definir a la flexión del tobillo (flexión dorsal o dorsiflexión) como el movimiento que aproxima el dorso del pie a la cara anterior de la pierna.

Los músculos protagonistas en este movimiento son:

- El **EXTENSOR PROPIO DEL DEDO GORDO** (1). Es un músculo delgado, aplanado transversalmente y se encuentra por fuera del tibial anterior. Sus inserciones se sitúan (hacia arriba) en la parte media de la cara interna del peroné por delante del ligamento interóseo y (hacia abajo) en la segunda falange del dedo grueso.

- El **TIBIAL ANTERIOR** (2). Es el músculo más interno del grupo anterior y se sitúa a lo largo de la cara externa de la tibia extendiéndose hasta el borde interno del pie. Por arriba se inserta en la tuberosidad externa y en la cara externa de la tibia y también en la parte superior del ligamento interóseo. Por abajo se inserta en una impresión situada en la parte inferior e interna del primer cuneiforme y del primer metatarsiano.

- El **EXTENSOR COMUN DE LOS DEDOS** (3). Es un músculo alargado, aplanado y carnoso hacia arriba que se divide hacia abajo en cuatro tendones para los últimos dedos. Tiene varias inserciones proximales que se encuentran en la tuberosidad externa de la tibia (por fuera del tibial anterior), en la parte superior de la cara interna del peroné (por fuera del extensor propio) y en la parte externa del ligamento interóseo. Desde estos diferentes orígenes, las fibras descienden hacia un tendón terminal que al pasar por el ligamento anular (tobillo) se divide en cuatro tendones secundarios que van hacia delante sobre la cara dorsal del pie hasta insertarse en los cuatro últimos dedos.

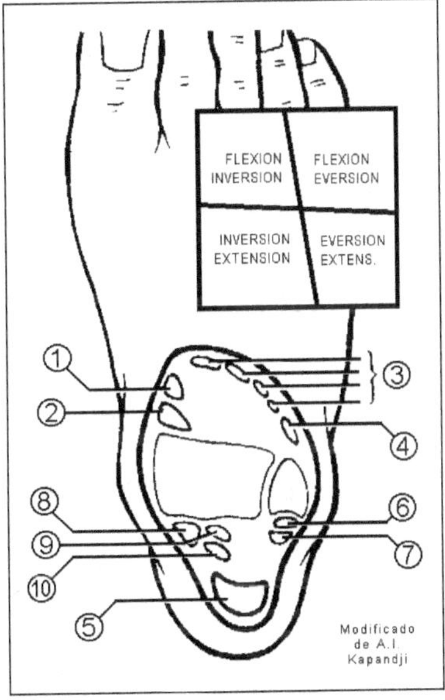

- El **PERONEO ANTERIOR** (4). Es un músculo inconstante, alargado y aplanado que se ubica por fuera del extensor común. Se extiende desde el tercio inferior del peroné hasta el quinto metatarsiano.

El extensor propio del dedo gordo y el tibial anterior están situados por dentro del eje longitudinal que pasa por la tibia, mientras que el extensor común de los dedos y el peroneo anterior están situados por fuera de dicho eje. Si se desea obtener una flexión dorsal pura, sin componentes de eversión o inversión, es necesario que ambos grupos musculares actúen simultánea y equilibradamente comportándose en forma *antagonista-sinérgica*.

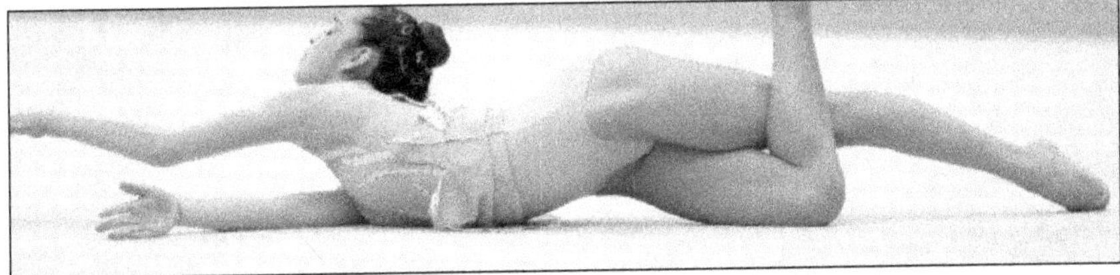

El pie puede ejecutar tres clases de movimientos:

1) **Flexión - extensión** gracias a su rotación alrededor de un eje transversal.

2) Rotación alrededor de un eje vertical que lleva la punta del pie hacia adentro (**aducción - rotación interna**) o hacia fuera (**abducción - rotación externa**).

3) Rotación alrededor de un eje longitudinal también llamado movimiento de **inclinación**. Cuando se eleva el borde interno del pie se habla de **supinación** o **inversión**. Cuando se eleva el borde externo del pie se habla de **pronación** o **eversión**.

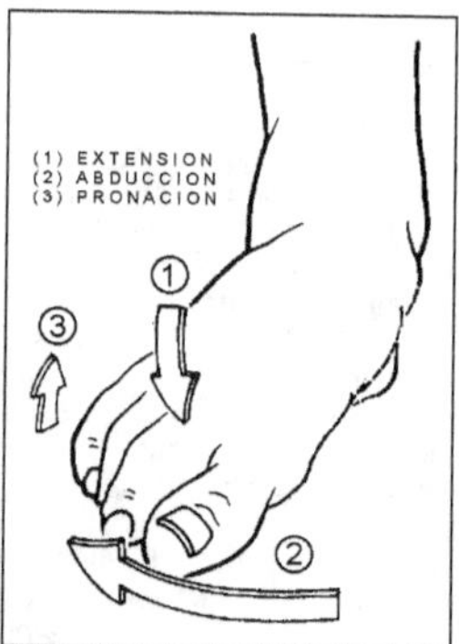

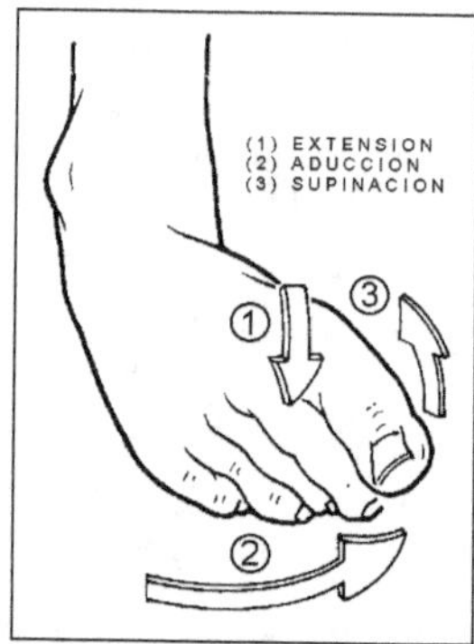

LA ABDUCCION Y PRONACION DEL TOBILLO
(rotación externa y eversión)

Los músculos que pasan por fuera del eje antero posterior que atraviesa a la tibia pueden producir a la vez: a) abducción (rotación externa) y b) pronación (eversión).

Los músculos protagonistas son:

- El **EXTENSOR COMUN DE LOS DEDOS** (3) (Ver flexión dorsal de tobillo).
- El **PERONEO ANTERIOR** (4) (Ver flexión dorsal de tobillo).
- El **PERONEO LATERAL CORTO** (6) (Ver extensión del tobillo).
- El **PERONEO LATERAL LARGO** (7) (Ver extensión del tobillo).

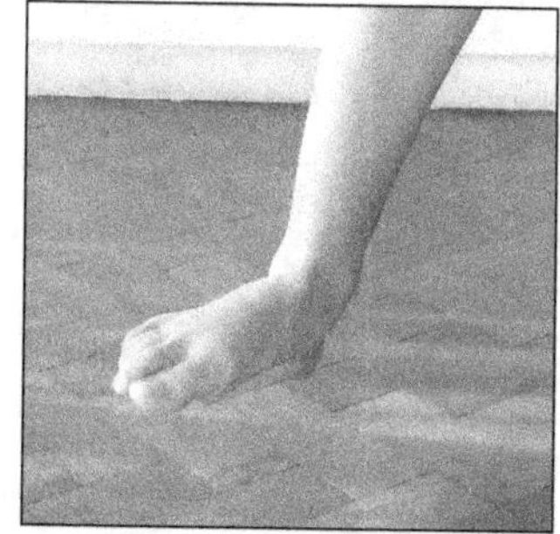

LA ADUCCION Y SUPINACION DEL TOBILLO
(rotación interna e inversión)

Los músculos que pasan por dentro del eje antero posterior que atraviesa a la tibia pueden producir a la vez: a) aducción (rotación interna) y b) supinación (inversión).

Los músculos protagonistas son:

- El **EXTENSOR PROPIO DEL DEDO GORDO** (1) (Ver flexión dorsal de tobillo).
- El **TIBIAL ANTERIOR** (2) (Ver flexión dorsal de tobillo).
- El **TIBIAL POSTERIOR** (8) (Ver extensión del tobillo).
- El **FLEXOR COMUN DE LOS DEDOS** (9) (Ver extensión del tobillo).
- El **FLEXOR PROPIO DEL DEDO GORDO** (10) (Ver extensión del tobillo).

La potencia de los músculos supinadores es más del doble que la de los músculos pronadores.

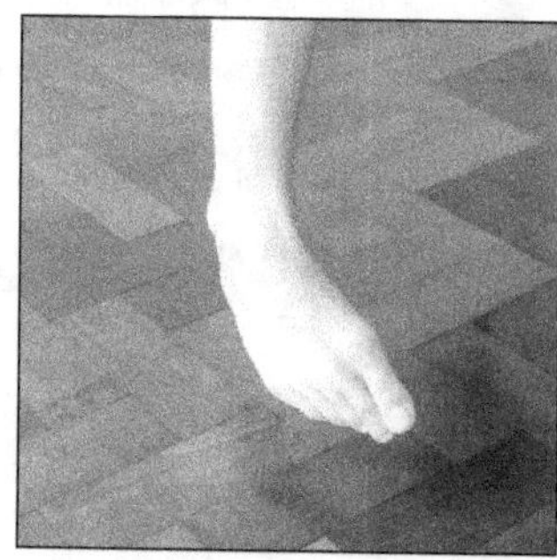

Capítulo 5

EJERCICIOS

Lic. Giovanni Alexis Gieri

Bibliografía utilizada para este capítulo:

- *Calais-Germain, Blandine.* Anatomia para el movimiento.
- *Caldarone, Giovanni.* La preparazione fisica di base.
- *De Hegedus, Jorge.* Enciclopedia de la musculación deportiva.
- *Gieri, Giovanni Alexis.* La fuerza.
- *Gieri, Giovanni Alexis.* Preparación física espécifica.
- *Guyton, Arthur C. y Hall, John E.* Tratado de fisiología médica.
- *Kapandji, Ibrahim Adalbert.* Cuadernos de fisiología articular.
- *Kunz, Hans-Ruedi.* Gimnasia - Entrenamiento de la fuerza.
- *López Chicharro, José y Fernández V., Almudena.* Fisiología del Ejercicio.
- *Manno, Renato.* Fundamentos del entrenamiento deportivo.
- *Merni, Franco y Nicolini, Ida.* Preparazione fisica di base.
- *Platonov, Vladimir N. y Bulatova, Marina M.* La preparación física.
- *Rojo García, José María.* Medicina del deporte.
- *Rouviere, H. y Delmas A.* Anatomía humana.
- *Verhoshansky, Yuri y Siff, Mel C.* Superentrenamiento.
- *Wilmore, Jack H. y Costill, David L.* Fisiología del esfuerzo y del deporte.
- *Zhelyazkov, Tsvetan.* Bases del entrenamiento deportivo.

Revistas utilizadas para este capítulo:

- *Bodyfitness (España); Cuerpo & Mente en Deportes (Argentina); Cultura Física & Fitness (Argentina); Entrenar (Argentina); Excercise (Estados Unidos); Fitness & Gimnasia (Argentina); Fitness (España); FitnessRx (Estados Unidos); Fitness Magazine (Italia); Flex (Estados Unidos); Gymnica (Italia); Medicina Deportiva (Argentina); Men's Health (México); Muscle (Estados Unidos); Muscle & Fitness (España); Muscle Media (Estados Unidos); Sport Life (España); Musclemag (España); Sport Nutrition & Fitness Style (España); Stadium (Argentina), Sport Show (Italia) y Prof (Argentina).*

Abdominales y flexores de cadera

(abs & hip flexors)

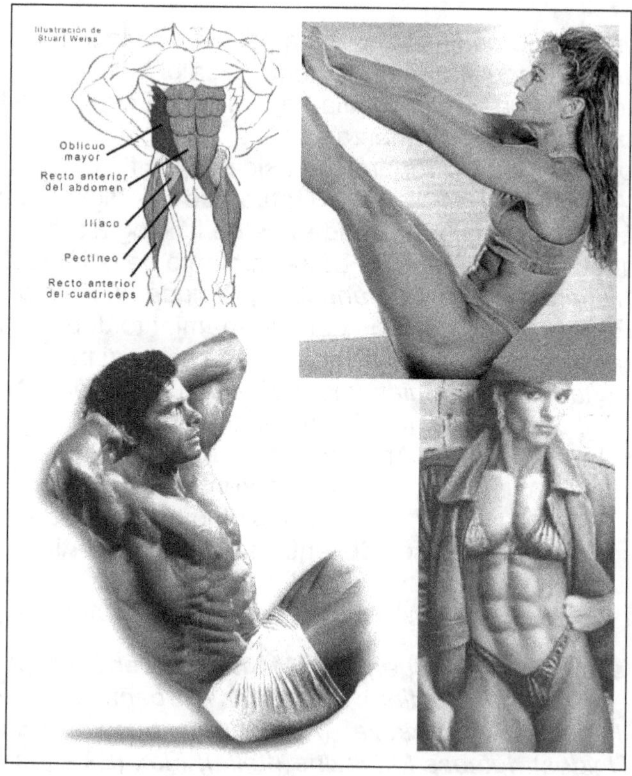

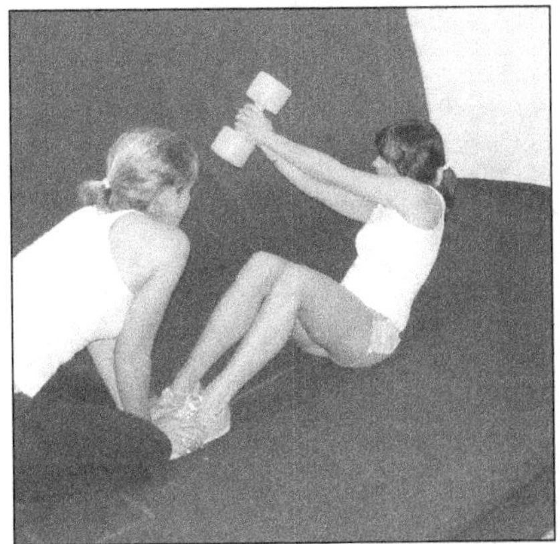 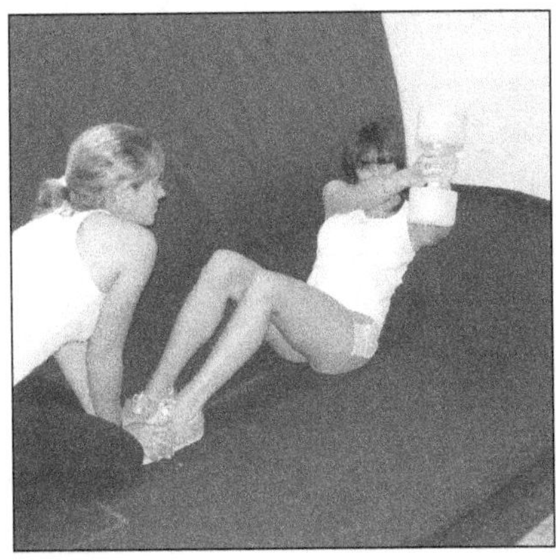

Twist ruso con mancuerna [Russian twist (with dumbbell)].
Pocos ejercicios logran una participación significativa del transverso del abdomen, como el twist ruso. Una de sus funciones es el mantenimiento de la postura (necesaria para este movimiento) mientras los oblicuos cumplen con su papel de rotadores. Para una mayor exigencia es recomendable sostener un peso entre las manos y mantener el tronco a unos 45° durante los giros. *Músculos protagonistas: oblicuos mayor y menor, recto mayor del abdomen, transverso del abdomen y flexores de cadera.*

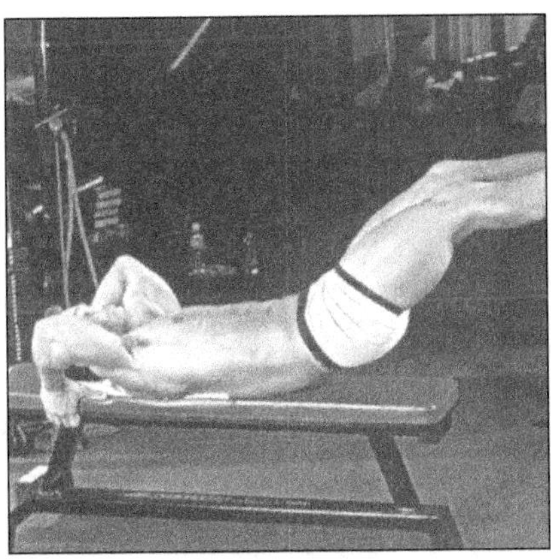 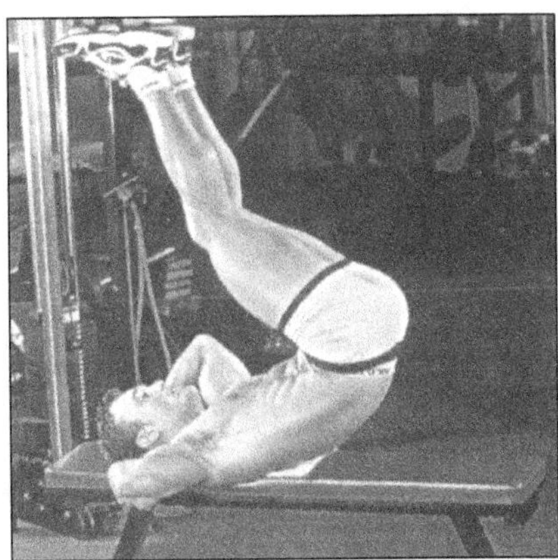

Abdominales (encogimientos) invertidos en banco [Reverse crunch (on bench)].
Se recomienda centrar el esfuerzo en el acercamiento del pubis al esternón, solo por contracción abdominal (es decir, sin impulsarse por la inercia del movimiento de piernas). La espalda no llega a apoyarse nunca por completo en el banco, y las rodillas se llevan hacia el pecho levantando los glúteos. *Músculos protagonistas: flexores de cadera (psoas, iliaco, sartorio y recto anterior del cuadriceps) y abdominales (recto mayor del abdomen, oblicuos mayor y menor).*

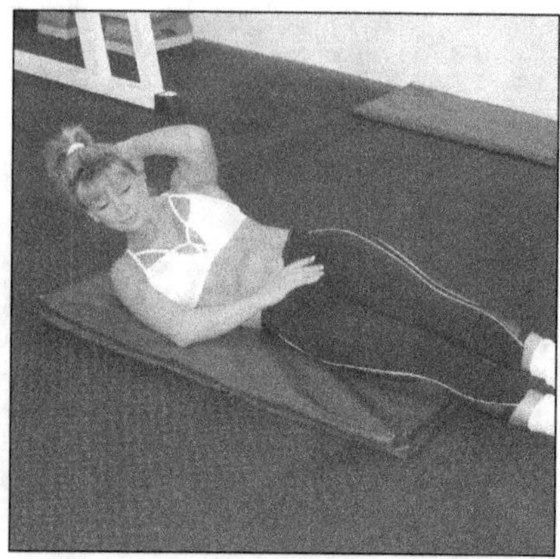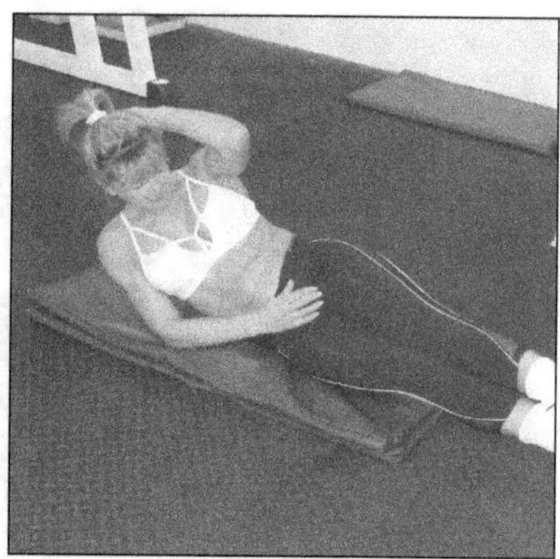

Abdominales oblicuos [Oblique crunch].

Boca arriba sobre una colchoneta, la ejecutante coloca la mano izquierda detrás de la cabeza y la derecha en la cadera. Se concentra en el oblicuo izquierdo expulsando el aire arriba y contrayendo la musculatura lateral, llevando la axila hacia la cadera. Este ejercicio se simplifica si un compañero les sostiene las piernas durante las contracciones.

Músculos protagonistas: oblicuo mayor, oblicuo menor, cuadrado lumbar y psoas.

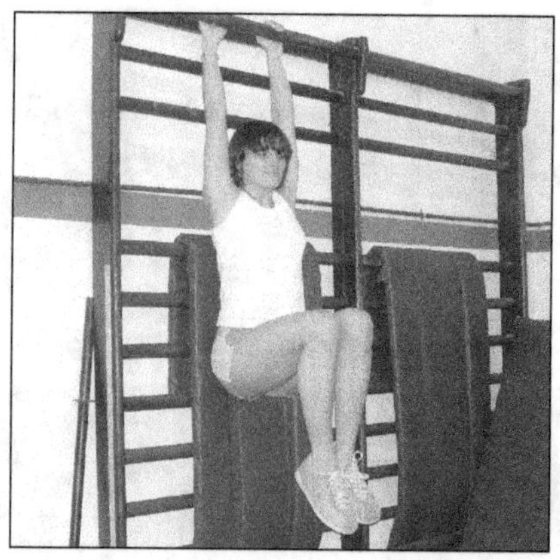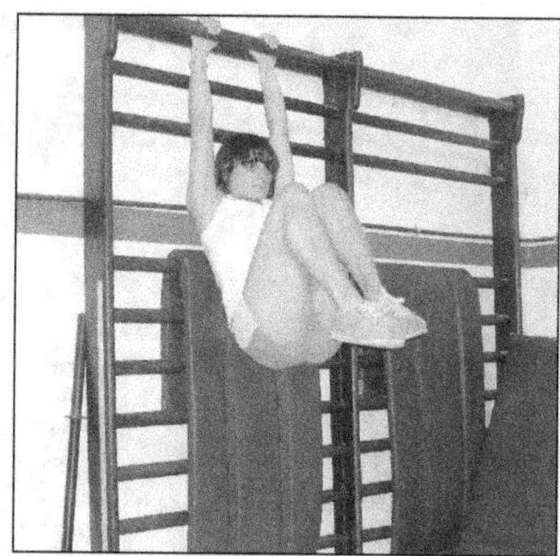

Elevaciones de piernas [Hanging leg raises].

Es importante elevar las rodillas por encima de la altura de la cadera para que los abdominales ganen protagonismo, pues hasta los 90°, el mismo le pertenece a los flexores de cadera. Es normal que los glúteos se separen del espaldar, pero es importante controlar las bajadas evitando rebotes o balanceos.

Músculos protagonistas: flexores de cadera (psoas, iliaco, sartorio y recto anterior del cuadriceps) y abdominales (recto mayor del abdomen, oblicuos mayor y menor).

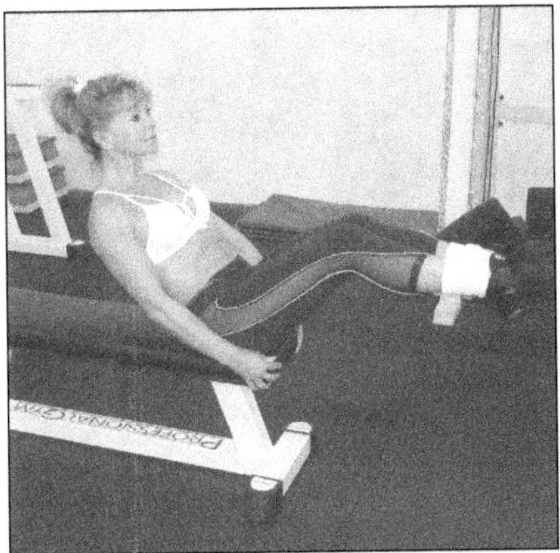 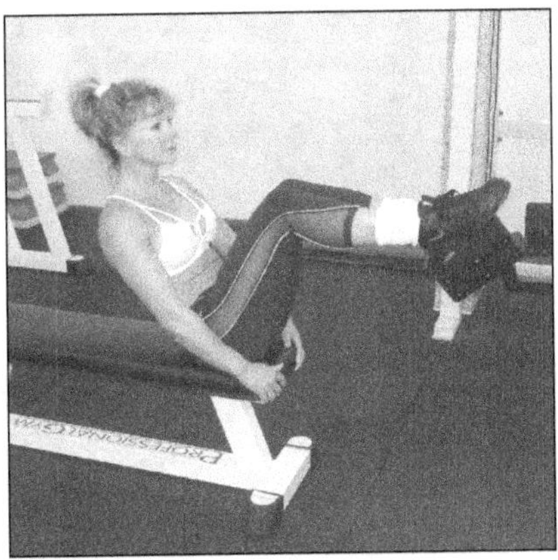

Elevación de piernas en banco plano [Leg pull-ins off the end of the bench (knee-ups)].
Sentados en el borde de un banco, las manos se agarran unos centímetros por detrás de los glúteos, dejando fuera las piernas y echando ligeramente el tronco hacia atrás para guardar el equilibrio. En este movimiento reducido (encogimiento) el tronco se inclina ligeramente al frente mientras se llevan las rodillas al pecho. *Músculos protagonistas: abdominales (recto mayor del abdomen, oblicuos mayor y menor) y flexores de cadera (psoas, iliaco, sartorio y recto anterior del cuadriceps).*

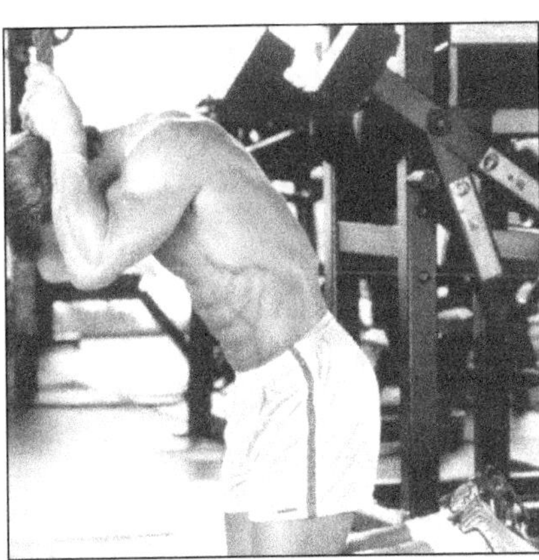 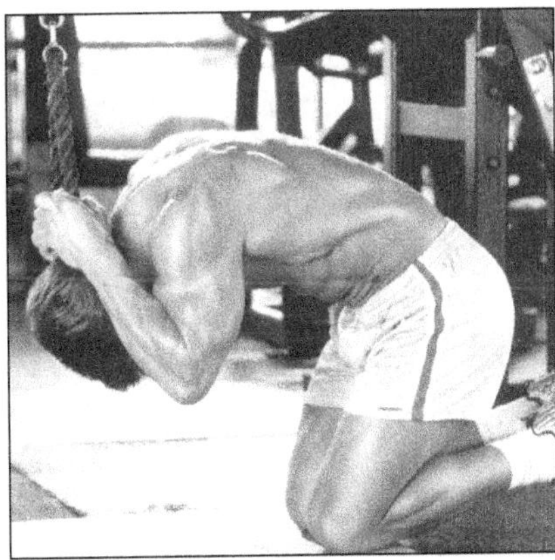

Encogimientos con poleas [Cable crunches with rope].
De rodillas frente a la polea, se sujetan los extremos de la cuerda a ambos lados de la cabeza. En la posición inicial, el torso se encuentra en un ángulo un poco más alto que la paralela al suelo. Cuando se baja, no hay que empujar hacia atrás con los glúteos o la cadera; sólo debe moverse el tronco.
Músculos protagonistas: recto mayor del abdomen, oblicuos mayor y menor.

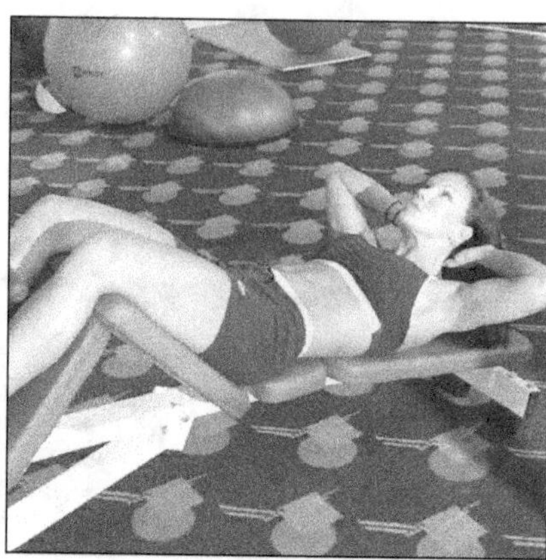 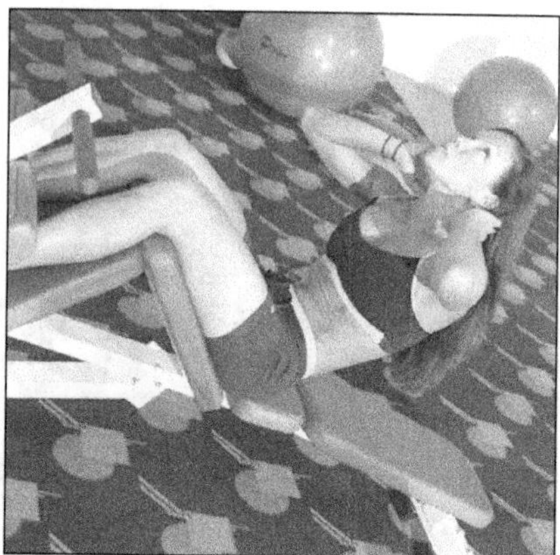

Abdominales en banco declinado (opcional con giro) [Decline bench crunch].
Las manos van al lado de la cabeza pero sin que los dedos tiren nunca de la nuca. Hay que forzar a los abdominales para que sean los protagonistas, acercando el esternón al pubis al subir; y sin tocar el banco con los hombros al bajar. Se puede ir girando para darle mayor participación a los oblicuos.
Músculos protagonistas: abdominales (recto mayor del abdomen, oblicuos mayor y menor) y flexores de cadera (psoas, iliaco, sartorio y recto anterior del cuadriceps).

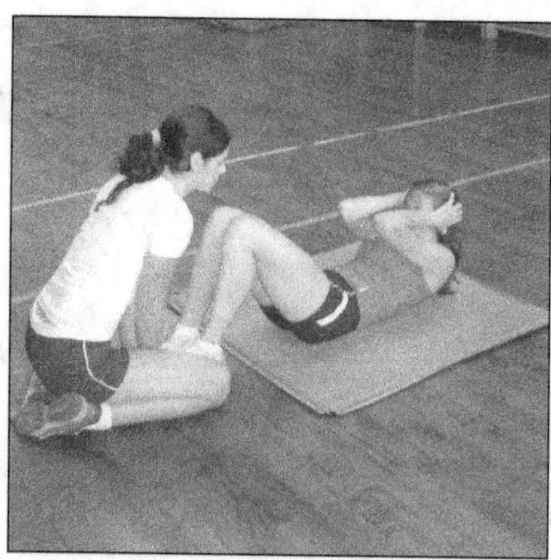 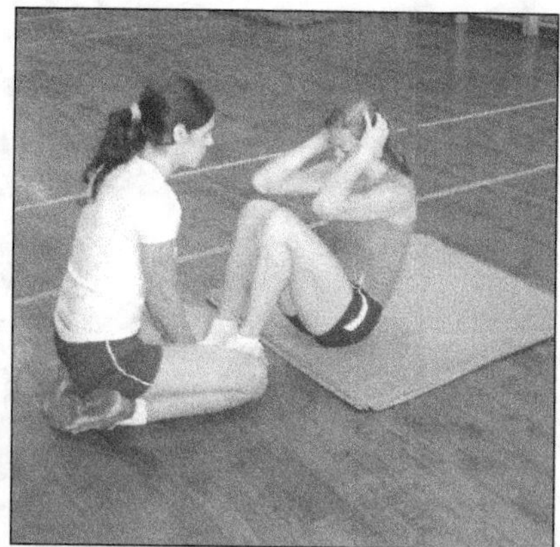

Abdominales bolita en suelo [Sit up].
Se recomienda que los hombros no toquen el suelo en ningún momento durante los encogimientos, para mantener el tronco siempre redondeado. Las manos no se agarran de la cabeza o de la nuca; solamente se apoyan al costado de las sienes, ya que no se debe tirar del cuello cuando se realiza el movimiento.
Músculos protagonistas: recto mayor del abdomen y oblicuos mayor y menor.

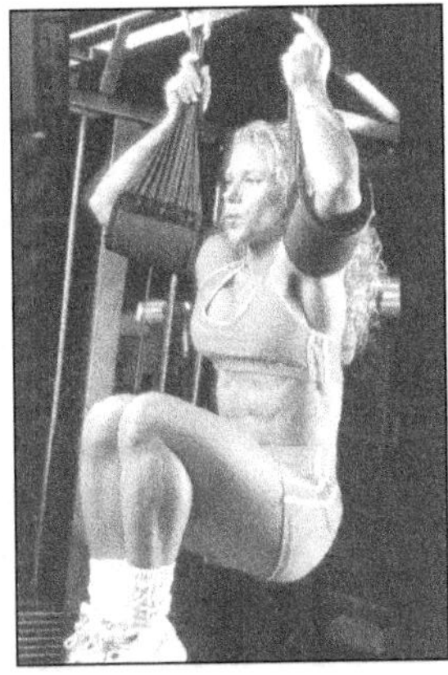
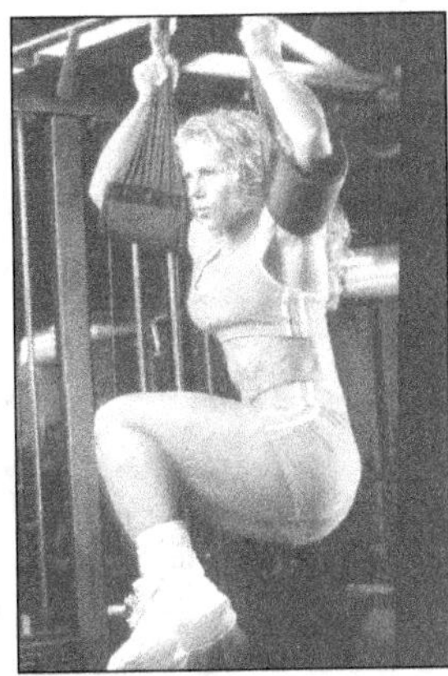
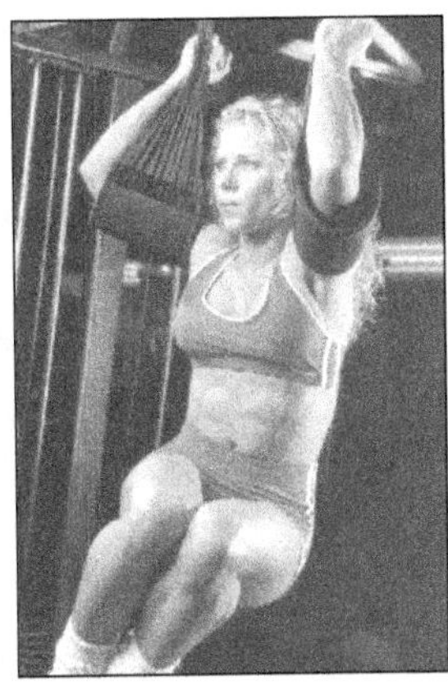

Elevación de rodillas con giro [Hanging oblique raises].

Es similar a los encogimientos invertidos, pero en este caso nos ayudamos reposando los brazos en unas agarraderas. Podemos subir las piernas al frente y luego girar, o podemos girar abajo y subir las piernas por el costado, siendo esta última opción más dificultosa.

Músculos protagonistas: flexores de cadera (psoas, iliaco, sartorio y recto anterior del cuadriceps) y abdominales (recto mayor del abdomen, oblicuos mayor y menor).

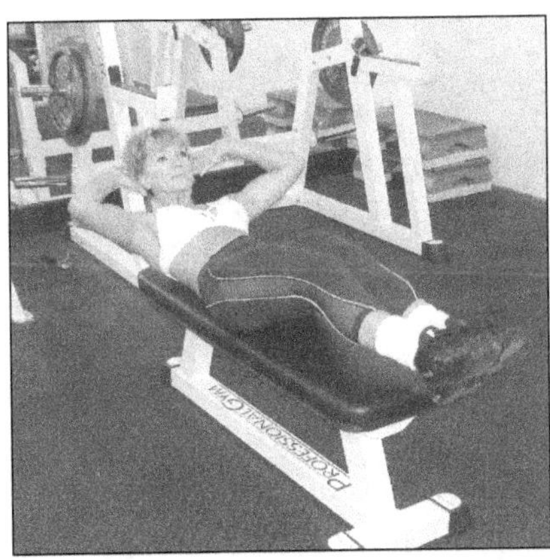
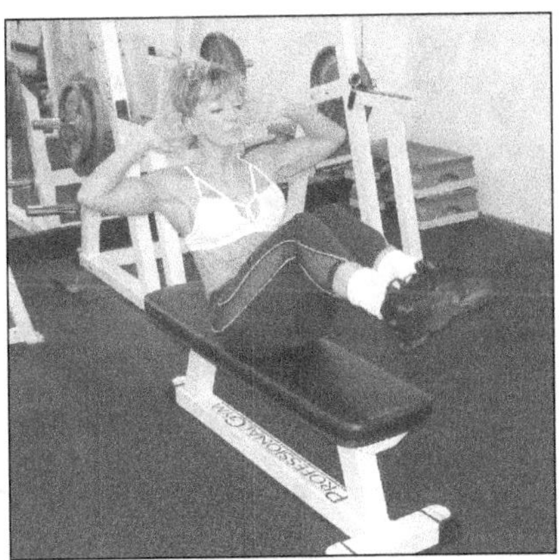

Cortitos en banco [Compound crunches].

Este ejercicio se puede hacer indistintamente tanto en un banco como en una colchoneta. Acostados sobre la espalda, se doblan las piernas y se mantienen la cabeza, el dorso y los pies ligeramente alzados. La ejecutante expulsa el aire, mientras levanta los hombros redondeando el tronco y acercando el esternón a la pelvis y a las rodillas.

Músculos protagonistas: abdominales (recto mayor del abdomen, oblicuos mayor y menor) y flexores de cadera (psoas, iliaco, sartorio y recto anterior del cuadriceps).

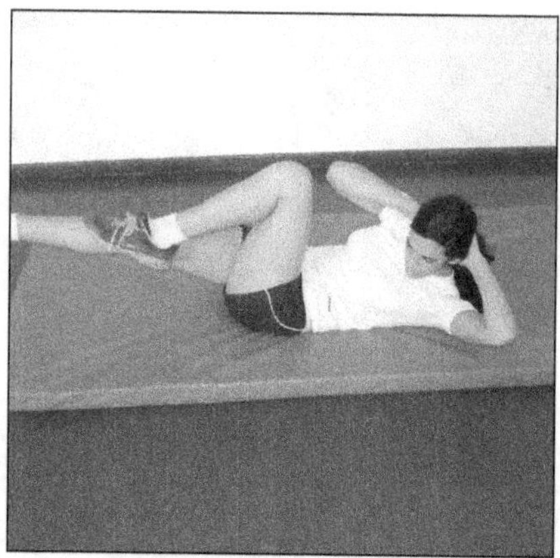 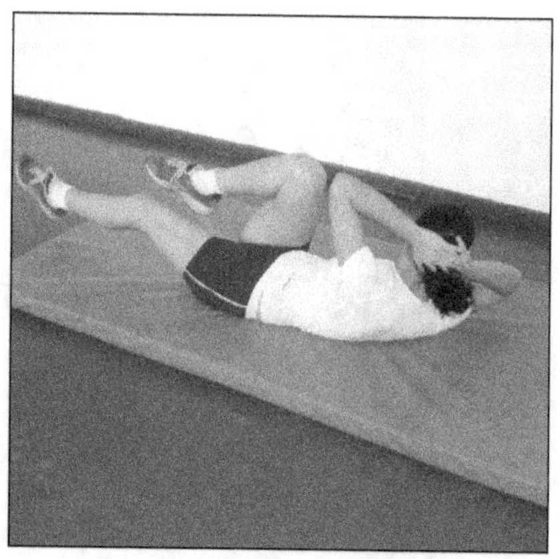

Bicicleta o encogimientos cruzados en suelo [Bicycle maneuver].
Durante todo el movimiento, los hombros se mantienen elevados y los codos separados. Simultáneamente, se levantan los miembros inferiores, y se lleva la rodilla al codo contrario, simulando una acción de pedaleo con las piernas.
Músculos protagonistas: abdominales (recto mayor del abdomen, oblicuos mayor y menor) y flexores de cadera (psoas, iliaco, sartorio y recto anterior del cuadriceps).

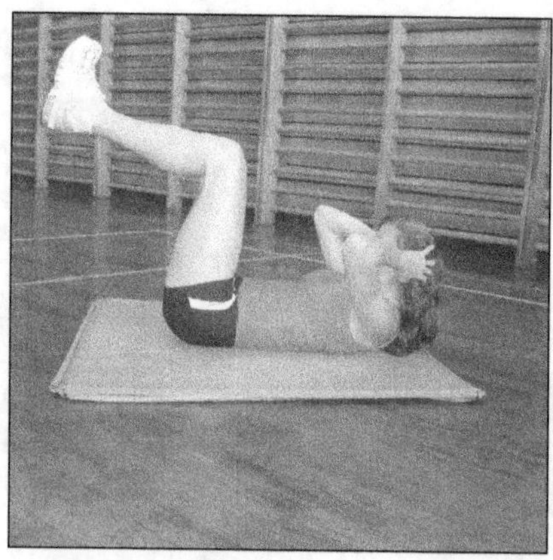 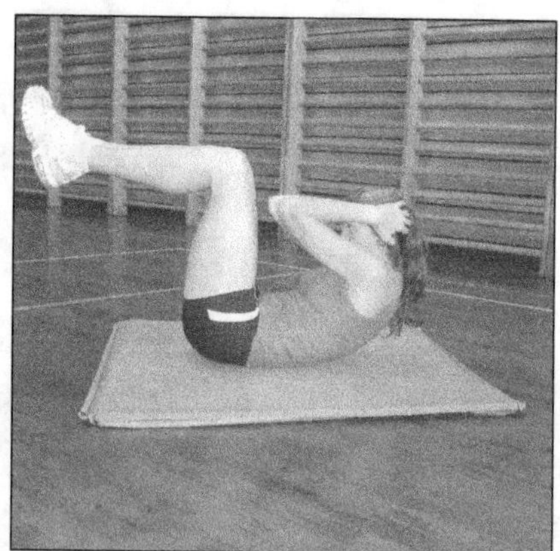

Encogimientos abdominales (cortitos) [Tuck crunch (lying crunches)].
Se colocan los muslos en la vertical, perpendiculares al suelo, y las rodillas ligeramente flexionadas. Las manos no agarran la cabeza; simplemente se apoyan a la altura de las sienes. El movimiento consiste solamente en acercar los puntos de inserción del recto mayor del abdomen (pubis y esternón).
Músculos protagonistas: abdominales (recto mayor del abdomen, oblicuos mayor y menor) y flexores de cadera (psoas, iliaco, sartorio y recto anterior del cuadriceps).

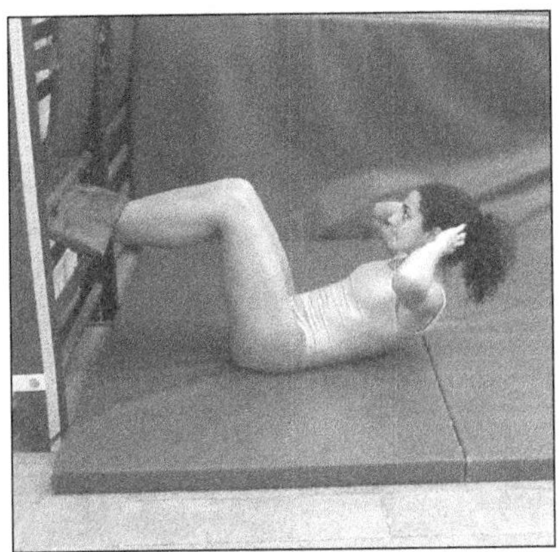 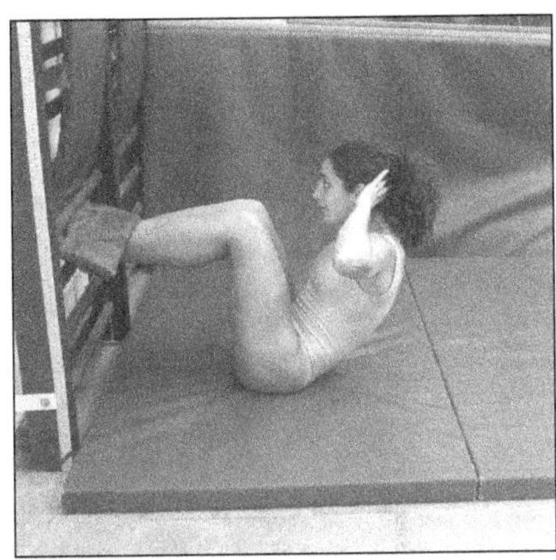

Encogimientos abdominales con los pies sostenidos [Supported crunch].
En la posición inicial, se enganchan los pies en un espaldar o se apoyan los gemelos sobre un banco. Las rodillas y la cadera forman ángulos de 90° y las manos se colocan al costado de la cabeza (sin agarrarse). En un movimiento de escasa amplitud, se acercan las inserciones del recto anterior.
Músculos protagonistas: abdominales (recto mayor del abdomen, oblicuos mayor y menor) y flexores de cadera (psoas, iliaco, sartorio y recto anterior del cuadriceps).

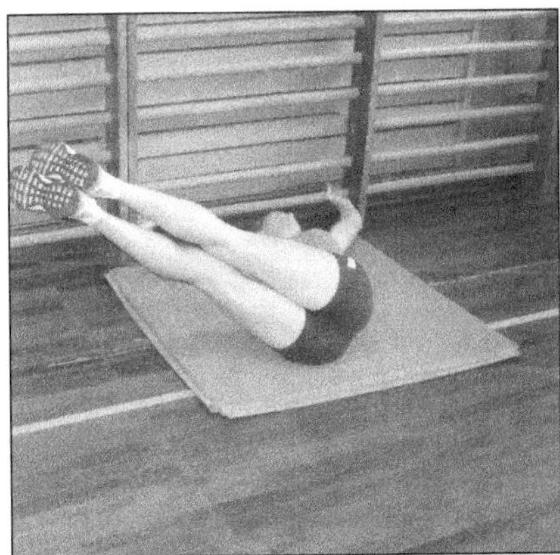 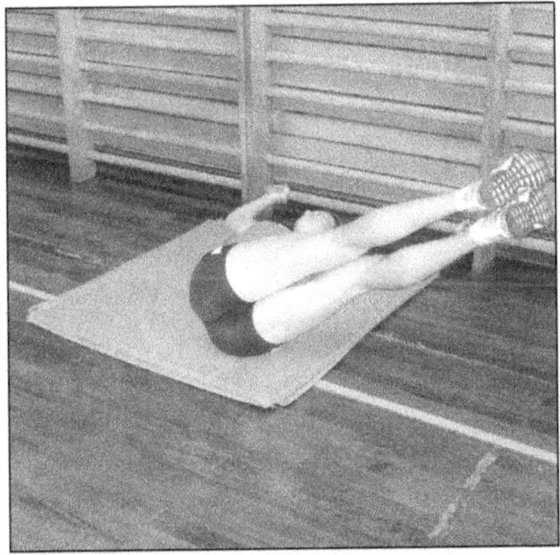

Rotaciones con piernas semi-extendidas o giros de tronco invertidos [Windscreen wiper].
Acostados sobre la espalda, se elevan las piernas con las rodillas ligeramente flexionadas (cuanto más débil sea la sección media del tronco más deberemos doblar las rodillas) y los pies juntos. Se bajan las piernas alternadamente hacia un lado y al otro imitando la acción de un "limpiaparabrisas".
Músculos protagonistas: oblicuos mayor y menor, recto mayor del abdomen y flexores de cadera (psoas, iliaco, sartorio y recto anterior del cuadriceps).

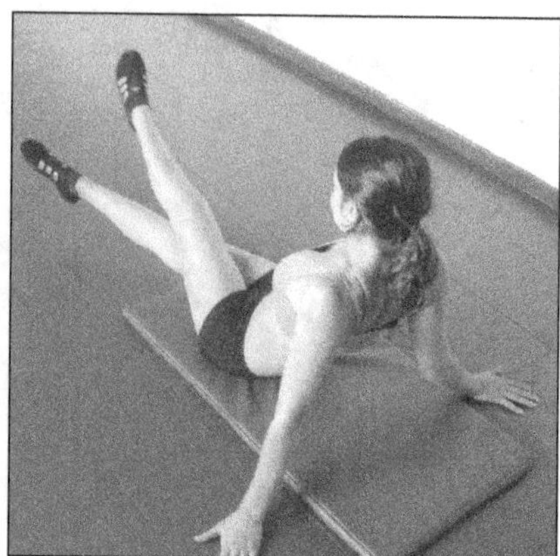 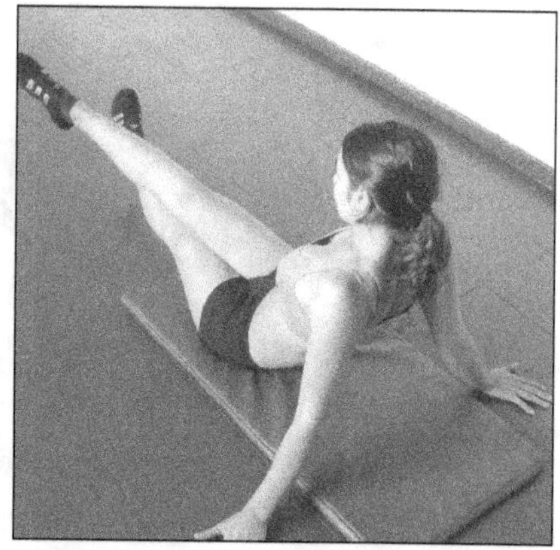

Tijeras con piernas extendidas [Scissors with extended legs].
Este ejercicio esta dirigido principalmente a los flexores de cadera y especialmente al recto anterior del cuadriceps. El movimiento consiste en cruzar y descruzar alternadamente las piernas extendidas, sin que los talones lleguen a tocar el piso mientras dure la serie.
Músculos protagonistas: psoas, iliaco, recto anterior del cuadriceps y recto mayor del abdomen.

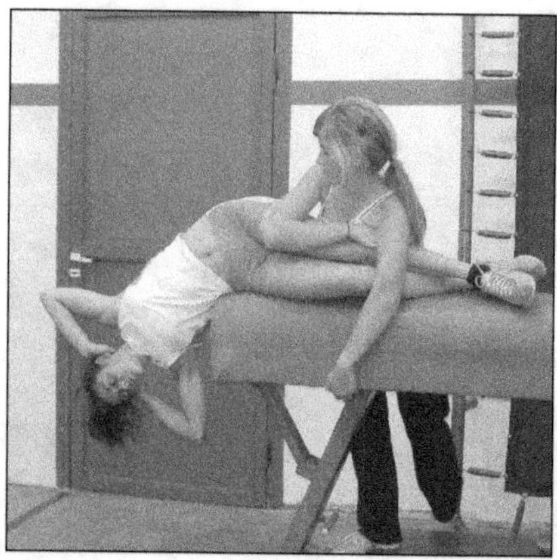 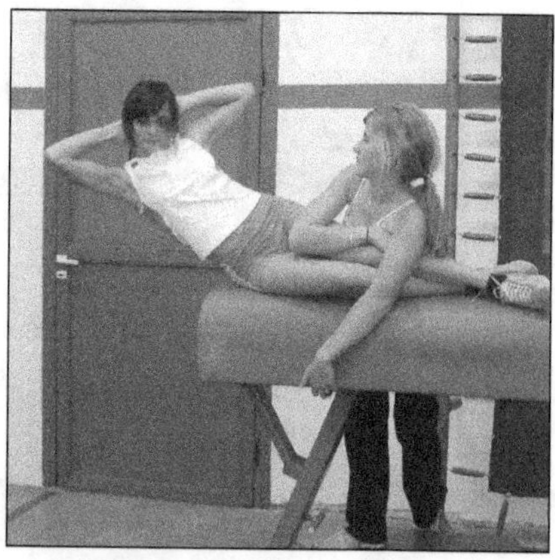

Abdominales oblicuos en caballete o banco plano [Oblique crunch (on bench)].
Se comienza recostados de lado sobre el banco con un compañero sujetando las piernas (de lo contrario no se puede alcanzar el rango de amplitud característico de este ejercicio). El objetivo es acercar lo más posible la axila a la cadera correspondiente sin girar innecesariamente el tronco.
Músculos protagonistas: oblicuos mayor y menor, tensor de la fascia lata y glúteo mediano.

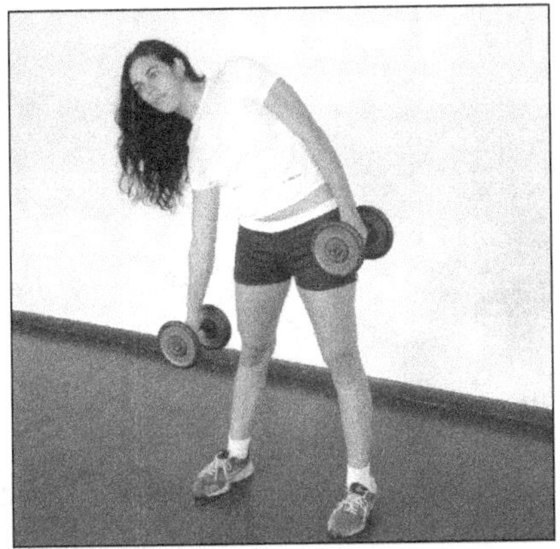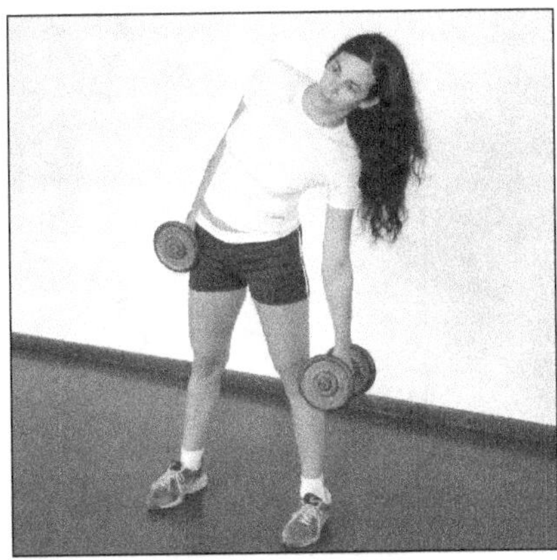

Inclinaciones (inflexiones) laterales con mancuernas [Lateral inclinations with dumbbell].
Este ejercicio concentra localizadamente el esfuerzo en la musculatura lateral del tronco (fundamental para modelar la cintura). Durante la bajada deben evitarse movimientos laterales y la rotación de la cadera, para no permitir la participación de otros músculos espinales que faciliten la maniobra.
Músculos protagonistas: oblicuos mayor y menor del abdomen, cuadrado lumbar y psoas.

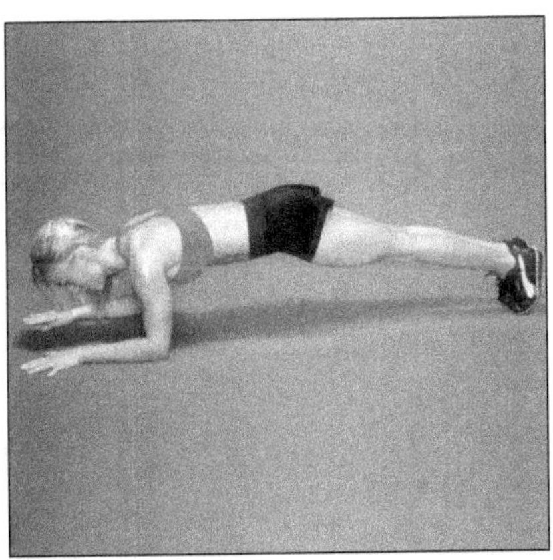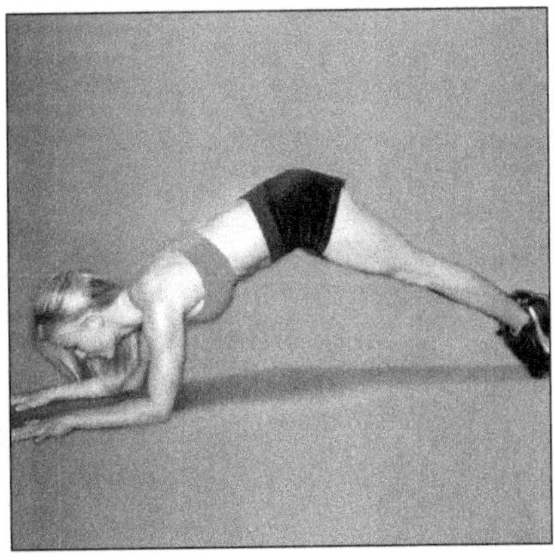

Flexiones de cadera invertidas [Inverse hip flexions].
Apoyando los dedos de los pies (se los puede trabar con algún elemento que no se mueva) y los antebrazos con los codos doblados 90°, se forma una especie de puente con el cuerpo. Hay que elevar los glúteos contrayendo isometricamente los abdominales durante todo el movimiento.
Músculos protagonistas: flexores de cadera (psoas, iliaco, sartorio y recto anterior del cuadriceps) y abdominales (recto mayor del abdomen, oblicuos mayor y menor).

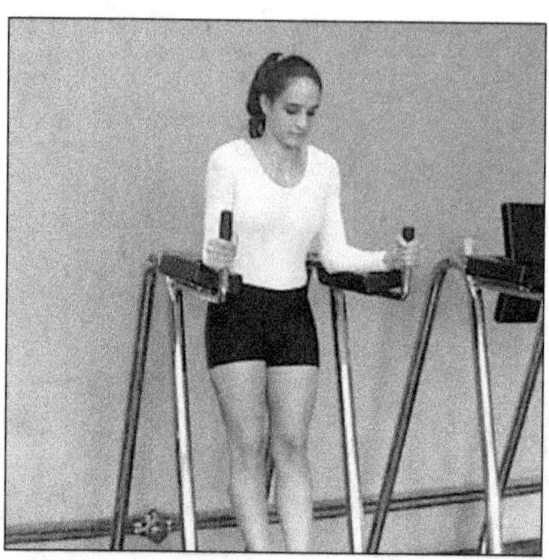 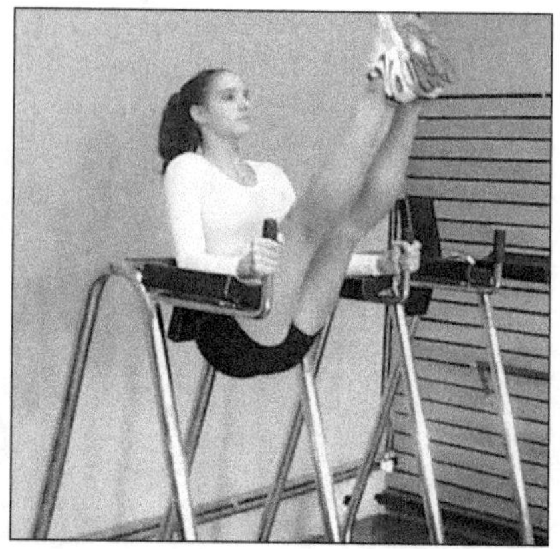

Plegados en silla romana [Roman chair leg raises].
En este tradicional ejercicio se modifican significativamente los músculos protagonistas según el ángulo de ejecución. Hasta los 90° predominan los flexores de cadera y por encima de los 90° los abdominales tienen el rol protagónico. Si la finalidad es estética, conviene trabajar solo la segunda parte.
Músculos protagonistas: flexores de cadera (psoas, iliaco, sartorio y recto anterior del cuadriceps) y abdominales (recto mayor del abdomen, oblicuos mayor y menor).

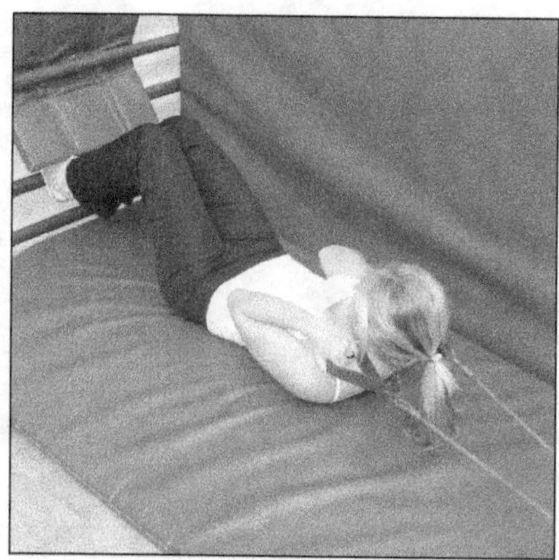 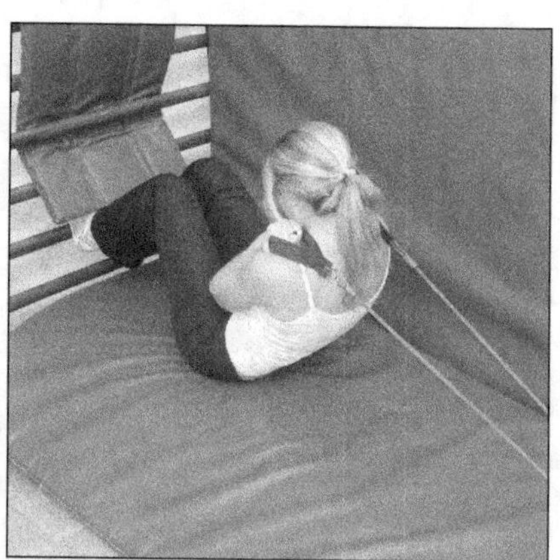

Abdominales en plano declinado con resistencia [Decline plane crunch with resistance].
Algunos utilizan un disco en la nuca o en el pecho para aumentar la resistencia, pero con las bandas elásticas se obtienen los mismos resultados y son más cómodas. Este implemento permite aplicar el método de *disminución de la sobrecarga* (ver página 18) simplemente soltando las bandas y continuando con el ejercicio hasta completar la serie.
Músculos protagonistas: abdominales (recto mayor, oblicuos mayor y menor) y flexores de cadera.

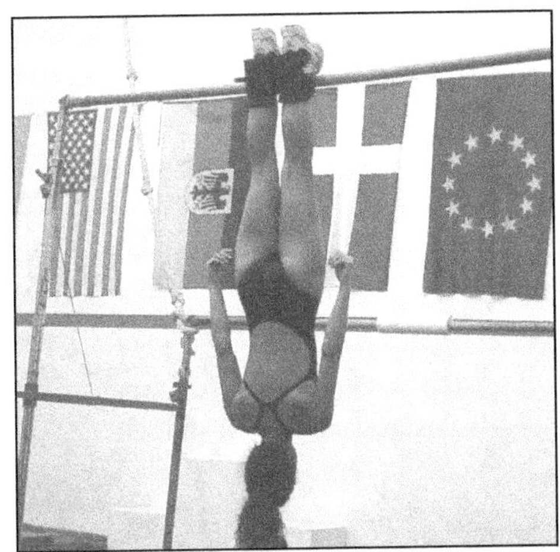 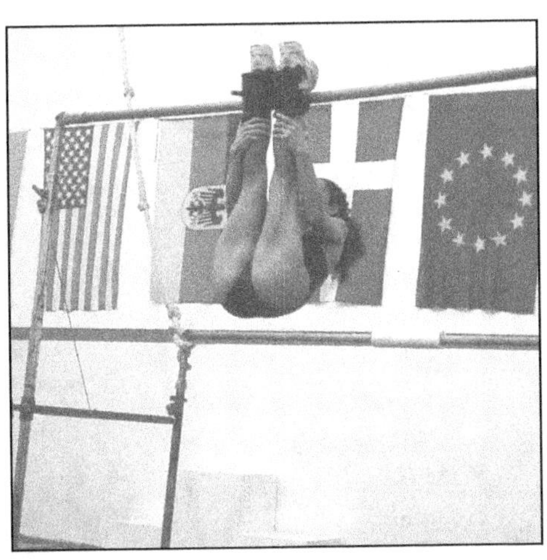

Abdominales suspendidos con botas de inversión [Crunch with inversion boots].

Este es unos de los mejores ejercicios que existen para abdominales a pesar de que es contraindicado para personas con presión alta. Al final del plegado es recomendable tomarse de los tobillos para incrementar aun más la flexión mientras el tronco se mantiene encorvado durante todo el recorrido.

Músculos protagonistas: abdominales (recto mayor del abdomen, oblicuos mayor y menor) y flexores de cadera (psoas, iliaco, sartorio y recto anterior del cuadriceps).

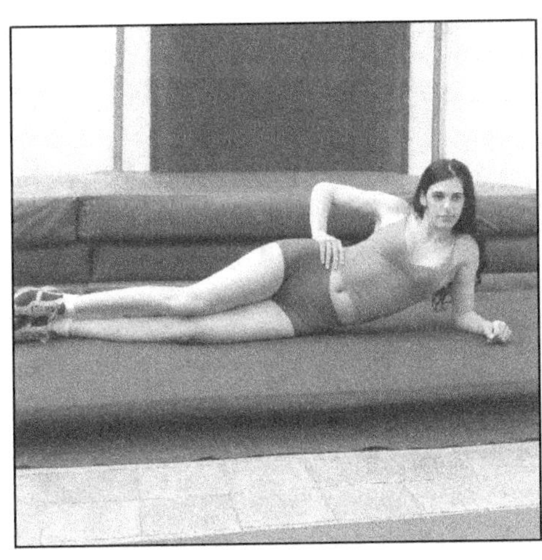 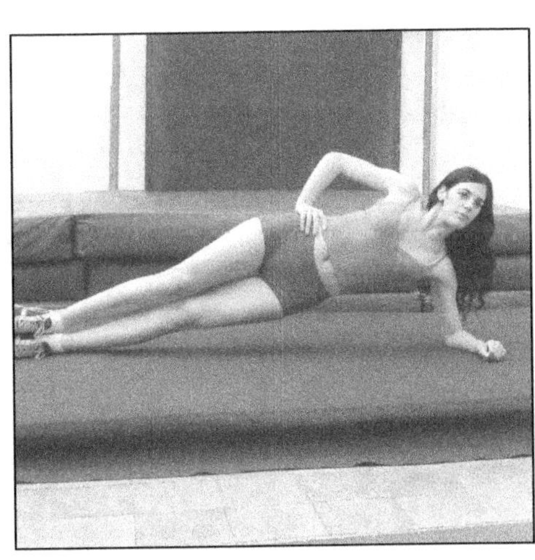

Inflexiones de tronco [Side-bridges].

Este trabajo consiste en una contracción isométrica de los inclinadores del tronco y una participación accesoria de los abductores de cadera. También participan los músculos espinales que intentan llevar la columna a una postura recta durante el mantenimiento de la posición final.

Músculos protagonistas: oblicuos mayor y menor, cuadrado lumbar y psoas.

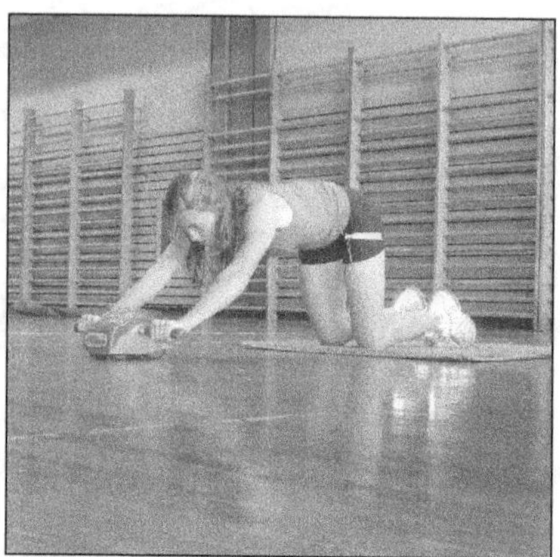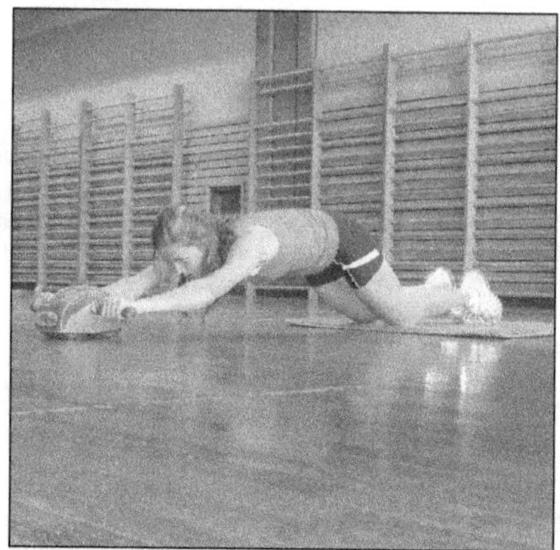

Flexo-extensiones de hombros con la rueda [Flex shoulders extensions with wheel].
Aunque este ejercicio es promocionado frecuentemente para trabajar los abdominales, los verdaderos protagonistas son los músculos relacionados con la articulación del hombro (extensión de hombros). Sin embargo, sin una importante contracción isométrica de la pared abdominal el ejercicio no se podría realizar correctamente. *Músculos protagonistas: deltoides posterior, dorsal ancho, redondos mayor y menor, recto mayor del abdomen y tríceps braquial.*

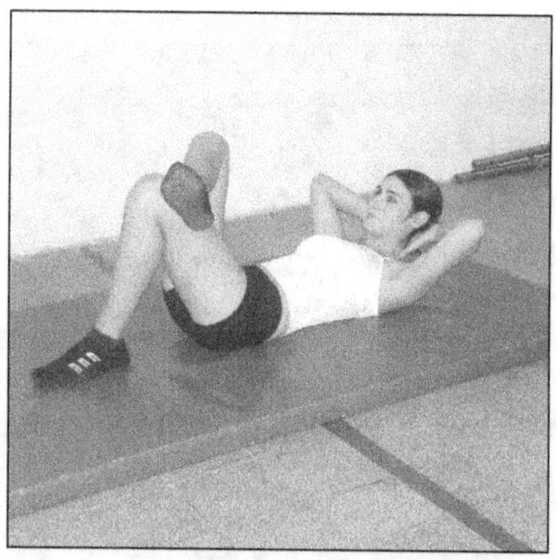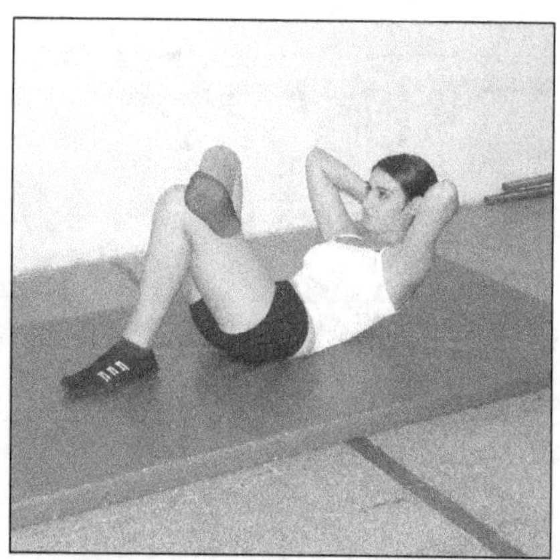

Encogimientos con piernas en cuatro [Cross-body crunch].
Al cruzar una pierna por encima, añadimos resistencia al ejercicio denominado "cortitos". Una buena flexibilidad en la articulación de la cadera (plegado) facilitará el movimiento. Ante el agotamiento hay que evitar empezar a tirar de la cabeza, forzando los músculos del cuello.
Músculos protagonistas: abdominales (recto mayor del abdomen, oblicuos mayor y menor) y flexores de cadera (psoas, ilíaco, sartorio y recto anterior del cuadriceps).

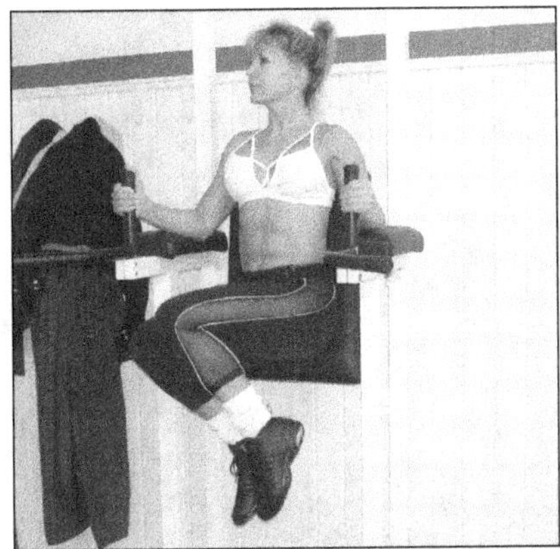 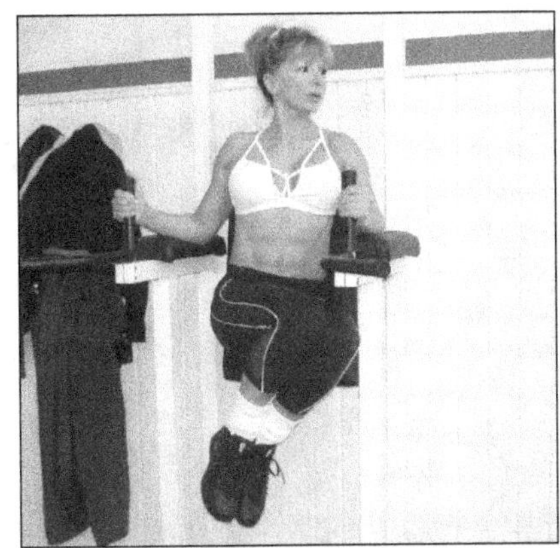

Elevaciones con giro en silla romana [Oblique roman chair raises] .
Con las rodillas siempre flexionadas (a la altura de la cadera), se va rotando el tronco sin que bajen las piernas. De esta manera se consigue un trabajo isométrico de los flexores de cadera y una contracción dinámica concéntrica de los abdominales oblicuos.
Músculos protagonistas: flexores de cadera (psoas, iliaco, sartorio y recto anterior del cuadriceps) y abdominales (recto mayor del abdomen, oblicuos mayor y menor).

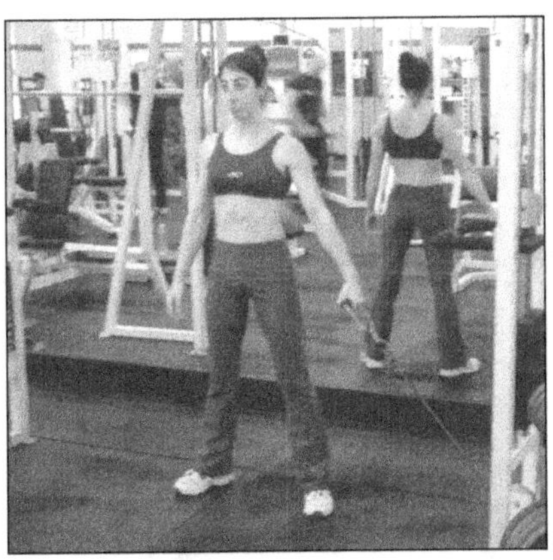 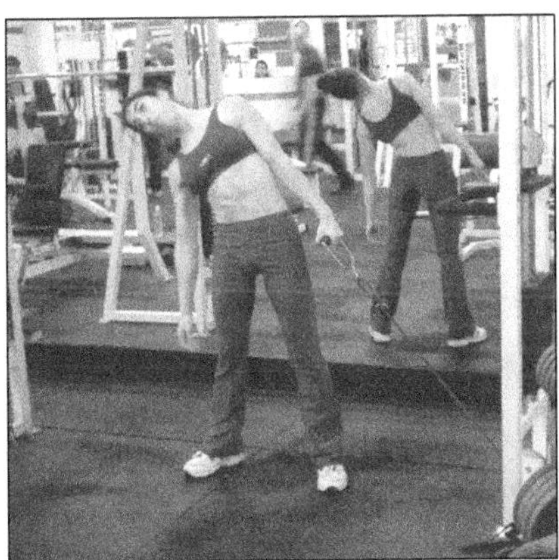

Inclinaciones (inflexiones) laterales con poleas [Lateral inclinations with cable].
El esfuerzo se concentra marcadamente en el lateral del tronco y es ideal para marcar la cintura. La cadera debe permanecer quieta mientras se inclina el tronco, para evitar la participación accesoria de otros músculos que facilitarían el ejercicio.
Músculos protagonistas: oblicuos mayor y menor del abdomen, cuadrado lumbar y psoas.

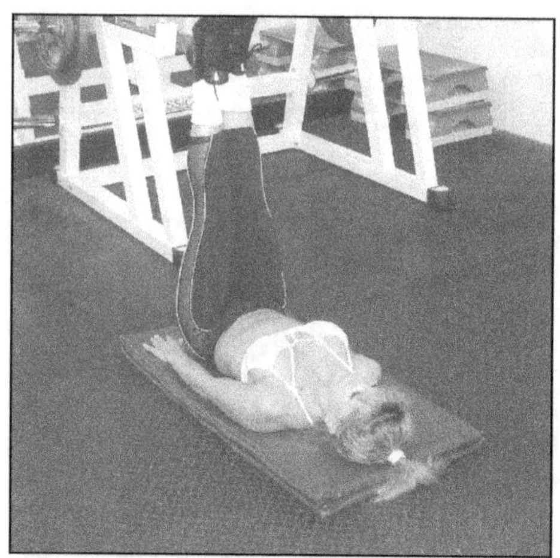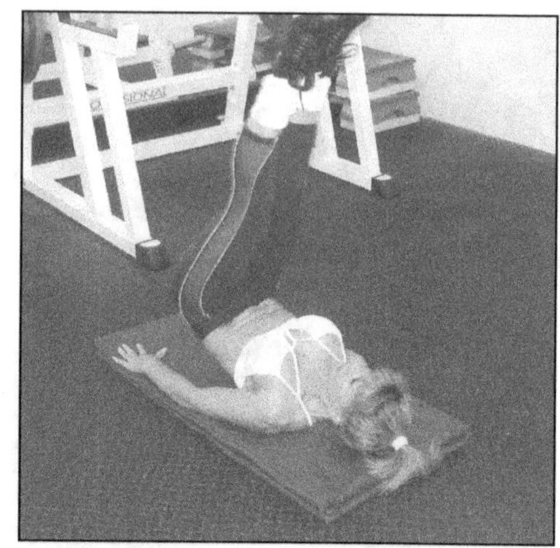

Encogimientos invertidos en colchoneta [Reverse crunch (lower ab crunch on floor)].
Este ejercicio multi-articular requiere una participación importante del recto mayor del abdomen para sostener el peso de las piernas. Si la resistencia es significativa, el recto trabajará mucho en contracción excéntrica para evitar una bajada no controlada de la cadera.
Músculos protagonistas: abdominales (recto mayor del abdomen, oblicuos mayor y menor), flexores de cadera (psoas, iliaco, sartorio y recto anterior del cuadriceps), dorsal ancho, redondo mayor y tríceps.

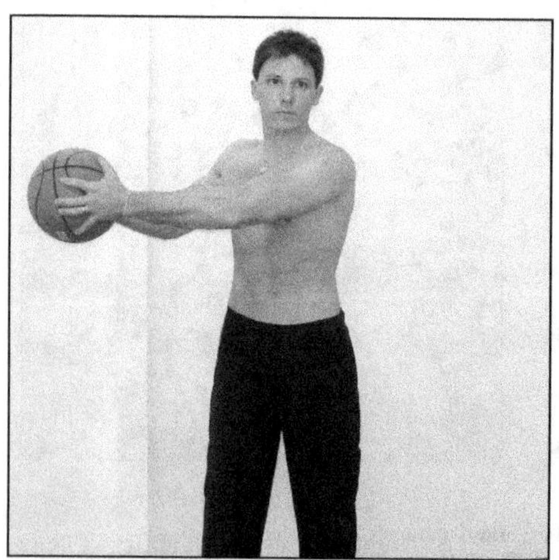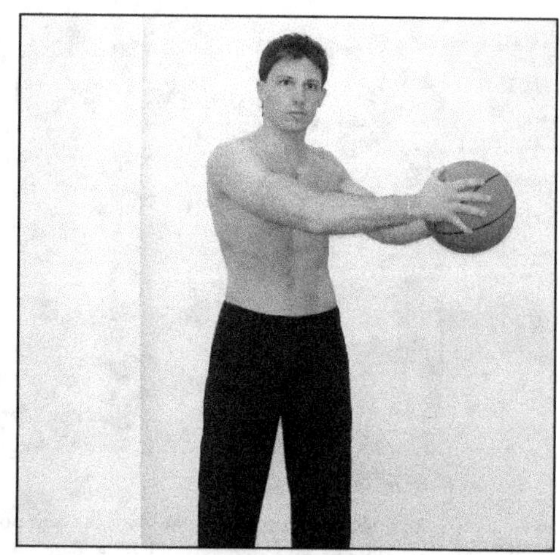

Twist con la medicine-ball [Medicine ball twist].
Puede realizarse también con una barra sobre los hombros. Es importante que dicha barra tenga pesos en los extremos, pues el frenado de la inercia causada por esos pesos (al igual que la medicine-ball) es lo que hace trabajar significativamente a los oblicuos. Si se ejecutara simplemente con un bastón, la resistencia sería tan pobre que las mejorías ocasionadas por el ejercicio serían insignificantes.
Músculos protagonistas: oblicuos mayor y menor y transverso espinoso.

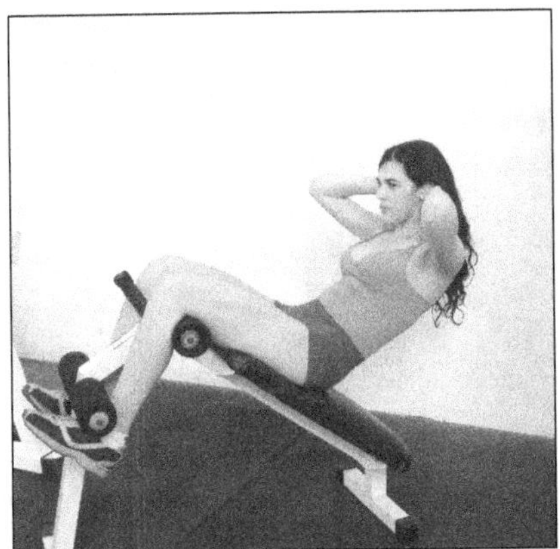 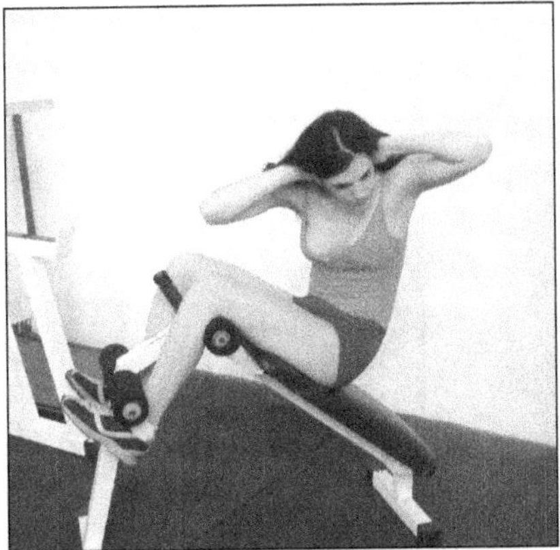

Oblicuos o encogimientos cruzados [Cross-body crunch (obliques)].

Con las manos a ambos lados del cuello (no enlazadas detrás de la cabeza) y los codos separados, se eleva el tronco dirigiendo el hombro a la rodilla contraria. Existe otra variante en la que se sube el tronco encorvado pero frontal, y se gira durante la bajada para luego repetir el movimiento hacia el otro lado.
Músculos protagonistas: oblicuos mayor y menor, recto mayor del abdomen y flexores de cadera (psoas, iliaco, sartorio y recto anterior del cuadriceps)

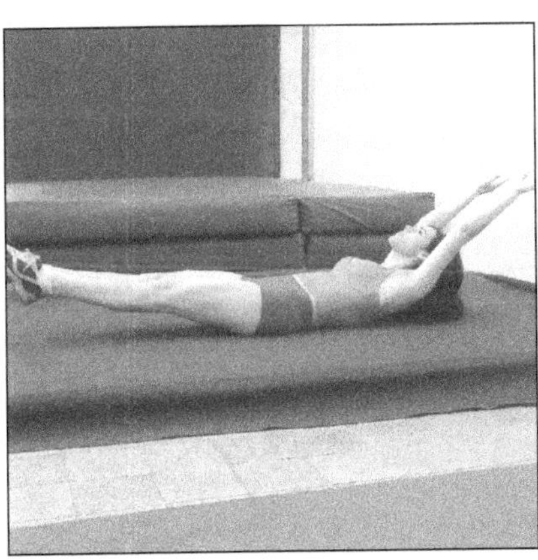 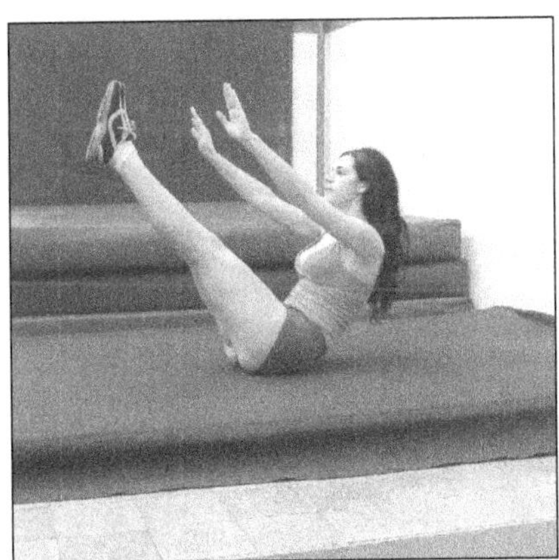

Bisagras [V-Up (Jack-knife sit-ups)].

Este conocido ejercicio es útil para trabajar los flexores de cadera (principalmente el recto anterior del cuadriceps), y su mayor inconveniente es la dificultad para mantener el equilibrio en la posición final, por lo menos hasta que el atleta se acostumbre a este movimiento.
Músculos protagonistas: flexores de cadera (psoas, iliaco, sartorio y recto anterior del cuadriceps) y abdominales (recto mayor del abdomen, oblicuos mayor y menor).

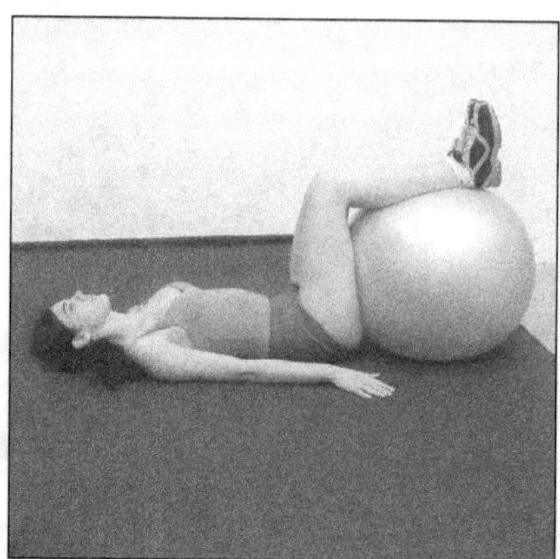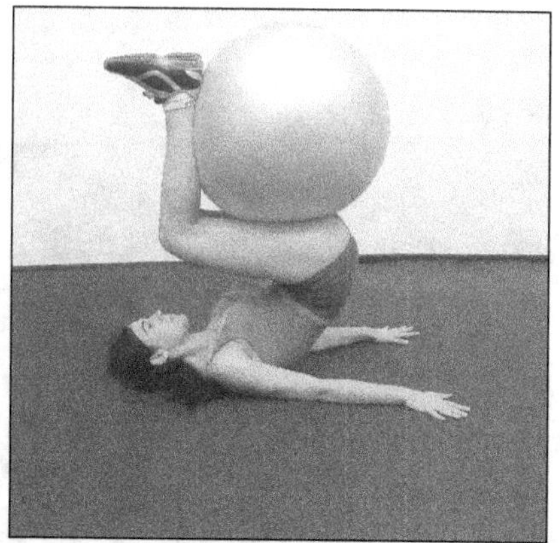

Encogimientos invertidos con pelota [Lying reverse crunch with ball tucked under knees].
Con las manos al lado de los glúteos, se acercan las rodillas flexionadas elevándolas por encima del rostro (es recomendable mantener isometricamente un momento esta posición antes de volver a bajar). La pelota evita que las piernas bajen demasiado, centrando este ejercicio en la porción abdominal.
Músculos protagonistas: abdominales (recto mayor del abdomen, oblicuos mayor y menor), flexores de cadera (psoas, iliaco, sartorio y recto anterior del cuadriceps) y extensores del hombro.

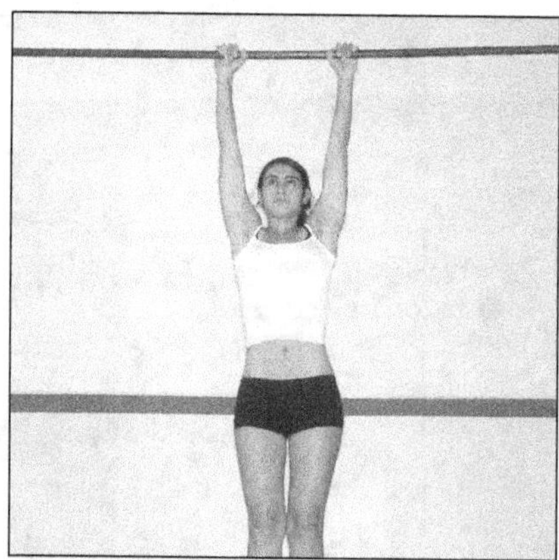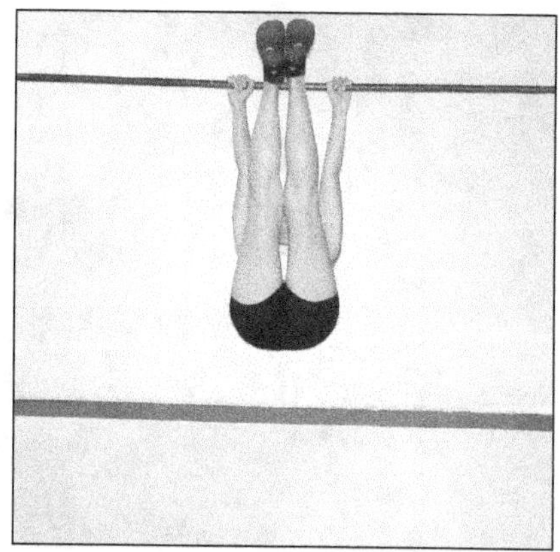

Plegados o psoas [Hanging leg raises].
El esfuerzo se centra en los flexores de cadera, pero dependiendo de que tan alto se puedan subir los pies, se incrementa proporcionalmente la participación de los abdominales. Recuerden que ningún músculo abdominal se inserta en el fémur y por lo tanto no pueden elevar las piernas.
Músculos protagonistas: flexores de cadera (psoas, iliaco, sartorio y recto anterior del cuadriceps) y abdominales (recto mayor del abdomen, oblicuos mayor y menor).

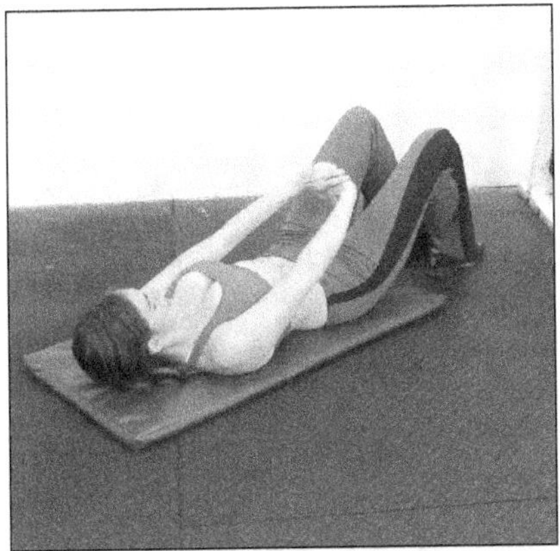 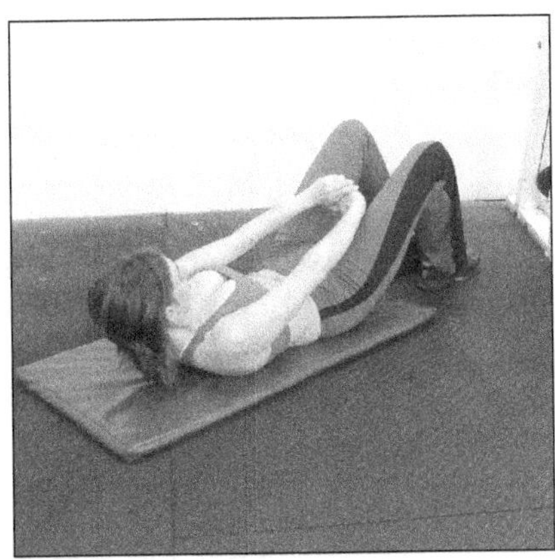

Encogimientos empujando desde los hombros [Press crunches].

Este ejercicio, extremadamente simple, es muy efectivo y trabaja en forma localizada el recto mayor del abdomen. Con las manos entrelazadas, se intenta llevar las mismas hacia los pies sin levantar significativamente el tronco. Lo que va a suceder es que el esternón se va a acercar al pubis logrando un trabajo muy concentrado y seguro, ideal para principiantes.
Músculos protagonistas: recto mayor del abdomen y oblicuos mayor y menor.

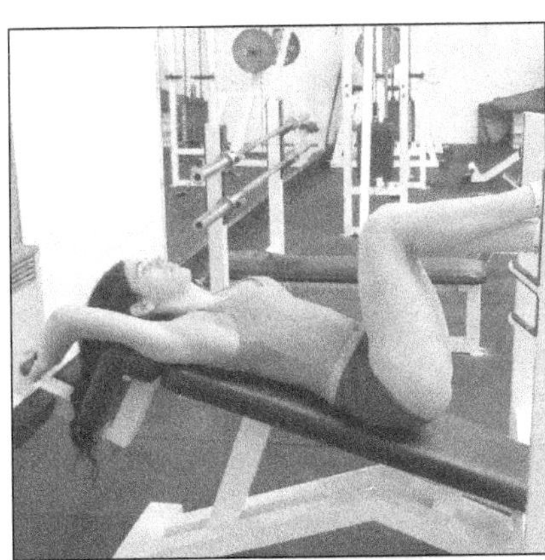 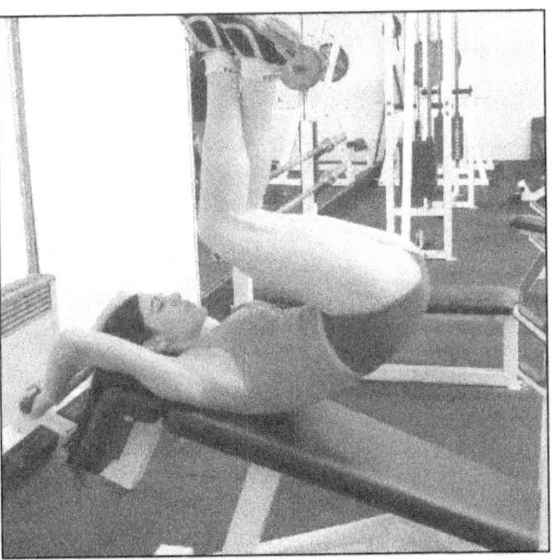

Encogimientos invertidos en banco inclinado [Reverse crunch (on incline bench)].

Acostados sobre la espalda con las manos agarradas en el extremo del banco, se elevan las rodillas dobladas acercándolas en dirección al rostro. Durante la bajada, los muslos no superan nunca los 30° con respecto a la perpendicular de la cadera para evitar la hiperextensión del tronco.
Músculos protagonistas: flexores de cadera (psoas, iliaco, sartorio y recto anterior del cuadriceps) y abdominales (recto mayor del abdomen, oblicuos mayor y menor).

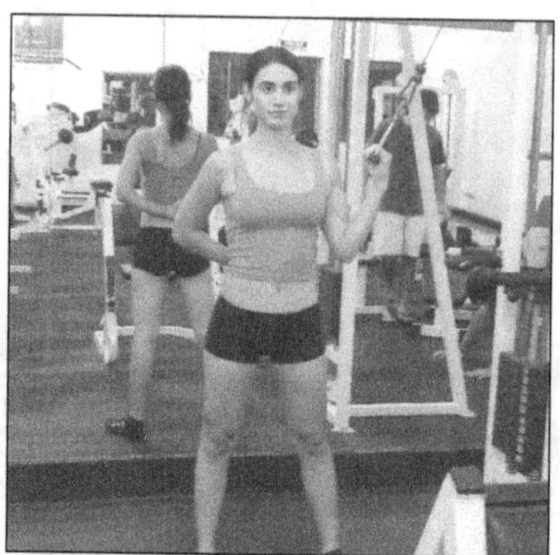 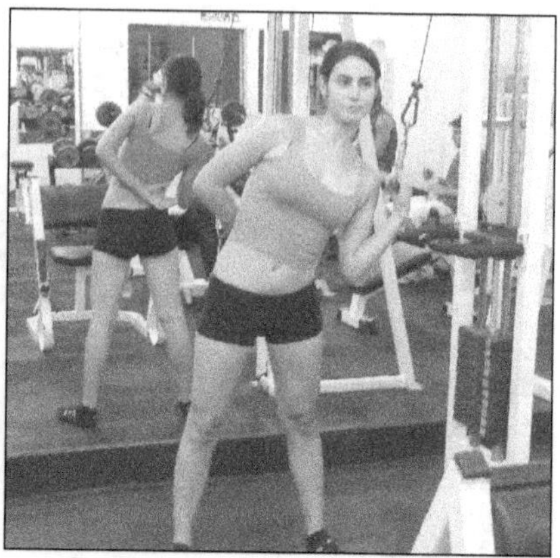

Inflexiones (inclinaciones) con polea alta [Lateral inclinations with high cable].
Es fácil confundirse en este movimiento y realizar una aducción de hombros protagonizada por el dorsal ancho y el redondo mayor. Pero es igualmente fácil darse cuenta de que si se hace correctamente, el esfuerzo se concentra y percibe en los músculos oblicuos. Para ello el codo debe mantenerse siempre a la misma distancia con respecto al costado del tronco.
Músculos protagonistas: oblicuos mayor y menor, cuadrado lumbar y psoas.

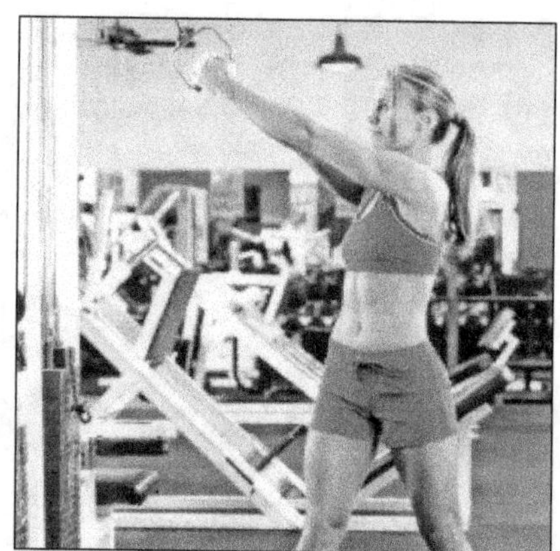 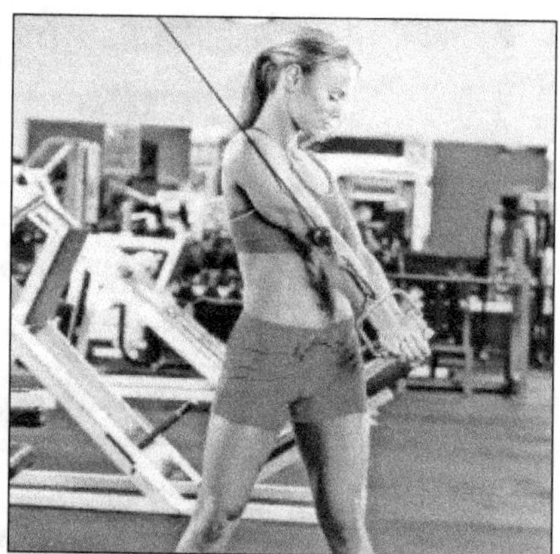

Leñadores para oblicuos con polea [Woodcutter].
Es importante la rotación del tronco para que el esfuerzo sea significativo. Si los brazos se mantienen extendidos durante el movimiento, el trabajo para los rotadores será mayor. Este ejercicio trabaja, además de la fuerza, la movilidad a nivel de la cintura.
Músculos protagonistas: oblicuos mayor y menor y recto mayor del abdomen.

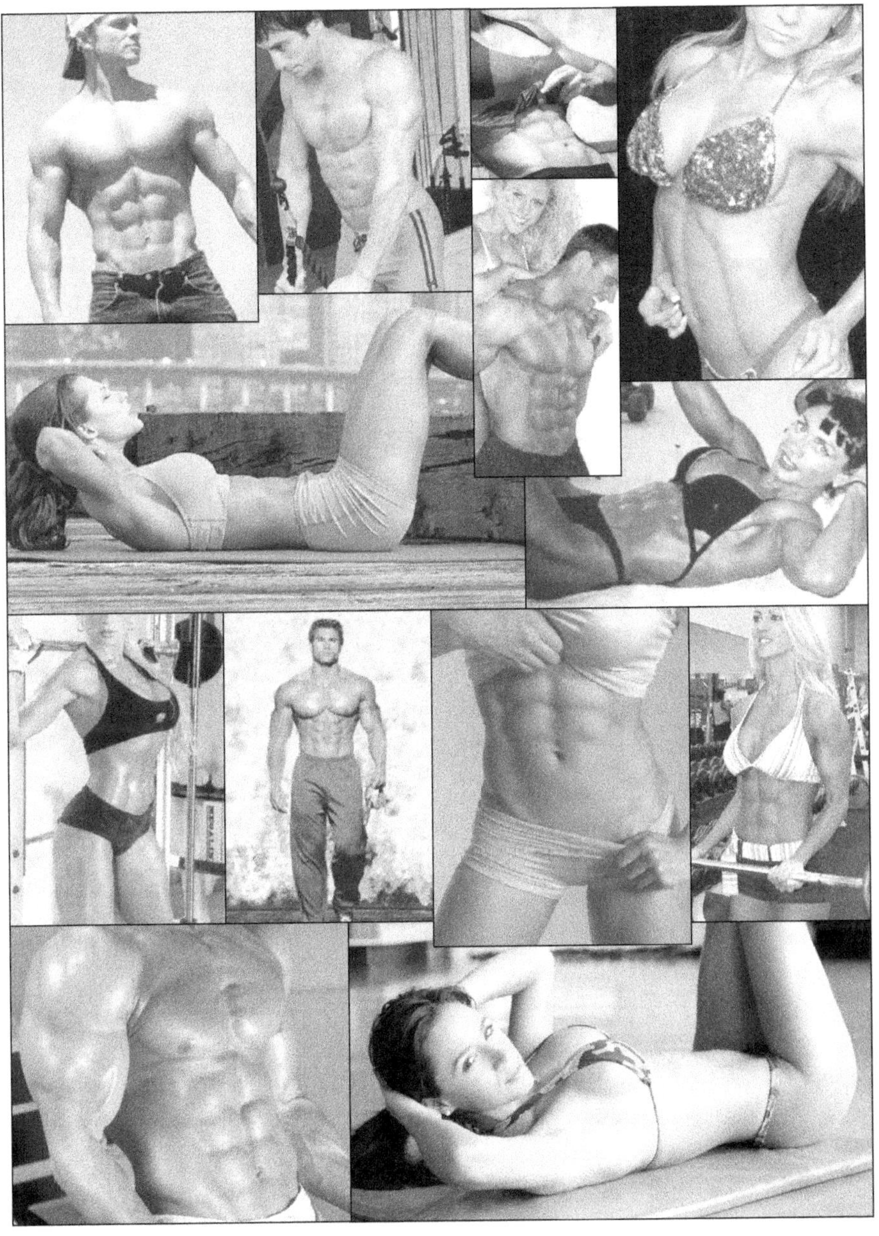

Bíceps

PROCESO
CORACOIDE
TENDONES
DE ORIGEN
DEL BICEPS
BRAQUIAL
LIGAMENTO
TRANSVERSO
BICEPS
BRAQUIAL
TENDON
DEL BICEPS
BRAQUIAL
Biceps
braquial
Supinador
largo
Braquial
anterior
Pronador redondo
Ilustración de
Stuart Weiss

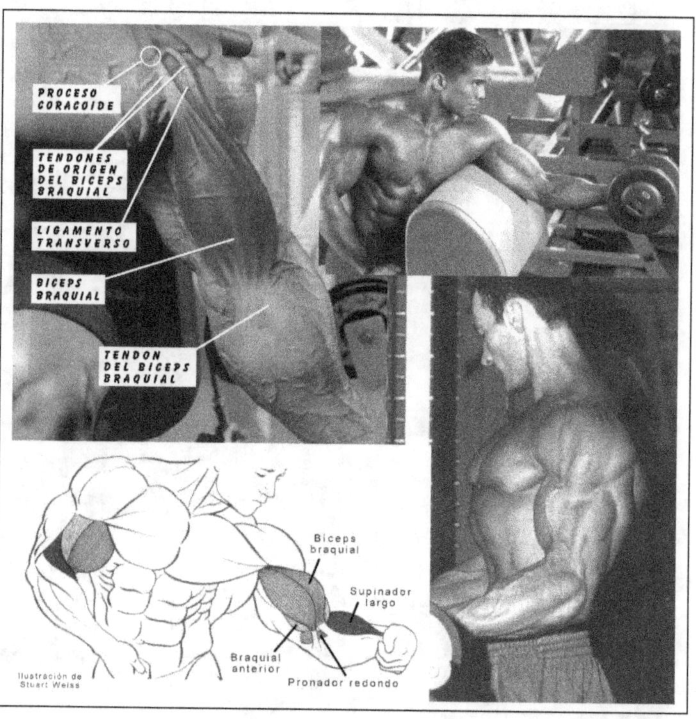

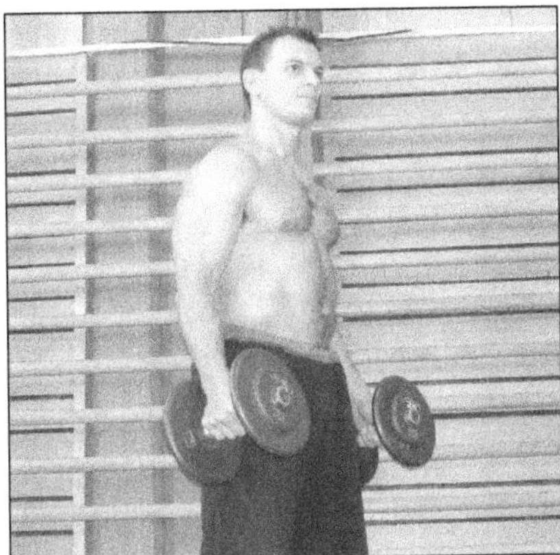 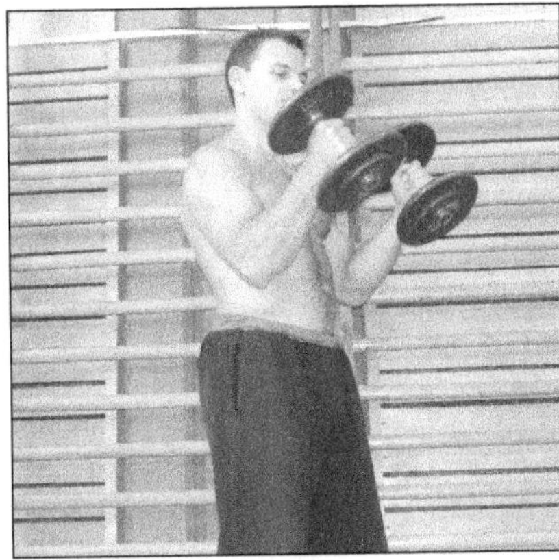

Curl tipo martillo [Hammer curls].

Se mantienen las muñecas alineadas neutralmente durante todo el recorrido, enfatizando el trabajo del braquial anterior. El peso se sube en dirección a los hombros y no en diagonal al cuerpo. Balancear los brazos es una trampa (cheating) muy común para movilizar mayores pesos en este ejercicio, pero debería estar restringida a atletas con experiencia.

Músculos protagonistas: bíceps braquial, braquial anterior y supinador largo.

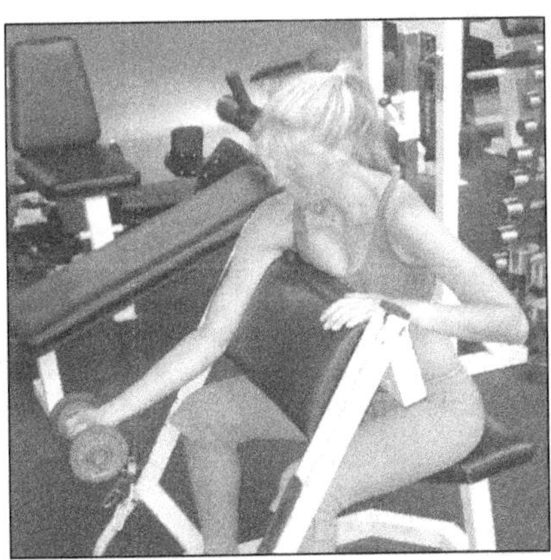 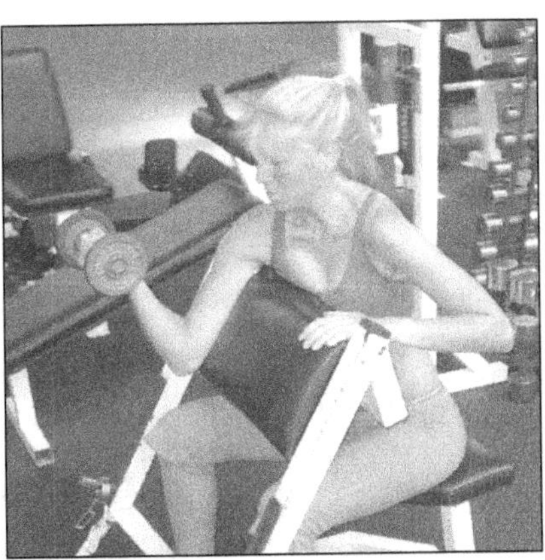

Curl con mancuerna en banco Scott [One-arm preacher curls].

Se coloca el brazo extendido sobre el respaldo angular del banco Scott mientras se sujetan con el otro brazo. No hay que hacer el movimiento deprisa pues se puede tender a columpiar la mancuerna quitándole tensión al bíceps. Hay que tener cuidado con este ejercicio debido a la sobre-exigencia a la que se somete al bíceps pudiendo desgarrarse su tendón durante una extensión descontrolada.

Músculos protagonistas: bíceps braquial y braquial anterior.

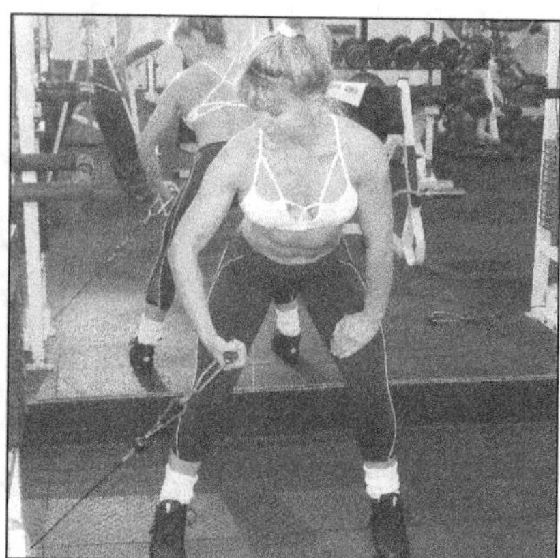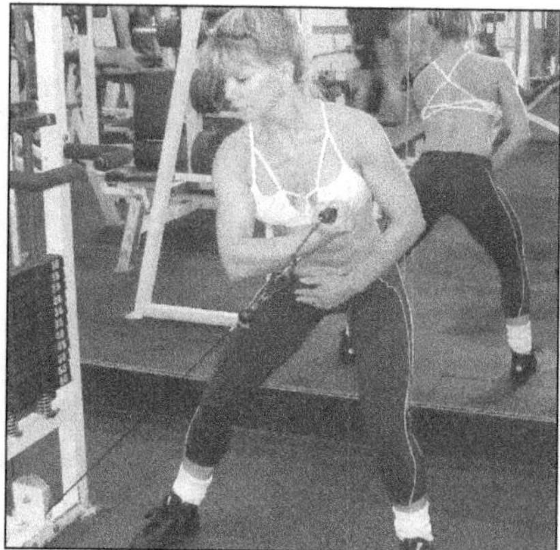

Curl concentrado con polea [One-arm cable concentration curls].
Desplazando el maneral hacia dentro y hacia arriba, es importante controlar el movimiento (el hombro debería movilizarse lo menos posible) durante todo el recorrido, para concentrar la congestión en el trabajo del bíceps. La polea nos ofrece la ventaja de poder utilizar diferentes posiciones.
Músculos protagonistas: bíceps braquial y braquial anterior.

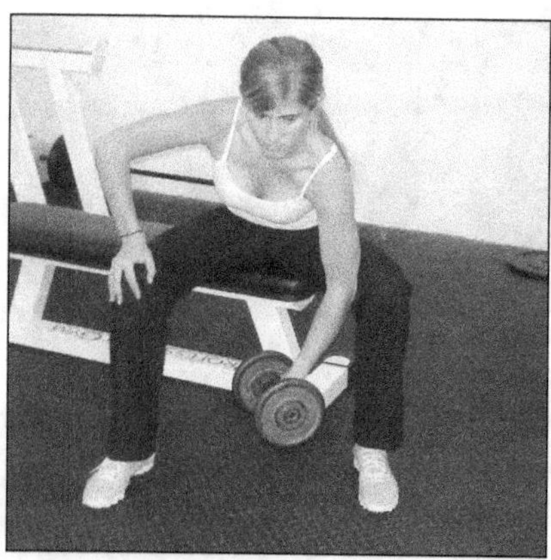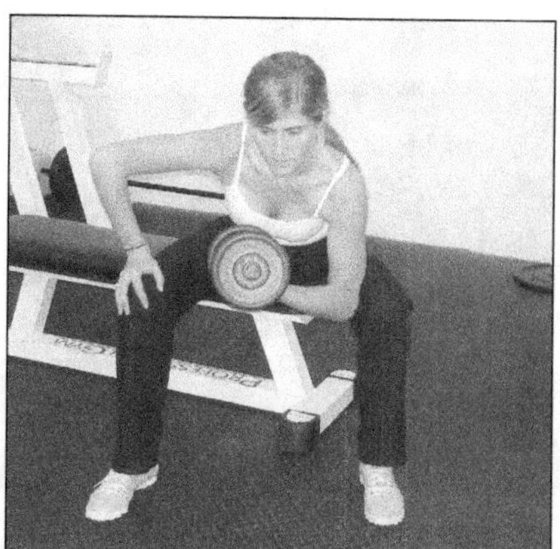

Curl concentrado con apoyo en el muslo [Seated dumbbell concentration curls].
Este ejercicio de aislamiento muscular permite un buen control del movimiento en cuanto a su amplitud y localización. Una trampa común en este trabajo es impulsarse hacia atrás con el hombro en la fase concéntrica, dejando que el peso corporal obre como un sistema de palancas para elevar la mancuerna.
Músculos protagonistas: bíceps braquial y braquial anterior.

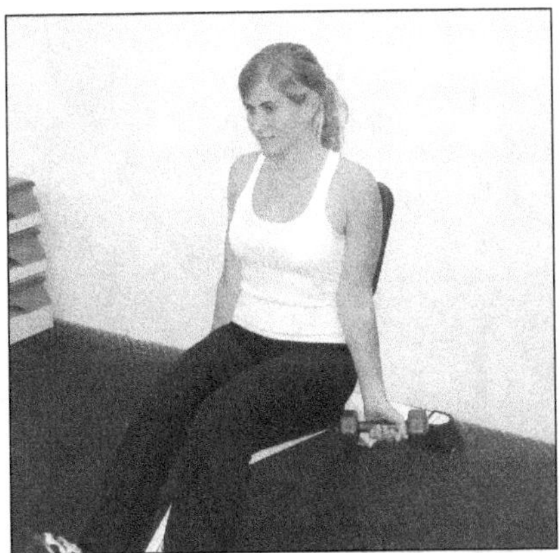 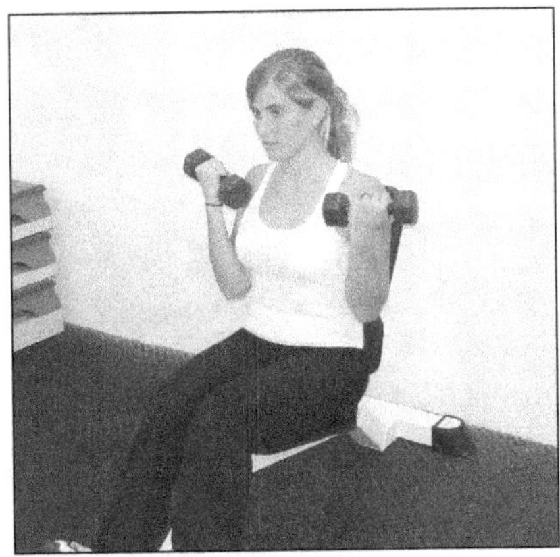

Curl simultaneo sentado [Seated dumbbell curls].
Se suben ambas mancuernas simultáneamente (también pueden girarse las muñecas durante el ascenso o el descenso). En la fase negativa se revierte el movimiento para volver al punto inicial. Algunos ejecutantes realizan este ejercicio en un banco inclinado para poder aprovechar el envión que les da el mayor recorrido del brazo y así levantar más peso (método *cheating*).
Músculos protagonistas: bíceps braquial, braquial anterior y supinador largo.

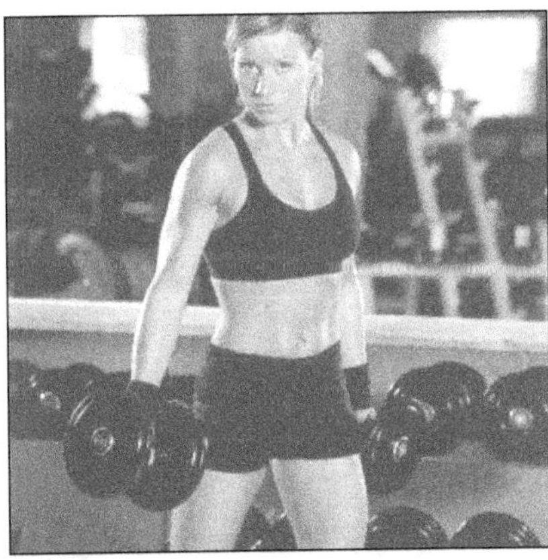 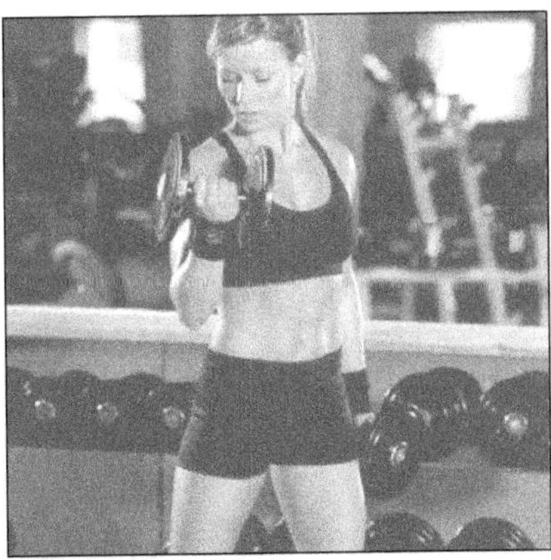

Curl alternado de pie con supinación del antebrazo [Standing alternate dumbbell curl].
Este ejercicio puede realizarse tanto sentado como de pie (se recomienda abrir las piernas un ancho de hombros y mantener las rodillas ligeramente dobladas). Al flexionar los codos alternadamente, se efectúa una rotación externa de la muñeca. Para que el esfuerzo se concentre en el bíceps es recomendable que los codos permanezcan pegados al cuerpo.
Músculos protagonistas: bíceps braquial, braquial anterior y supinador largo.

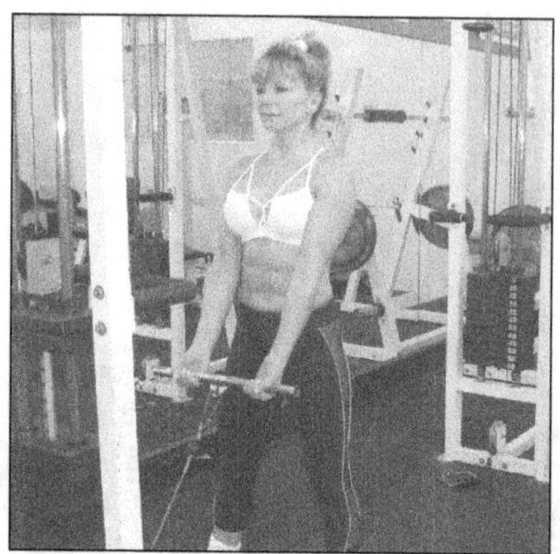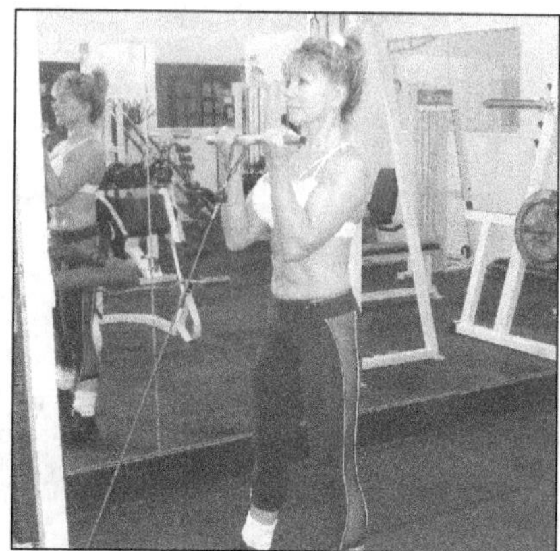

Curl en cable (polea baja) con barra recta [Standing straight-bar cable curls].
Es equivalente a una flexión con barra de pie, pero la polea añade una tensión completa desde el comienzo hasta el final del ejercicio (con el maneral acercándose a las clavículas). Algunas barras poseen un maneral giratorio que otorga mayor comodidad.
Músculos protagonistas: bíceps braquial y braquial anterior.

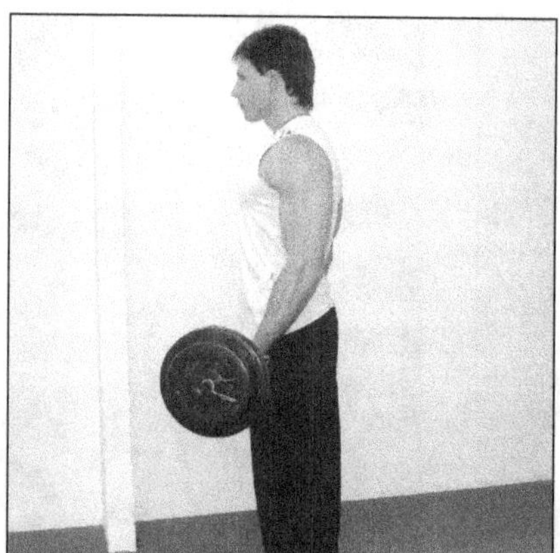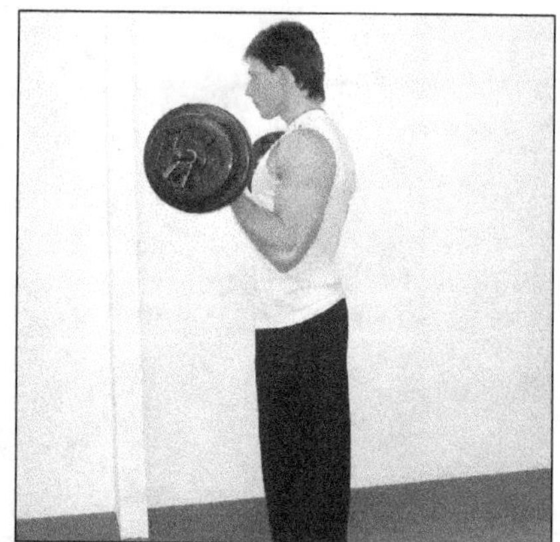

Curl con barra común de pie [Standing barbell curls].
Para concentrar el esfuerzo en los bíceps, los codos deberían mantenerse fijos, pegados al tronco y no avanzarlos o retrocederlos. Si se padecen problemas en las muñecas, se recomienda la utilización de la barra W. Una variación interesante es la de apoyarse contra un respaldo para reducir los movimientos del tronco.
Músculos protagonistas: bíceps braquial y braquial anterior.

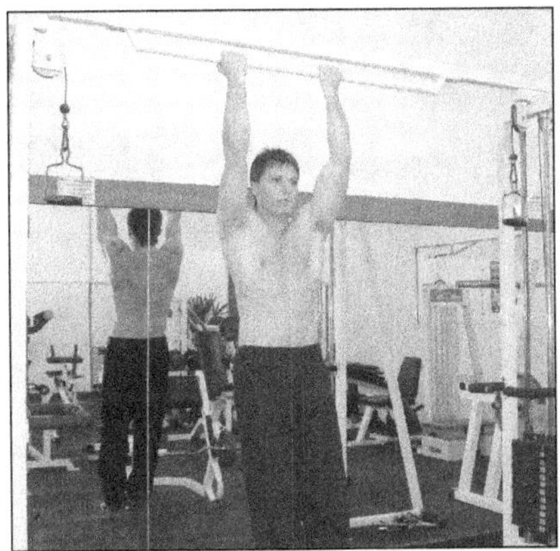
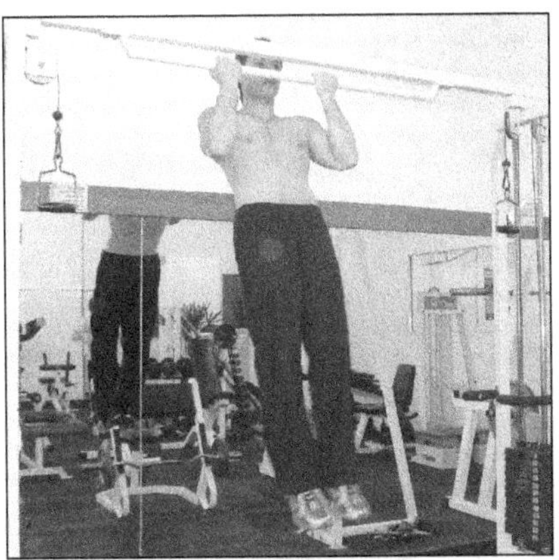

Dominadas en barra fija con agarre estrecho en toma palmar [Close-grip pull-up].
Se agarra la barra con toma palmar y una separación igual a la anchura de los hombros. Para exigir más a los músculos, se puede bajar el cuerpo lentamente y en la última repetición, mantener isometricamente la posición con el codo flexionado, hasta el fallo muscular.
Músculos protagonistas: bíceps braquial, braquial anterior, supinador largo, dorsal ancho, redondo mayor, deltoides posterior, redondo menor, romboides y trapecio III y IV.

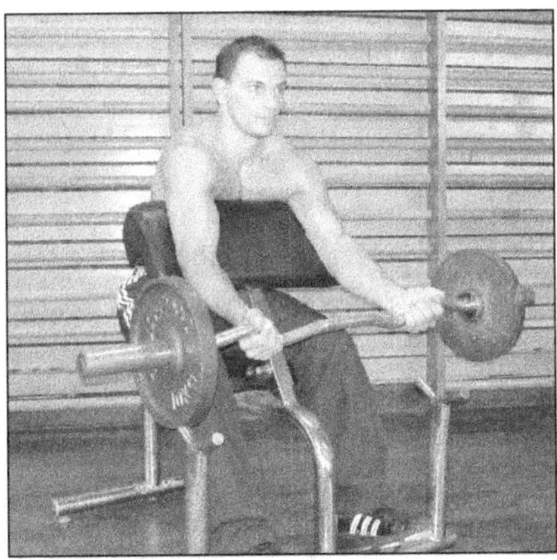
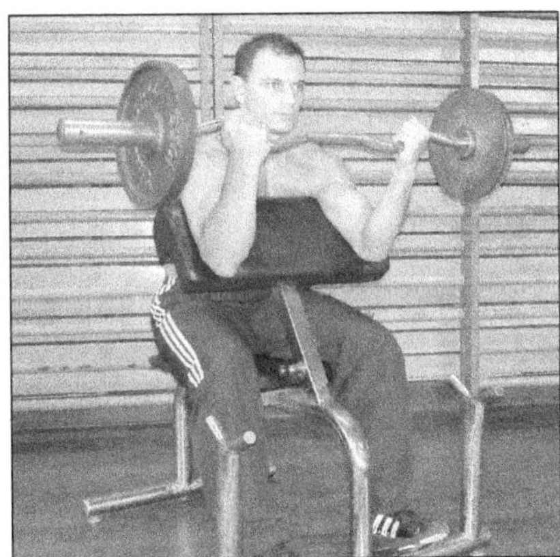

Flexión de brazos en banco Scott con barra W [Scott bench curls with W-bar].
Debido a la inclinación del banco, la tensión será muy fuerte durante la extensión completa de los codos; por lo que debe controlarse cuidadosamente la fase excéntrica del ejercicio. Al llegar al final del movimiento ascendente, es preferible no superar los 90°, para no utilizar esa posición como un descanso que relaje los bíceps.
Músculos protagonistas: bíceps braquial y braquial anterior.

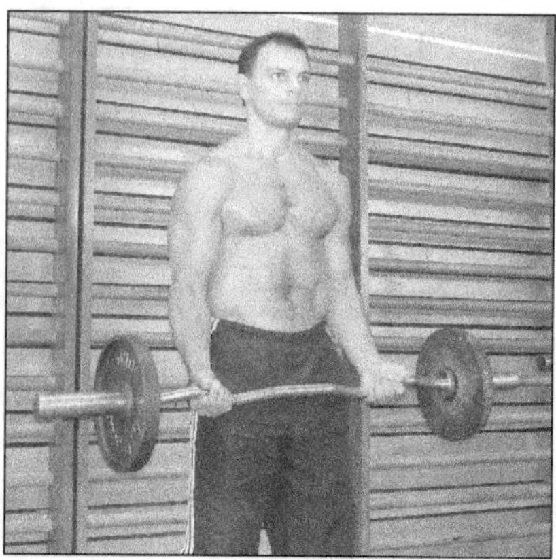 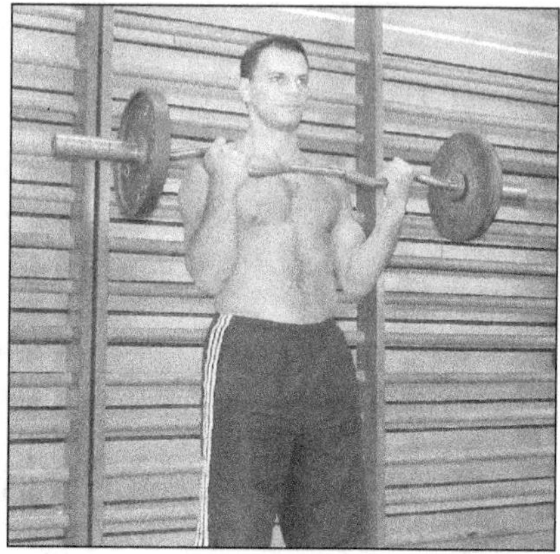

Curl con barra W [Standing W-barbell curl].
Con las rodillas ligeramente dobladas para mayor estabilidad, se mantienen los codos adosados al costado del tronco (evitando también que se muevan hacia delante o hacia atrás) para luego subir el peso hasta los hombros. A medida que la barra se eleva, hay que evitar inclinar el tronco para darse impulso.
Músculos protagonistas: bíceps braquial y braquial anterior.

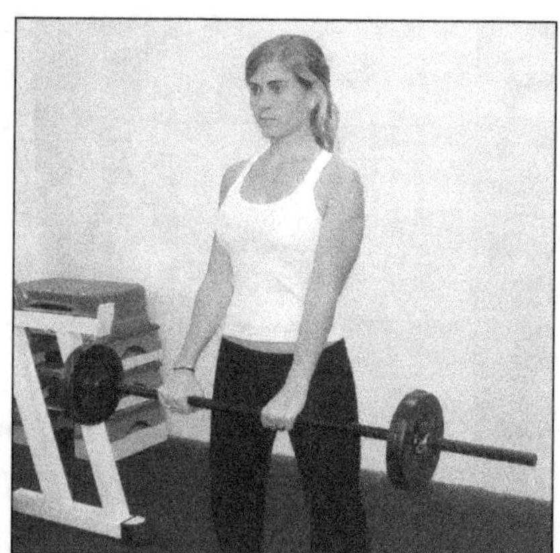 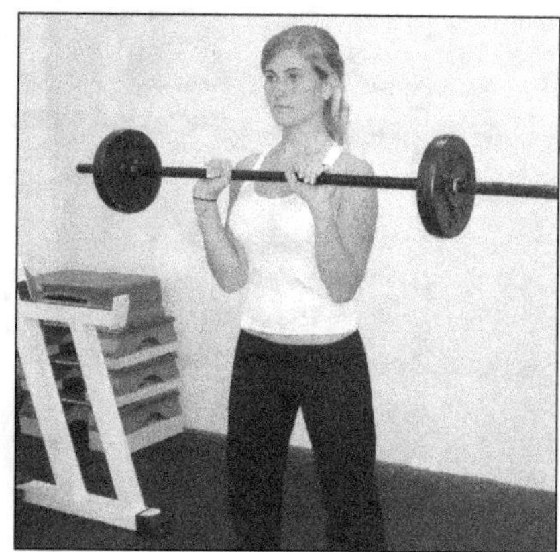

Curl invertido con barra común [Reverse grip barbell curls].
Con el antebrazo pronado, se toma la barra y se la sube hasta los hombros. Esto permite trabajar más el braquial anterior y reducir la congestión sobre el bíceps. Apoyar la cadera contra un elemento firme (por ejemplo el banco Scott) reduce los balanceos del tronco y aumenta la estabilidad.
Músculos protagonistas: braquial anterior y bíceps braquial.

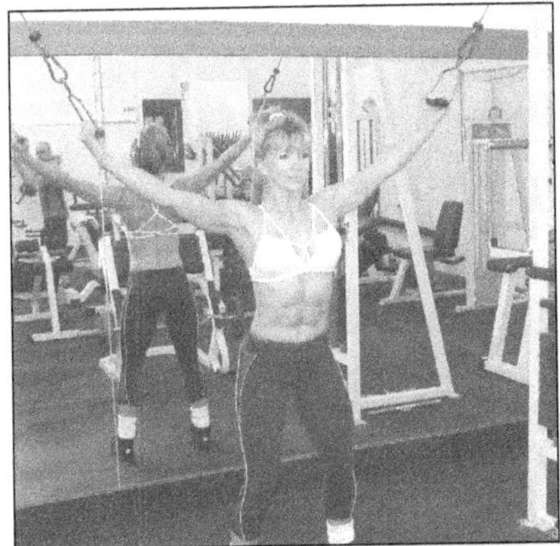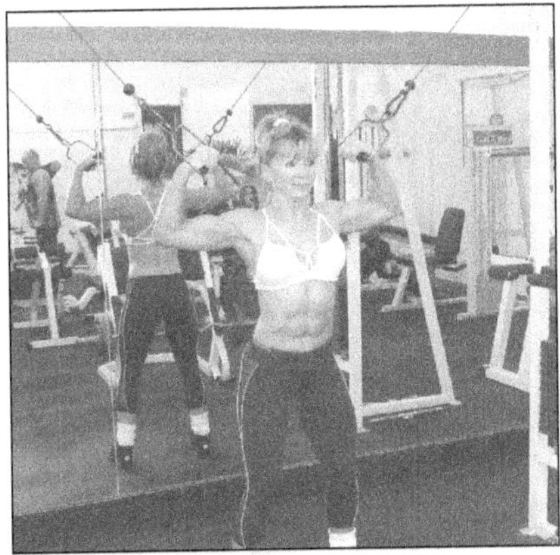

Flexión en polea a dos brazos [Standing overhead cable curls with handles].
Parados entre dos poleas altas, se agarran un par de manerales tipo D y se flexionan los codos hasta llevar las palmas al lado de la cabeza. Es aconsejable prestar atención a que los codos se mantengan hacia fuera y alejados de los costados. Hay que tratar de que no se vengan hacia delante durante la fase concéntrica del ejercicio.
Músculos protagonistas: bíceps braquial y braquial anterior.

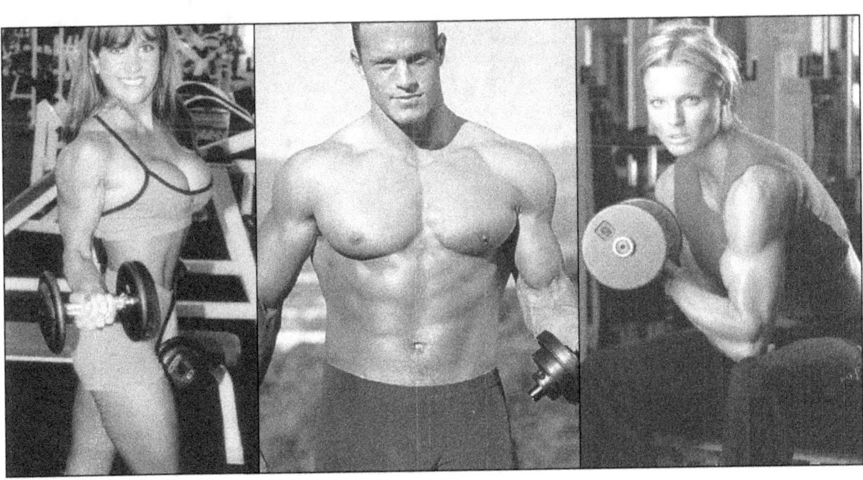

Espalda (back)

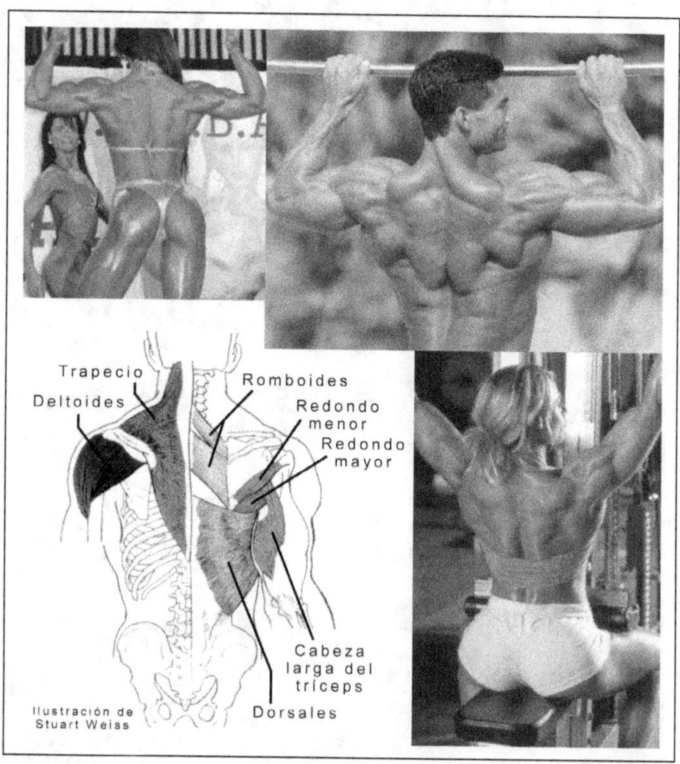

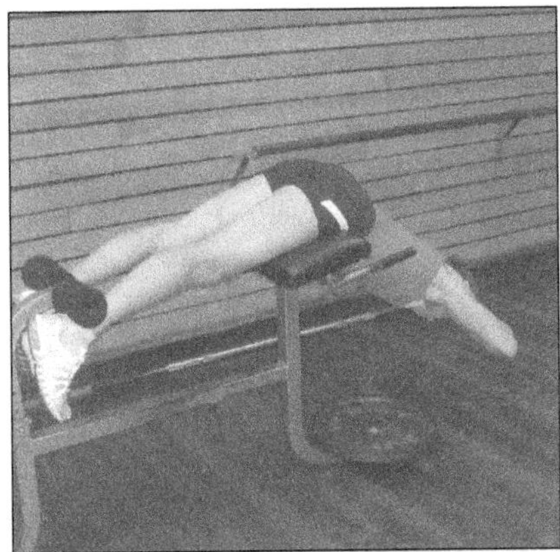 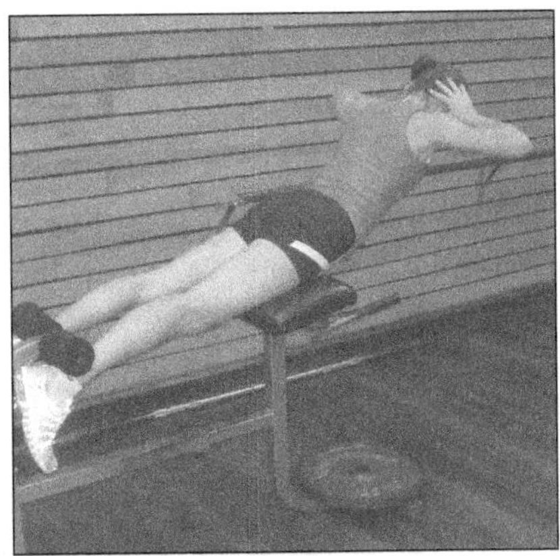

Extensiones de tronco (espinales) en banco [Back extension (hyperextensions)].
Este ejercicio trabaja el conjunto de los músculos extensores de la columna y en menor medida los glúteos y los isquiotibiales. Puede ser un trabajo peligroso para aquellos que no tengan previamente entrenada la musculatura abdominal pudiendo generar lumbalgias. Muchos entrenadores recomiendan que al subir, se llegue solo hasta la misma línea que las piernas (evitando hiper-extender la espalda).
Músculos protagonistas: extensores de columnas (espinales) y glúteo mayor.

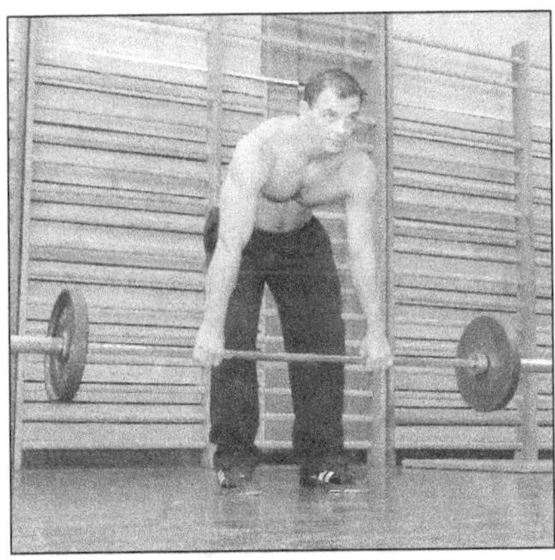 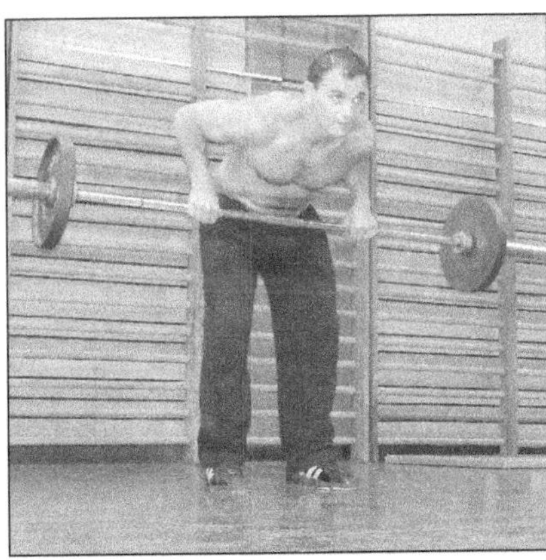

Remo inclinado con barra de pie [Bent-over barbell rows].
Con las rodillas siempre ligeramente dobladas, los pies separados un ancho de hombros y las palmas unos 5 a 10 cm. por fuera de los mismos, se inclina el tronco a 45° con la espalda plana (la zona lumbar sigue el arco natural). Se jala de la barra hasta la parte inferior de la caja torácica sin movilizar el tronco ni separar los codos. *Músculos protagonistas: dorsal ancho, redondo mayor, deltoides posterior, romboides, trapecio, bíceps braquial y músculos extensores espinales.*

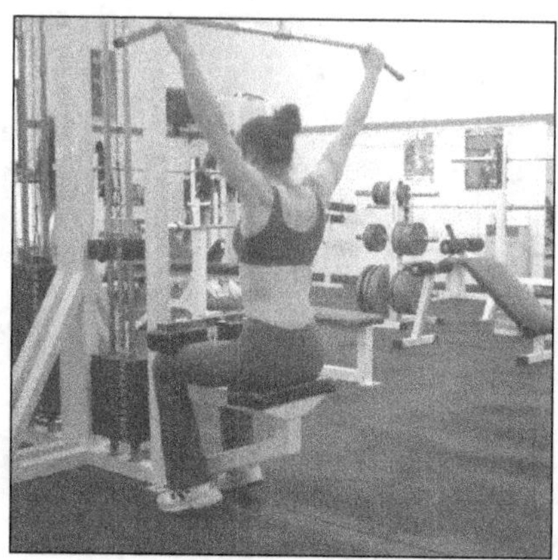
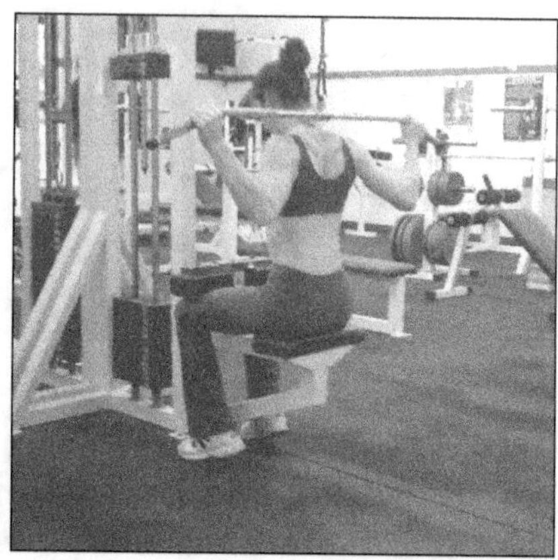

Jalones tras nuca en dorsalera con agarre abierto [Wide grip lat pulldowns].
A diferencia de los jalones con polea al frente, en este ejercicio los músculos espinales no participan significativamente durante la fase concéntrica del movimiento. Con un agarre amplio, se lleva la barra hasta la altura de las vértebras cervicales y luego se le permite subir hasta que se eleven los hombros.
Músculos protagonistas: dorsal ancho, redondo mayor, romboides, redondo menor, trapecio III y IV y bíceps braquial.

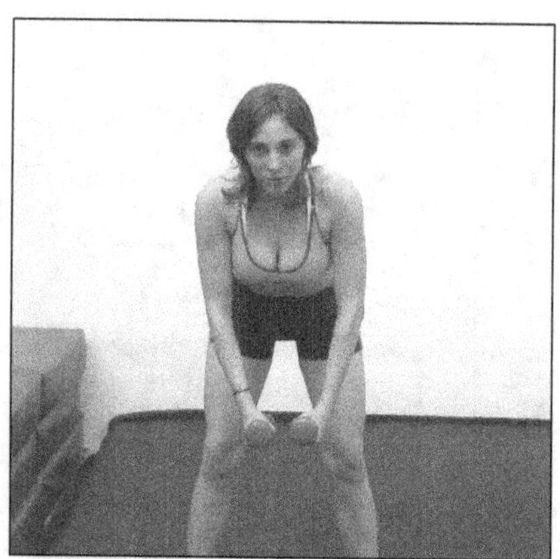
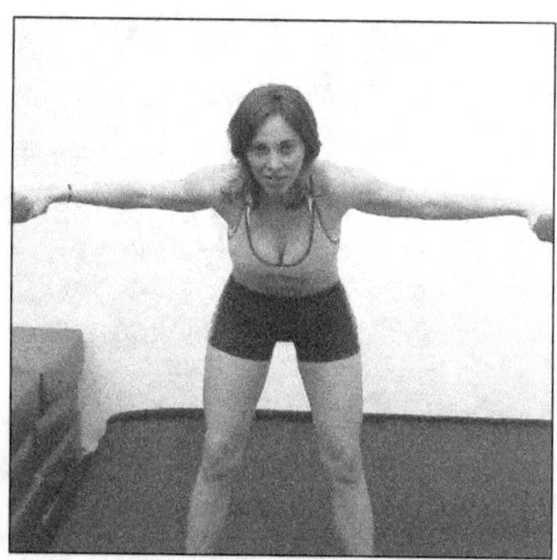

Elevaciones posteriores (pájaro) con el tronco inclinado hacia delante [Bent-over lateral raises].
Se colocan las piernas preferiblemente separadas un ancho de hombro y el tronco reclinado hacia delante (puede utilizarse un banco inclinado para apoyar el pecho), manteniendo la espalda derecha. Se elevan los brazos, con los codos ligeramente doblados, hasta llegar a la horizontal con los mismos. Este trabajo se acentúa principalmente en el trapecio II y el deltoides posterior.
Músculos protagonistas: deltoides posterior, trapecio y romboides.

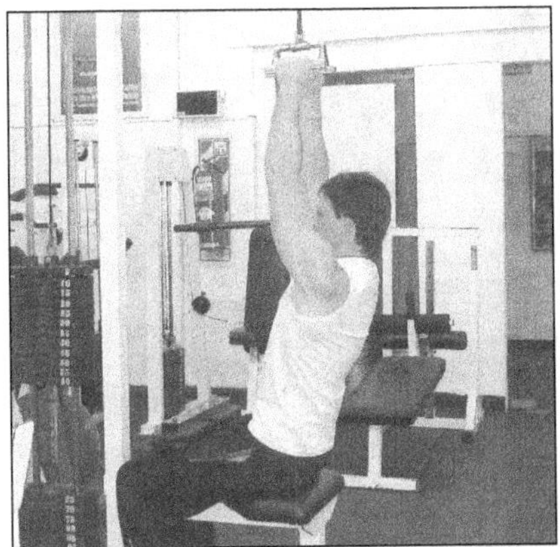
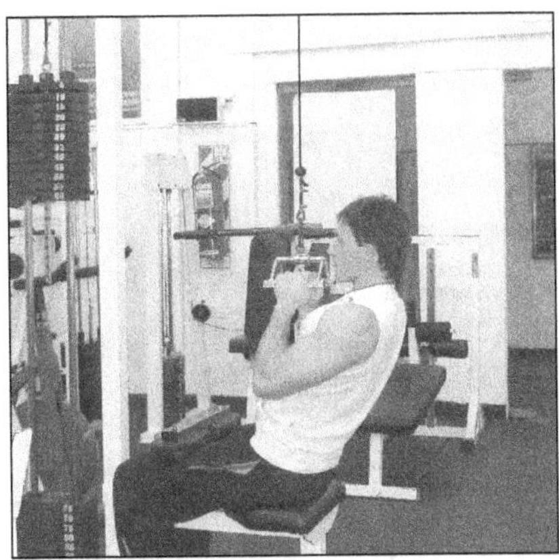

Jalones en polea al frente con agarre cerrado [Close-grip lat pulldowns].
Las piernas deben estar fijadas con los cojines del aparato para evitar movimientos perjudiciales. Este ejercicio solicita los mismos músculos que las dominadas, pero resulta menos exigente y nos permite realizar más repeticiones. Al bajar el maneral hasta cerca de los pectorales, se le da mayor participación al trapecio. *Músculos protagonistas: dorsal ancho, redondo mayor, deltoides posterior, romboides, redondo menor, trapecio III y IV, bíceps braquial y braquial anterior.*

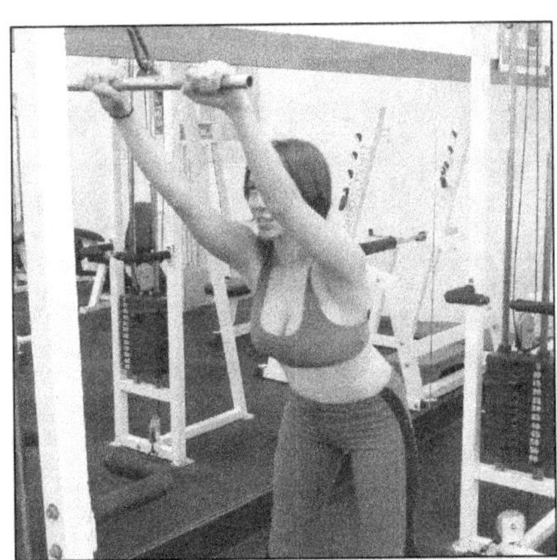
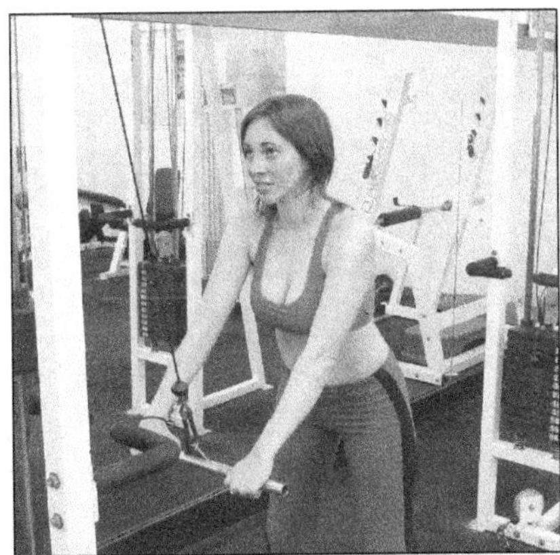

Extensión de hombros en polea [Shoulders extensions with cable].
Este ejercicio, que algunos llaman *montada*, es específico para los extensores de hombros. Los brazos se mantienen extendidos durante todo el recorrido y la barra se lleva casi hasta contactar los muslos en la posición final.
Músculos protagonistas: dorsal ancho, redondo mayor y menor, deltoides posterior, romboides y tríceps.

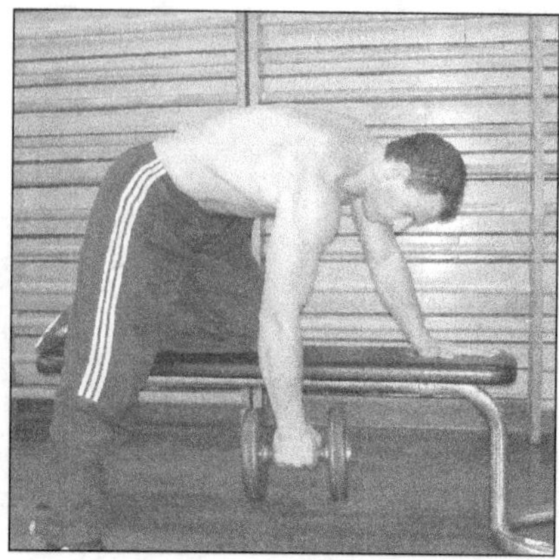 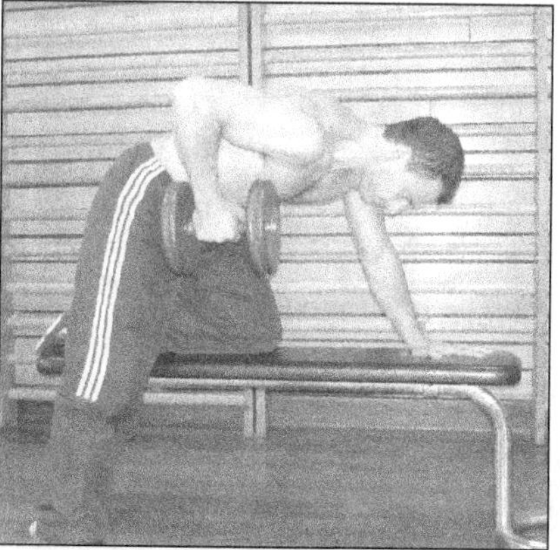

Remo horizontal con mancuerna a una mano [Bent-over one-arm dumbbell rows].
Con una mano y la rodilla apoyadas en un banco, se toma la mancuerna con la otra (en agarre neutro) y se tira de la misma hacia arriba llevando el codo bien atrás, pero sin girar el tronco o la cadera durante el movimiento.
Músculos protagonistas: dorsal ancho, redondo mayor, deltoides posterior, romboides y trapecio.

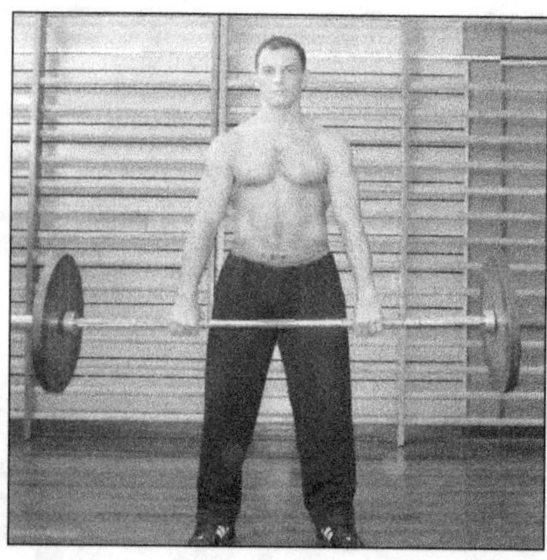 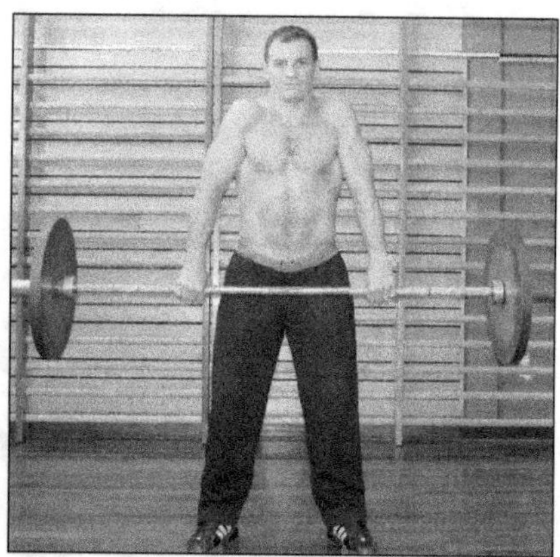

Encogimientos de trapecio con barra [Front barbell shrugs].
Con agarre prono, se toma la barra con las manos levemente más separadas que el ancho de los hombros. El movimiento correcto es elevar y descender los hombros (y los omóplatos), pero sin girarlos. Es común observar que los ejecutantes lleven el tronco hacia atrás para compensar el exceso de peso en la barra, pero ello trabajaría más los espinales que los elevadores de escápulas.
Músculos protagonistas: trapecio I, romboides y angular del omóplato.

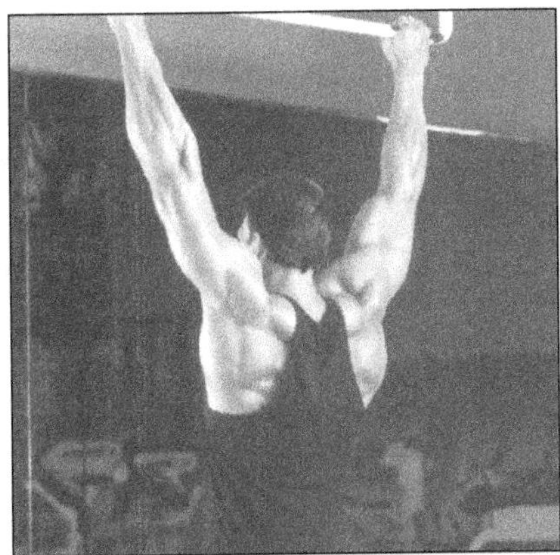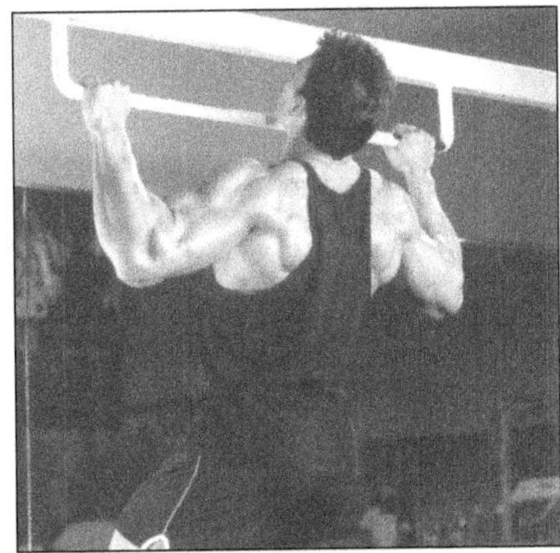

Dominadas o tracciones en barra fija [Wide-grip pull-ups].
Este es uno de los mejores ejercicios para desarrollar el conjunto de los músculos de la espalda. El agarre puede ser tanto con toma palmar como con toma dorsal, y al flexionar los codos la barbilla debería alcanzar la altura de la barra. Es recomendable evitar movimientos o balanceos con las piernas.
Músculos protagonistas: dorsal ancho, redondo mayor, deltoides posterior, romboides, redondo menor, trapecio III y IV y bíceps braquial.

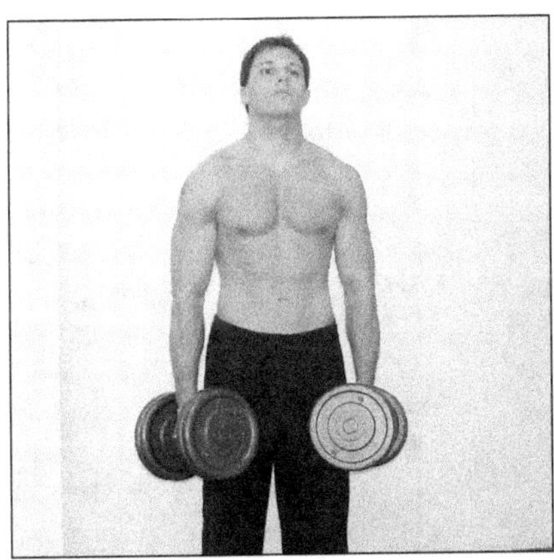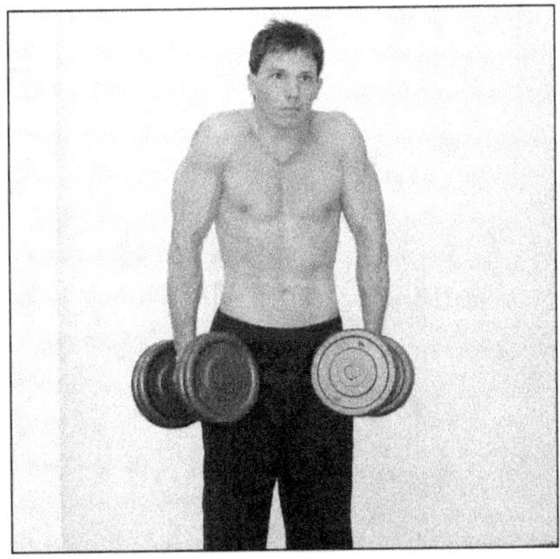

Encogimientos de trapecio con mancuernas [Dumbbell shrugs].
De pie, con el tronco y la cabeza alineados, se sostienen dos mancuernas con la palma mirando hacia dentro. El único movimiento de los hombros debe ser de elevación y descenso, sin giros innecesarios.
Músculos protagonistas: trapecio I, romboides y angular del omóplato.

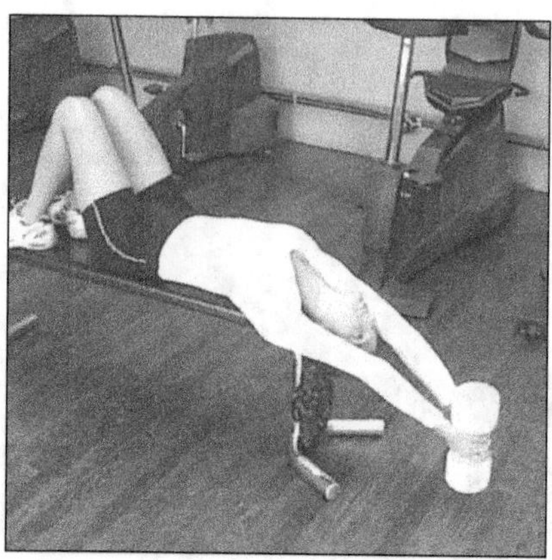 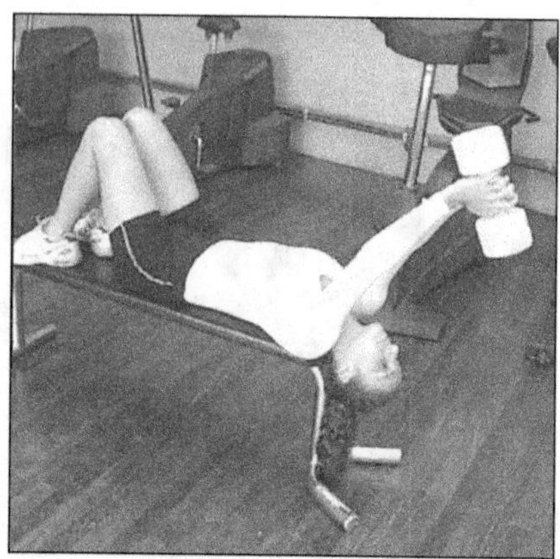

Pullover con mancuerna [Bench dumbbell pullovers].

A este trabajo suele ubicárselo en las fichas de los gimnasios entre los ejercicios para pecho debido a la participación evidente del pectoral menor. Sin embargo los protagonistas siguen siendo los extensores de hombros que están ubicados en la espalda.

Músculos protagonistas: dorsal ancho, redondo mayor, deltoides posterior, pectoral menor y tríceps

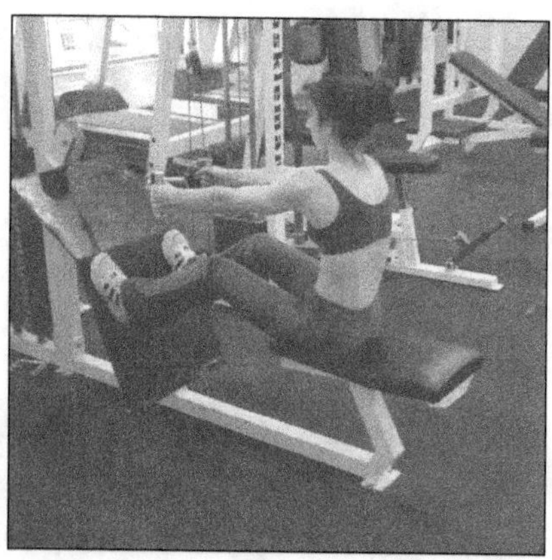 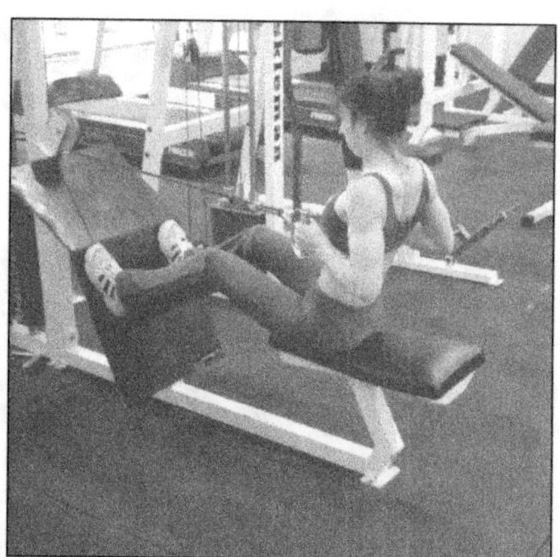

Remo bajo sentado con polea [Seated pulley rows].

La acción de los dorsales actuando sobre el humero, lo desplazan hacia atrás y abajo. El movimiento suele acompañarse de una sensible hiperextensión de la columna vertebral, pero algunos recomiendan evitarlo para no implicar demasiado la espalda baja o reducir el recorrido de los músculos protagonistas. Es conveniente regresar lentamente al punto de partida para controlar mejor el movimiento.

Músculos protagonistas: dorsal ancho, redondo mayor, redondo menor, romboides y deltoides posterior.

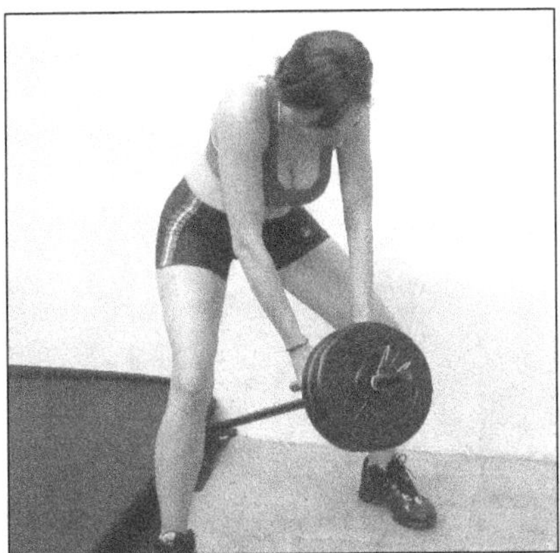 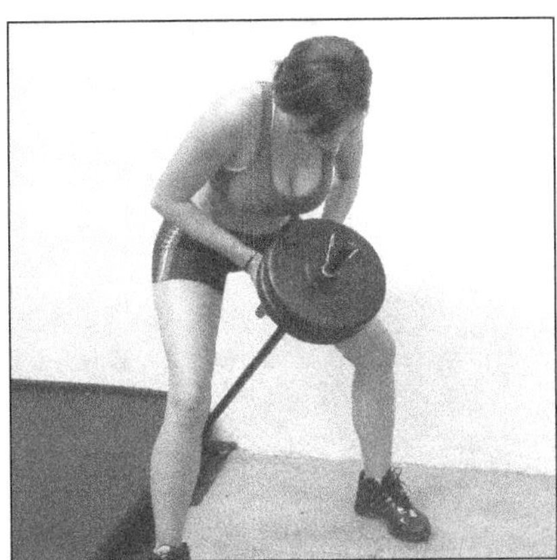

Remo con barra T [T-bar rows].
Es equivalente al remo en banco inclinado o al remo con barra T en máquina (sin foto). Manteniendo un ligero arco en la zona dorsal baja, para proteger la espina, se jala el peso hacia arriba lo más posible. En este ejercicio es recomendable usar un cinturón para proteger el sector lumbar.
Músculos protagonistas: dorsal ancho, redondo mayor, deltoides posterior, romboides, trapecio, bíceps braquial y músculos extensores espinales.

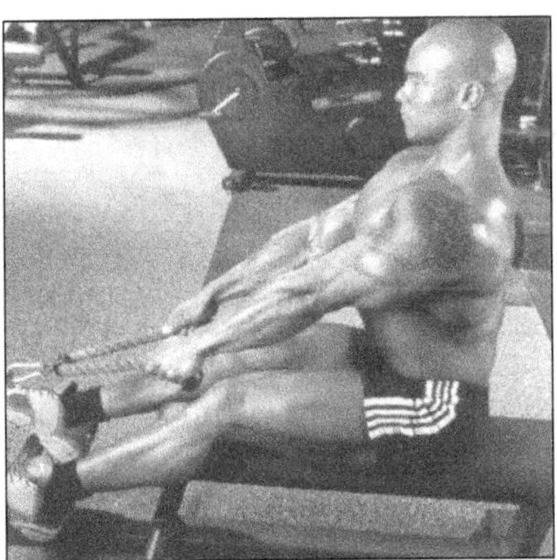 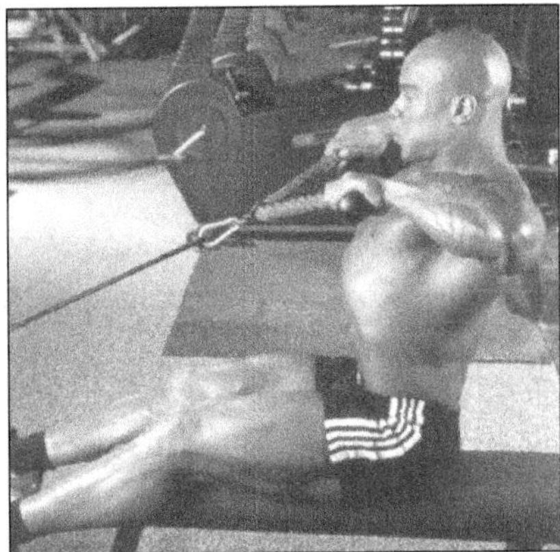

Remo alto sentado con polea [Seated pulley rows (rear delt rows)].
La soga se toma con agarre prono, las piernas están casi estiradas pero no bloqueadas y los hombros se mantienen sobre la cadera. Llevando los codos al mismo plano de los hombros, se tira de la cuerda hacia atrás lo más posible, procurando aducir las escápulas para obtener la máxima contracción. El remo alto implica una participación mayor del deltoides posterior con respecto al remo bajo.
Músculos protagonistas: deltoides posterior, dorsal ancho, redondo mayor, redondo menor y romboides.

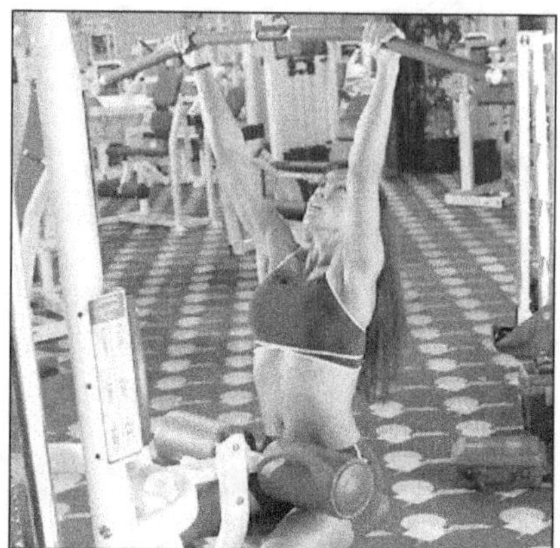 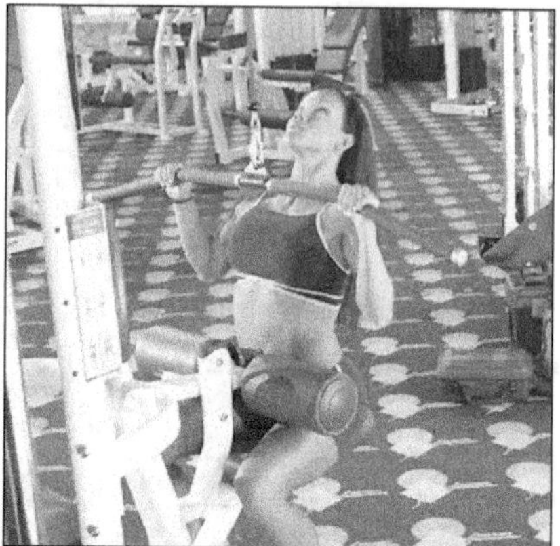

Jalones por delante en dorsalera con agarre abierto [Wide-grip lat pulldowns].
Es conveniente no echarse para atrás durante la fase activa del ejercicio, para no darle demasiada participación a los músculos espinales. Es mejor llevar la barra hacia el pecho, elevando el mismo y arqueando levemente la espalda.
Músculos protagonistas: dorsal ancho, redondo mayor, deltoides posterior, romboides, redondo menor, trapecio III y IV, bíceps braquial, braquial anterior y músculos espinales de la zona lumbar.

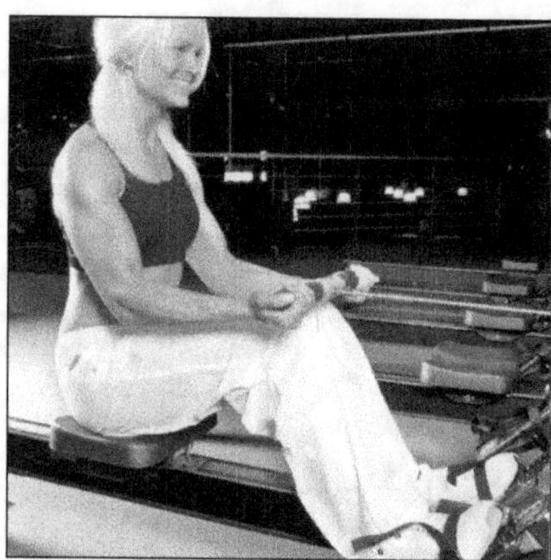 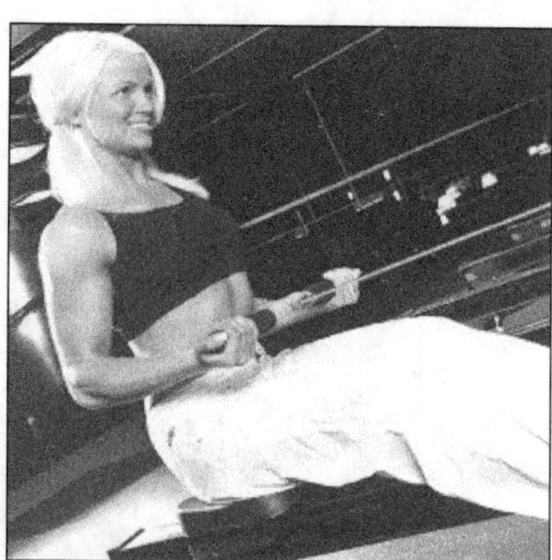

Máquina de remo con asiento deslizable [Seated cable rowing].
Los ejercicios tipo "remo" son útiles para lograr hipertrofia en la espalda media, pero en el caso de esta máquina, se le agrega el trabajo de los cuadriceps. Al igual que en los verdaderos botes de remo, el asiento es deslizable, lo que nos permite movilizar mayores pesos por la ayuda de las piernas.
Músculos protagonistas: dorsal ancho, redondo mayor, redondo menor, romboides, deltoides posterior, bíceps braquial y cuadriceps.

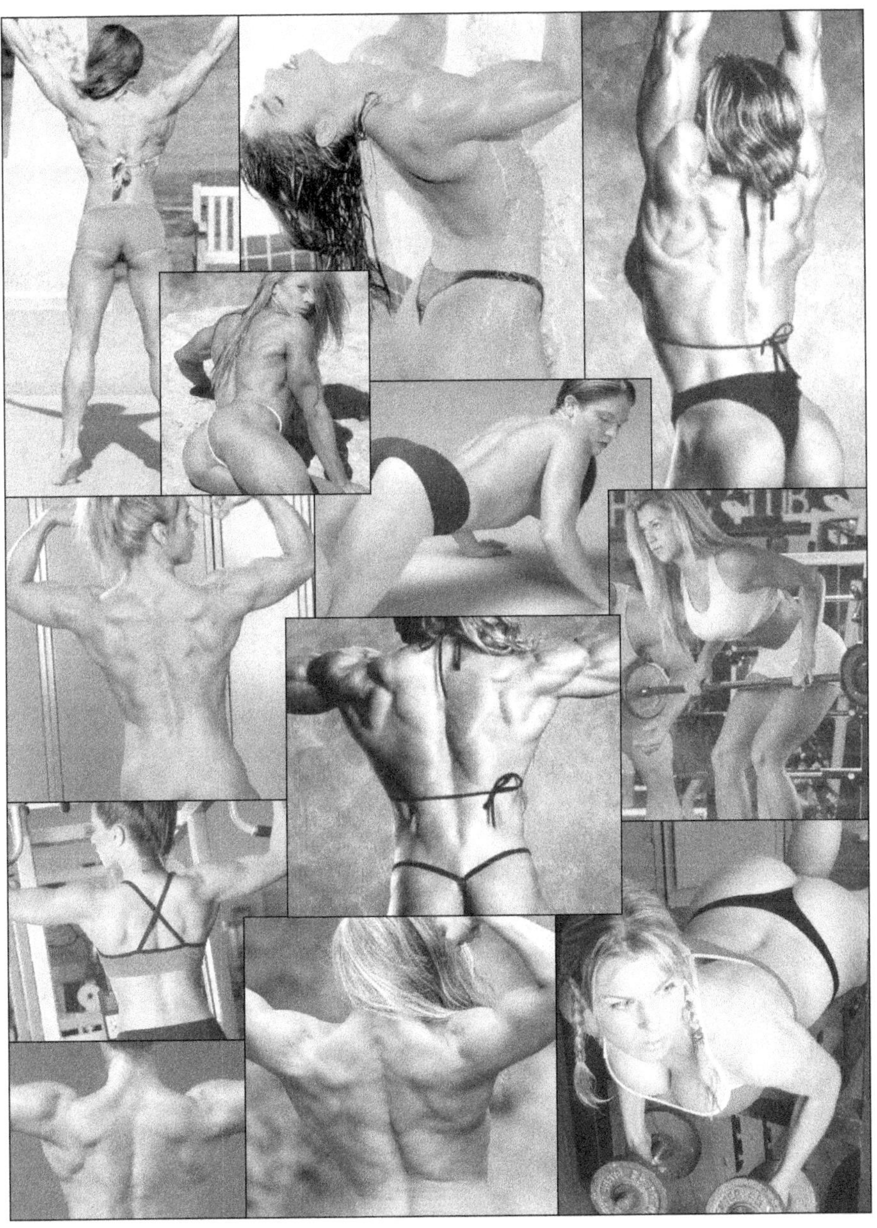

Glúteos *(glutes)*

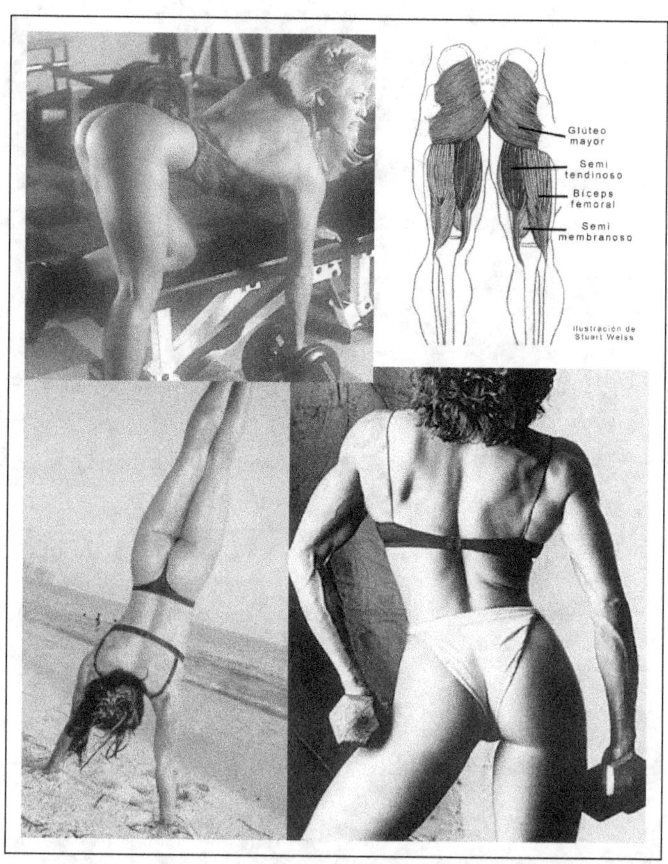

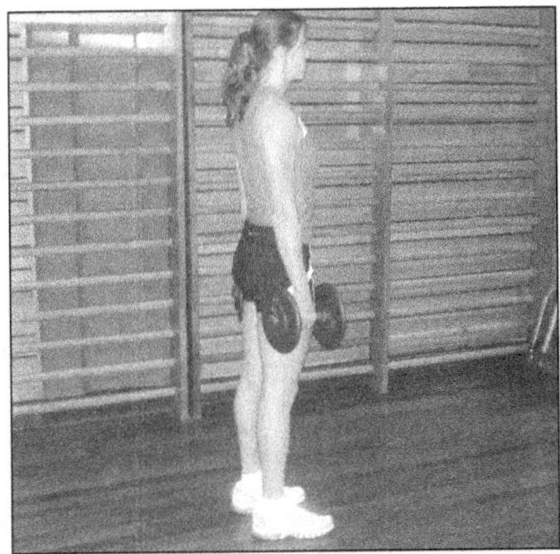
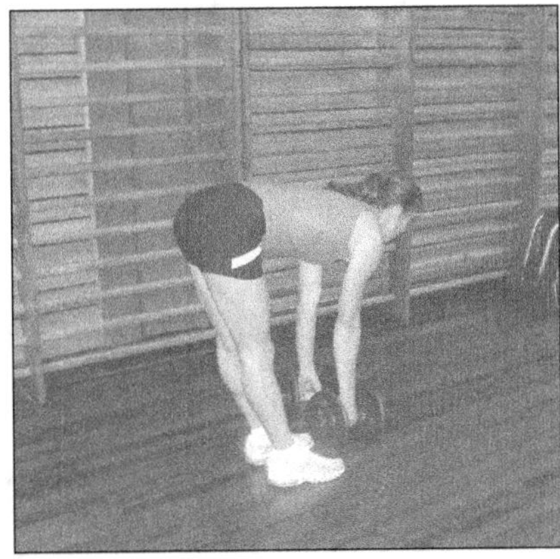

Buenos días con mancuernas [Dumbbell good morning].
Se comienza con los pies separados un ancho de hombros y las mancuernas al lado de los muslos. Hay que inclinarse hacia delante hasta que el torso quede paralelo al piso y luego volver a la posición inicial (para mantener el equilibrio se recomienda presionar con los talones contra el suelo).
Músculos protagonistas: glúteos, isquiotibiales y músculos extensores espinales.

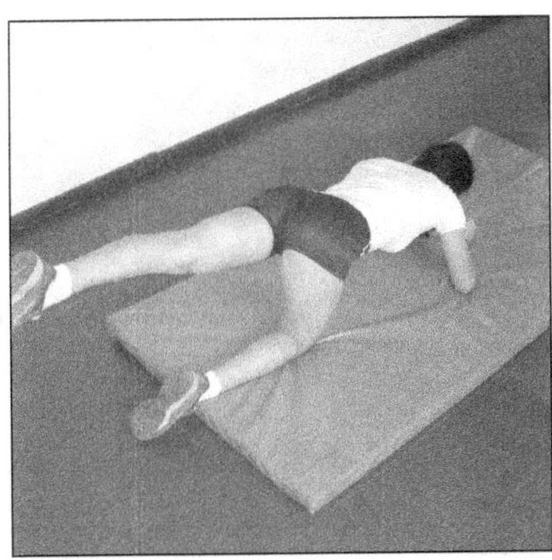
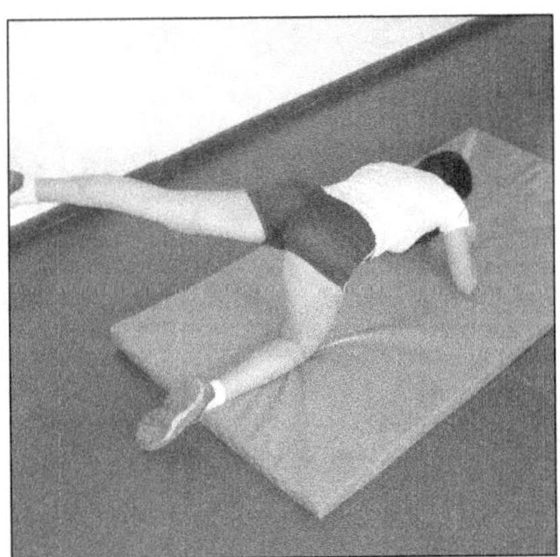

Abducciones horizontales en suelo [Horizontal abductions on the ground].
Sosteniendo la pierna elevada siempre paralela al piso, se van realizando abducciones y aducciones de cadera. La rodilla se mantiene extendida y el uso de una tobillera mejora la efectividad del ejercicio. La espalda no debería arquearse y la cadera se mantiene derecha para no modificar la participación de los músculos protagonistas.
Músculos protagonistas: glúteos mayor, mediano y menor y tensor de la fascia lata.

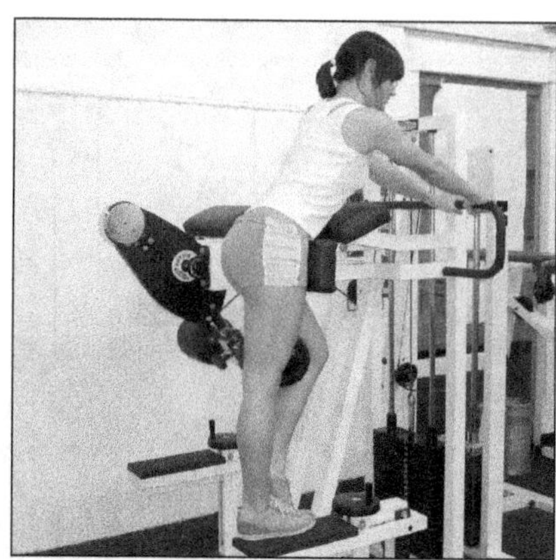 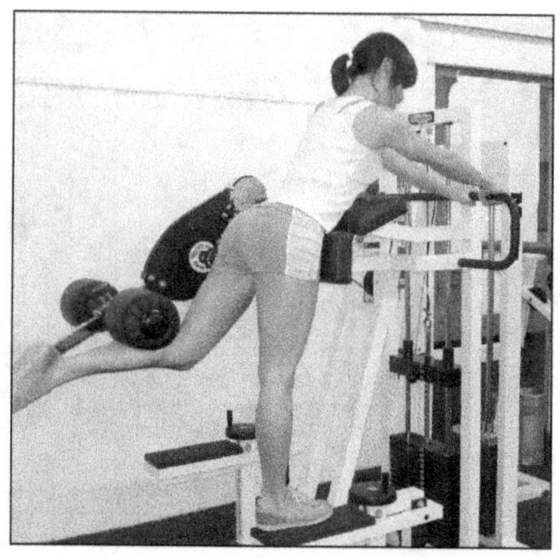

Extensiones de cadera en máquina [Hip extensions on machine].

El tronco se ubica recto y un poco echado hacia delante y el cojín ubicado sobre el hueco poplíteo de la pierna. Se contrae el glúteo llevando el muslo hacia atrás y situando la cadera en hiperextensión. Es importante que estas máquinas cuenten con la posibilidad de regular la altura del rodillo y del apoyo del pie de sostén.

Músculos protagonistas: glúteos mayor, mediano y menor.

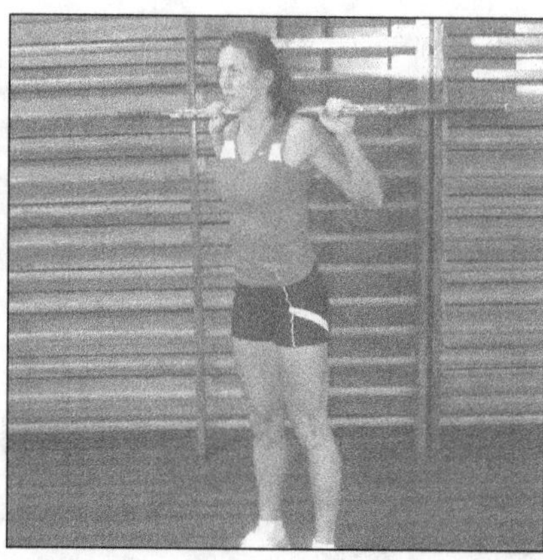 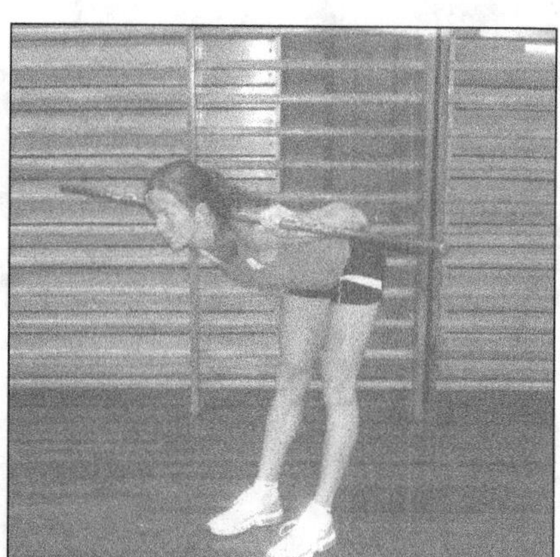

Buenos días [Good morning].

Este ejercicio es habitualmente utilizado entre las físico-culturistas para fortalecer los isquiotibiales, pero por su peligrosidad a la altura de la zona lumbar, no es recomendable para principiantes. La barra se ubica sobre el trapecio y la cadera se lleva hacia atrás para compensar el peso del tronco que desciende. Muchos recomiendan que la columna esté derecha, pero las opiniones son muy dispares.

Músculos protagonistas: glúteos, isquiotibiales y músculos extensores espinales.

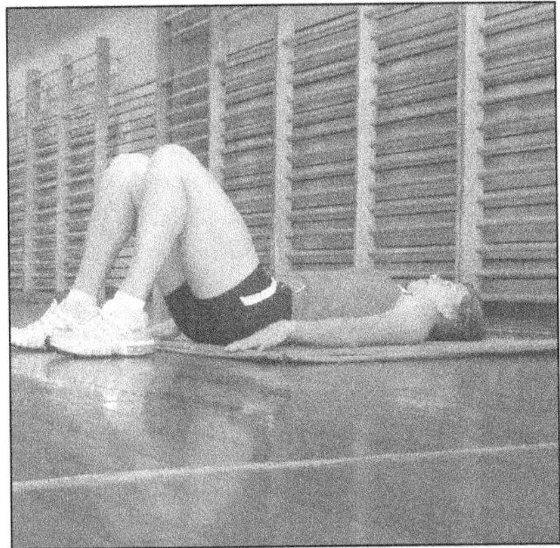 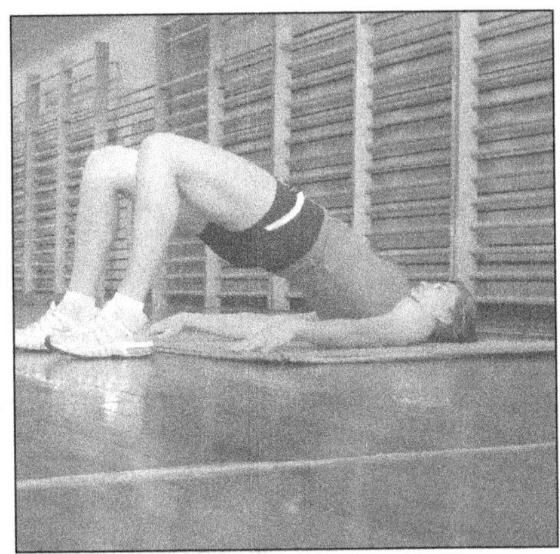

Elevación de pelvis (puentes) en el suelo [Pelvic tilt (hip raises)].
Recostados de espaldas con las rodillas flexionadas y los brazos apoyados en el piso, se separan los glúteos del suelo hasta que el cuerpo forme una línea recta desde las rodillas hasta los hombros. Se mantiene la posición y luego se vuelve a bajar la pelvis sin llegar a apoyar los glúteos en el suelo.
Músculos protagonistas: glúteos e isquiotibiales.

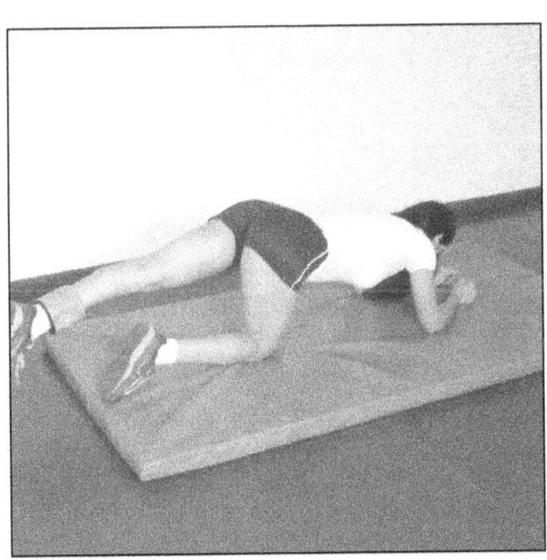 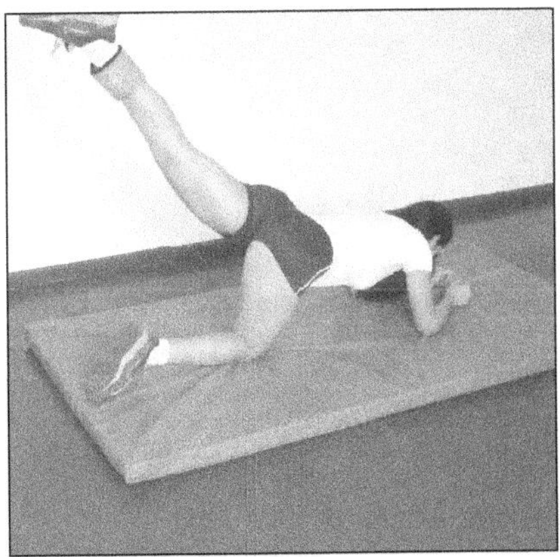

Extensión de cadera con pierna extendida y tobillera [Hip extensions with straight leg].
Este tradicional ejercicio de gimnasia localizada sigue siendo uno de los más efectivos para trabajar en forma ceñida el glúteo mayor. La cadera no debe torcerse durante el movimiento, y el tronco se mantiene derecho con los codos apoyados. Las tobilleras o los zapatos con lastre de metal incrementan significativamente el esfuerzo, reduciendo las repeticiones necesarias para alcanzar el objetivo.
Músculos protagonistas: glúteos mayor, mediano y menor.

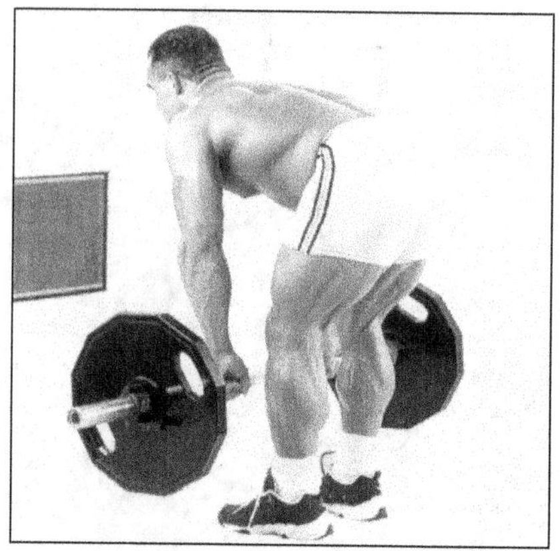 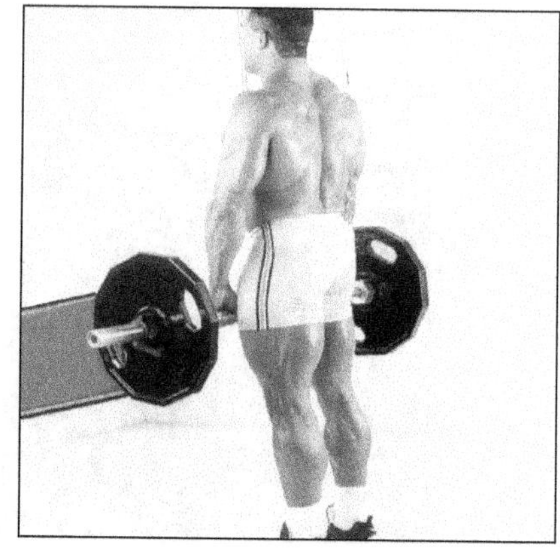

Peso muerto rumano con barra [Barbell deadlifts].
Se agarra la barra a una anchura de hombros con las palmas hacia dentro (prono) o con toma mixta.
Lleven los hombros hacia atrás elevando el pecho y manteniendo la estabilidad. Con los brazos siempre
estirados hay que incorporarse tirando la cadera hacia delante (antepulsión). Este ejercicio se
encuentra en un punto intermedio entre el buenos días y el peso muerto tradicional.
Músculos protagonistas: glúteos, isquiotibiales, músculos extensores espinales y trapecio I.

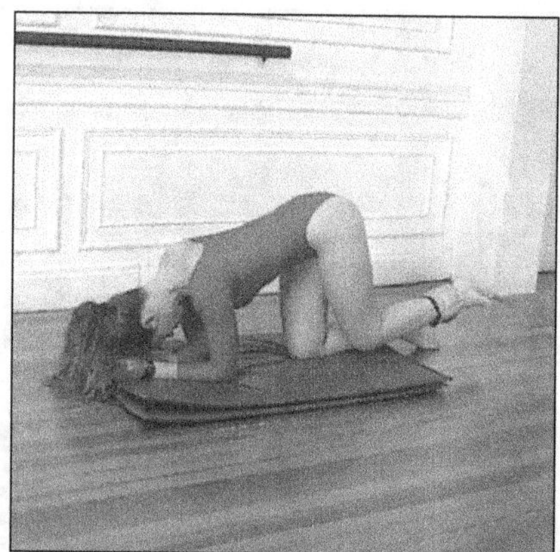 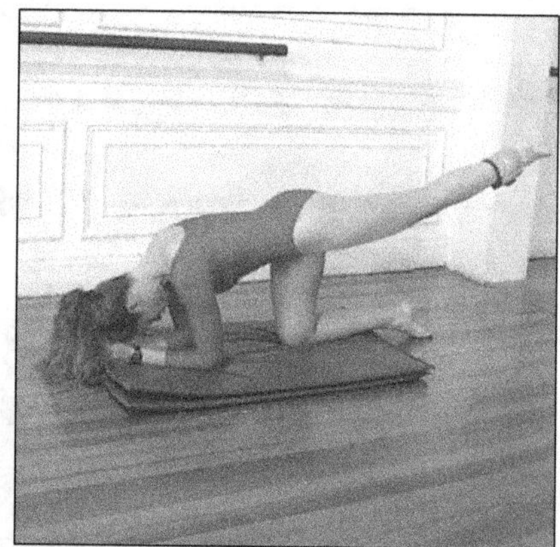

Patada de burro con tobillera [Heel kickbacks].
La posición de cuadrupedia es la más frecuentemente utilizada para trabajar los glúteos y es importante
observar que el tronco esté alineado y la cadera siempre derecha. En las "patadas de burro" se lleva el
pie elevado lo más atrás posible (algunas sostienen la posición final unos segundos en contracción
isométrica), y luego se vuelve a flexionar la rodilla sin apoyarla.
Músculos protagonistas: glúteos mayor, mediano y menor e isquiotibiales.

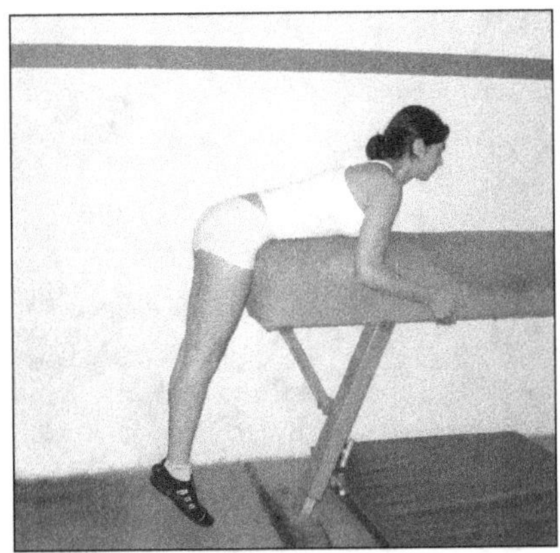
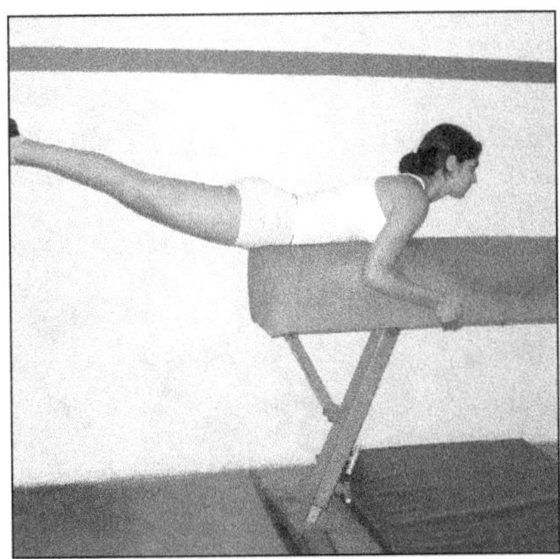

Hiperextensiones [Hyperextensions].

Entre los elementos que podemos utilizar para realizar este ejercicio podemos incluir bancos altos, caballetes, pelotas gigantes, etc. Lo importante es mantener la cadera apoyada sobre una superficie blanda pero firme, para luego elevar las piernas extendidas hasta donde sea posible. El tronco no debe desplazarse para que no participen los extensores espinales y el trabajo se concentre en los glúteos.
Músculos protagonistas: glúteos mayor, menor y mediano.

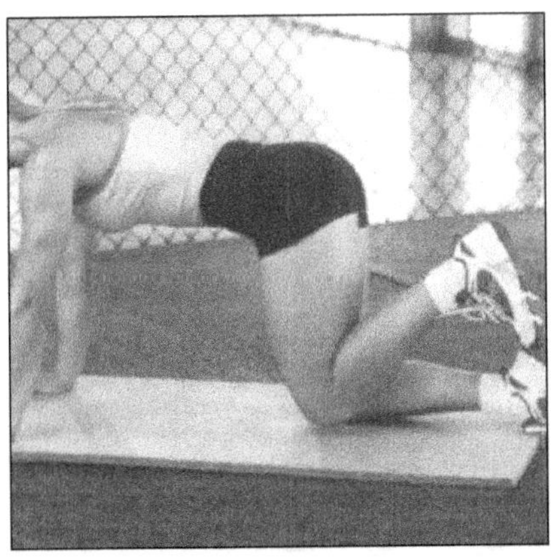
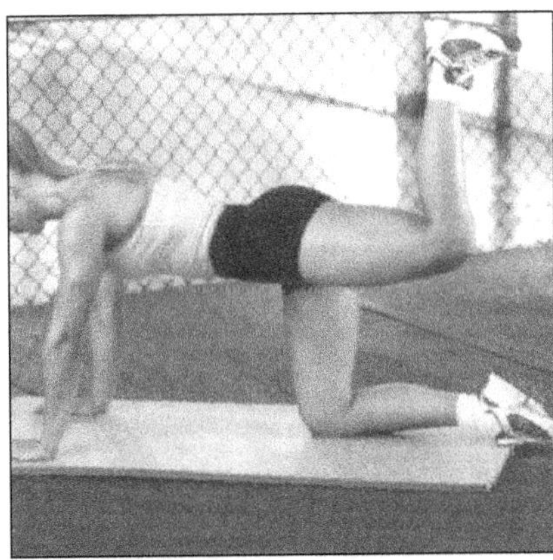

Patada con talón [Heel kick].

Este es otro movimiento clásico y efectivo para trabajar los glúteos en forma localizada durante las clases de gimnasia. Con la rodilla siempre flexionada y la cadera derecha, se eleva el talón hasta que el muslo supere la linea horizontal que se continuaría con el tronco. También en este caso, se recomienda el uso de tobilleras.
Músculos protagonistas: glúteos mayor, mediano y menor e isquiotibiales.

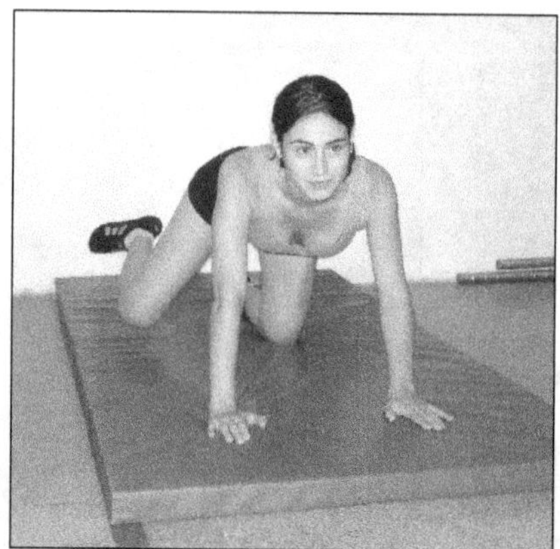
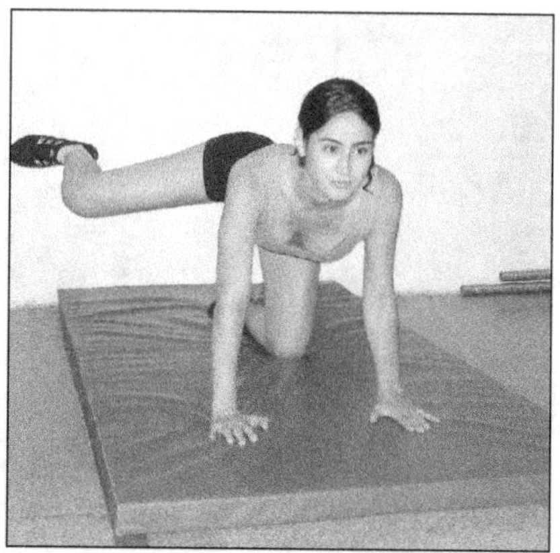

Abducciones con cadera flexionada [Hip abductions on the ground].
Manteniendo la cadera derecha, se lleva la rodilla flexionada lo más arriba posible, con el muslo en 90° con respecto al tronco. Este movimiento es relativamente complejo, por la cantidad de músculos accesorios implicados, pero indudablemente los protagonistas son los glúteos. Para que el rango de movimiento sea amplio, se debe tener una buena flexibilidad de los aductores de cadera.
Músculos protagonistas: glúteos, tensor de la fascia lata y piramidal de la pelvis.

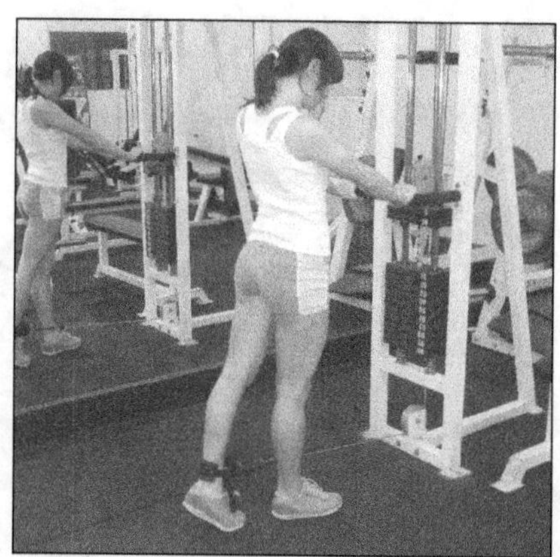
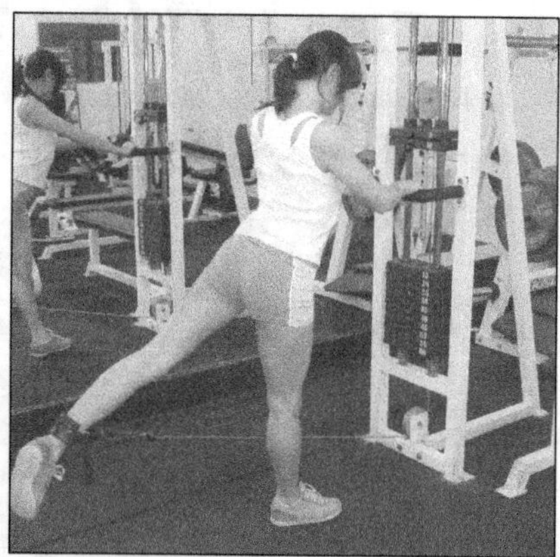

Extensiones de cadera con poleas [Low-pulley kickback / Hip extension with cable].
Esta variante se puede realizar indistintamente con bandas elásticas o con poleas. El tronco no debe inclinarse hacia delante y la cadera debe mantenerse derecha mientras se realiza su extensión. Si se apoya el otro pie sobre un step, el recorrido de la pierna atada puede ser más amplio.
Músculos protagonistas: glúteos mayor, mediano y menor.

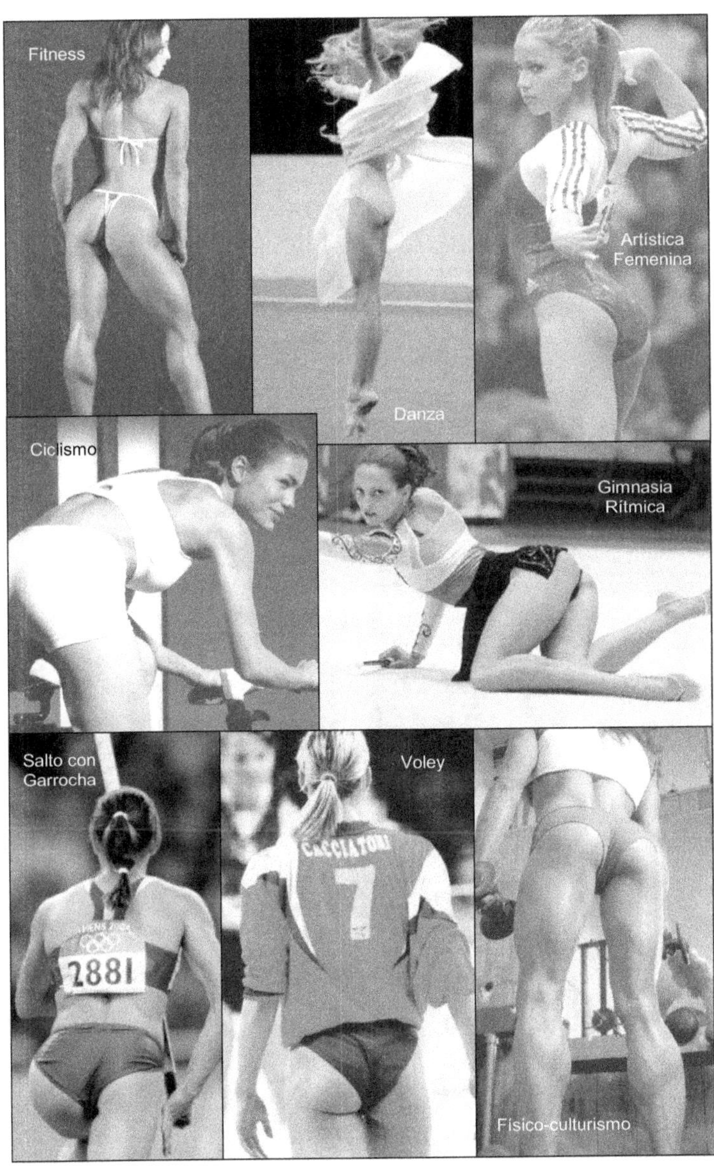
Fitness
Artística
Femenina
Danza
Ciclismo
Gimnasia
Rítmica
Salto con
Garrocha
Voley
CACCIATORI
7
2881
Físico-culturismo

Hombros (shoulders)

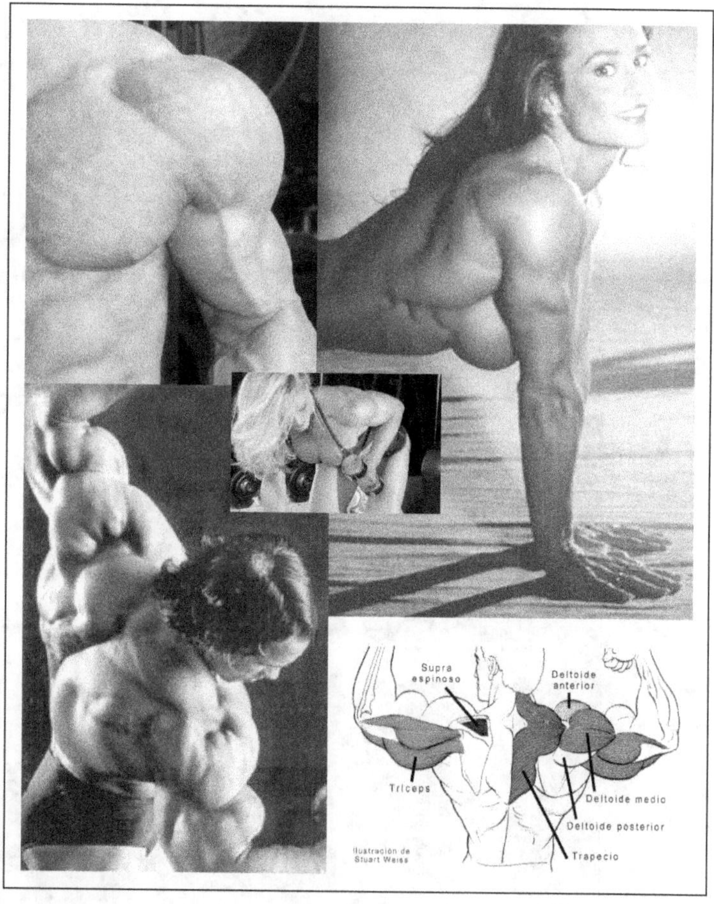

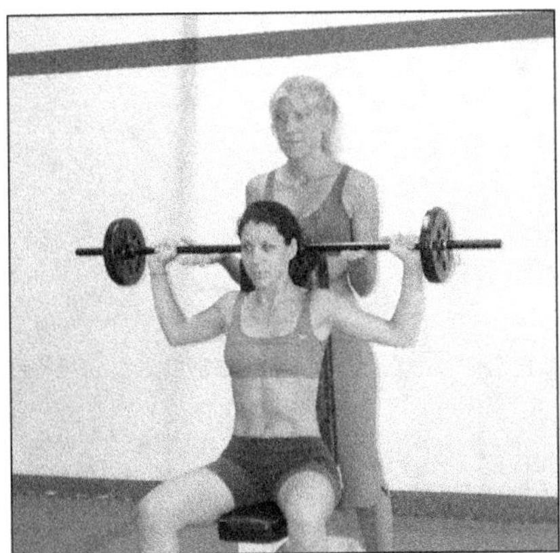 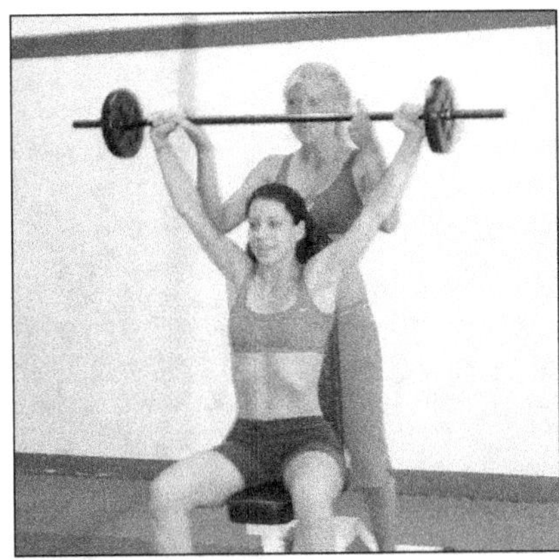

Press militar por detrás [Military press (seated barbell shoulder press)].
Sentados cuidando que la columna esté bien apoyada contra el respaldo, se recomienda posar los pies sobre un banco step para lograr mayor adherencia de la misma. La empuñadura debería ser amplia para darle mayor participación a los deltoides con respecto a los tríceps. Es importante que la espalda no se curve y es recomendable que los codos no se extiendan por completo.
Músculos protagonistas: deltoides (anterior, medio y posterior), tríceps y trapecio I.

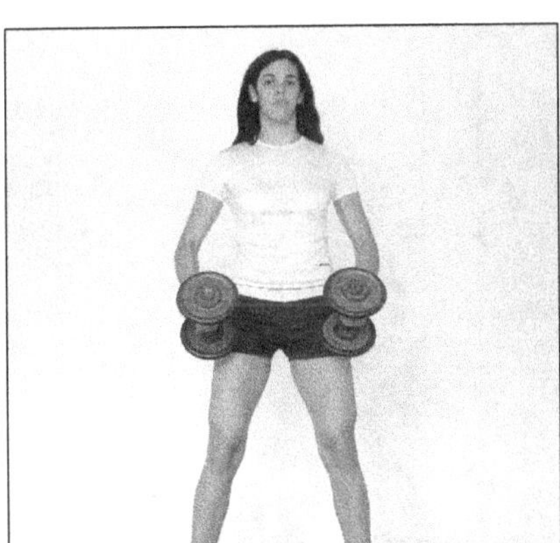 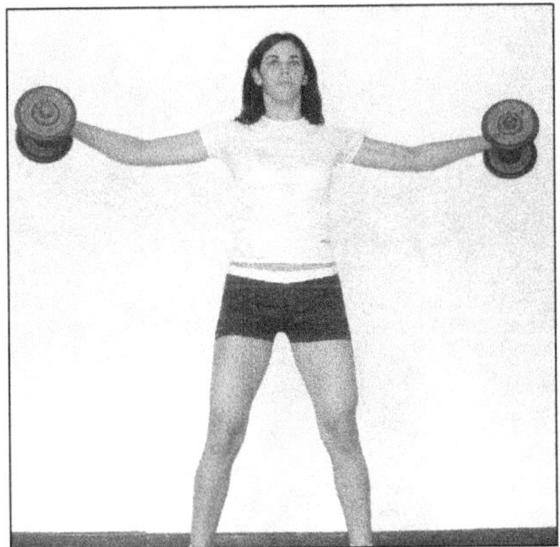

Elevaciones (vuelos) laterales con mancuernas [Standing dumbbell lateral raises].
Para localizar el esfuerzo en los deltoides, los hombros deben tratar de permanecer inmóviles (sin elevarse o descender). Lo tradicional es que las pesas no superen la altura del cuello y la extensión de los codos depende de la exigencia que queramos darle al ejercicio. Las piernas buscan estabilidad (aproximadamente un ancho y medio de hombros), con las rodillas semi-flexionadas y la espalda derecha. *Músculos protagonistas: deltoides (anterior, medio y posterior), supraespinoso y trapecio I.*

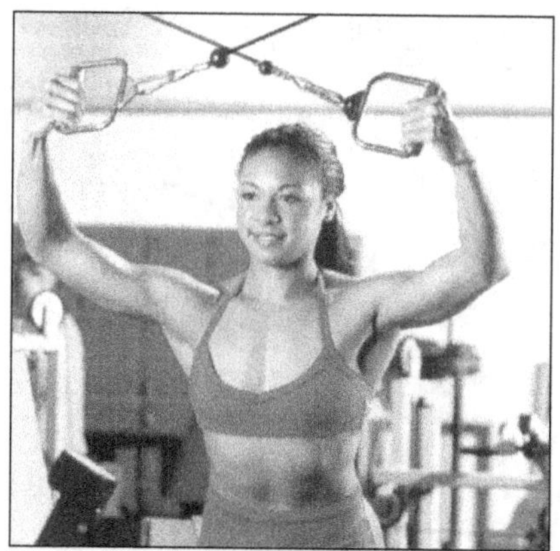 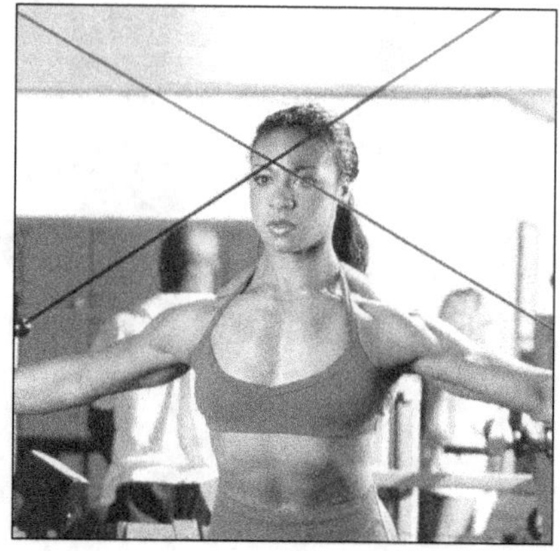

Cruces o aperturas invertidas en polea.
No es necesario llevar los brazos completamente hacia atrás para obtener la máxima contracción del deltoides. Un movimiento parcial también puede lograrlo y es recomendable no detenerse durante las repeticiones. Aunque el trapecio es protagonista en esta acción, el mayor esfuerzo se concentra en el deltoides posterior. *Músculos protagonistas: deltoides (medio y posterior), supra e infraespinoso, redondo mayor y menor, romboides, dorsal ancho y trapecio.*

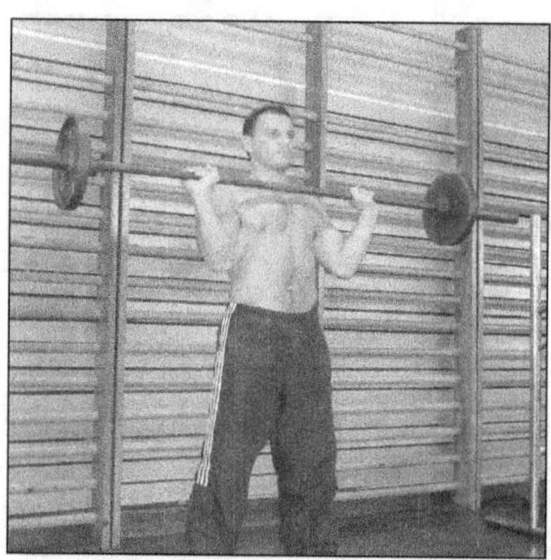 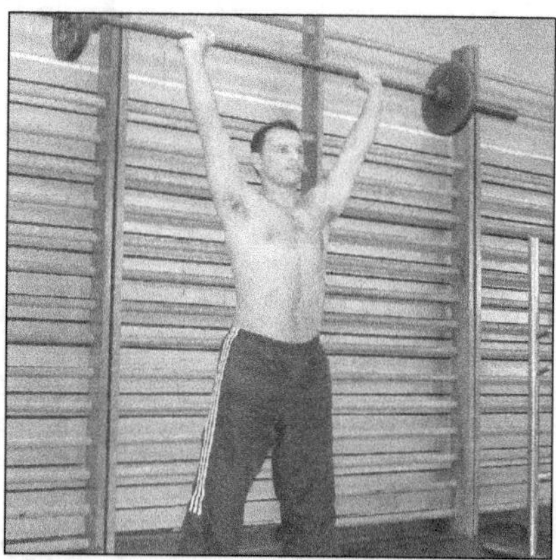

Press (militar) adelante de pie [Standing military press].
Se sostiene la barra por delante de los hombros (con el pecho elevado), y con los pies separados aproximadamente un ancho de cadera. La barra se levanta llevándola ligeramente hacia atrás de manera que quede encima de la cabeza alineando la perpendicular a la misma con la columna vertebral y la cadera.
Músculos protagonistas: deltoides (anterior, medio y posterior), tríceps y trapecio I.

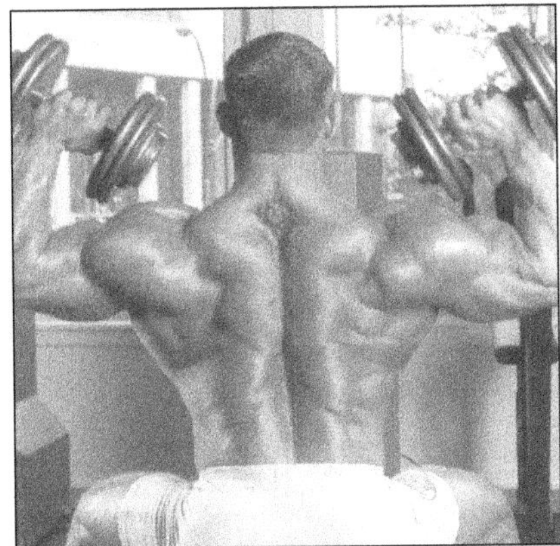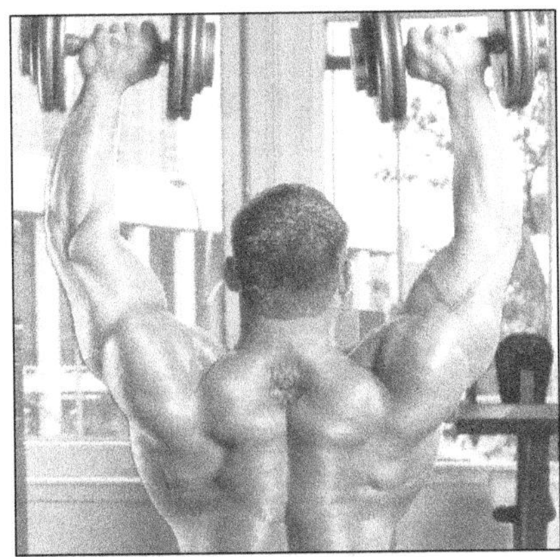

Press de hombros sentado con mancuernas [Seated dumbbell shoulder press].
Sentados en un banco (preferiblemente con respaldo), se comienza sosteniendo las mancuernas al lado de los hombros con agarre prono. A continuación, se extienden los brazos simultáneamente hasta que las pesas queden casi juntas cuidando de no arquear la columna durante el estiramiento de los brazos.
Músculos protagonistas: deltoides anterior, medio, tríceps y pectoral mayor (porción clavicular).

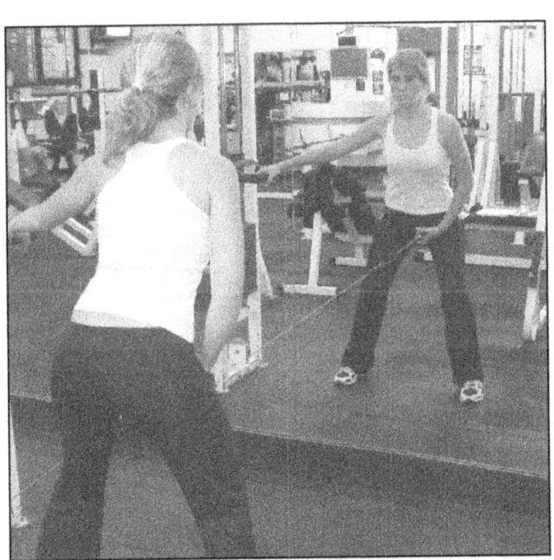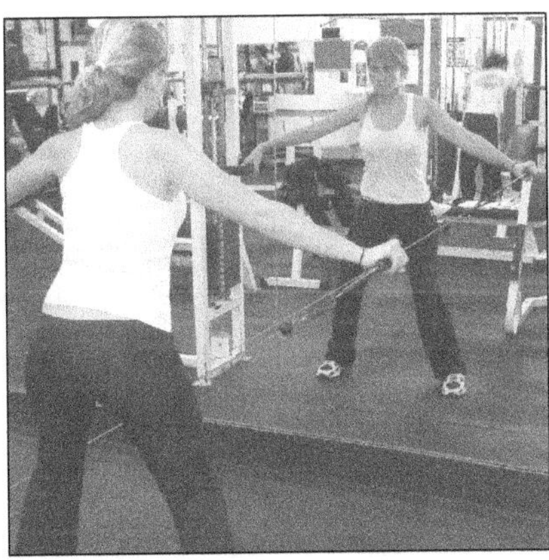

Elevaciones laterales con cable a un brazo [One-arm cable lateral raises].
Este movimiento es básicamente una abducción de hombros dificultada por la resistencia que ofrece la polea. Si el peso es excesivo, se torna muy difícil mantener una forma prolija durante el desarrollo del movimiento, observándose frecuentemente la colaboración (no intencional) de los músculos del tronco.
Músculos protagonistas: deltoides (anterior, medio y posterior) supraespinoso y trapecio I.

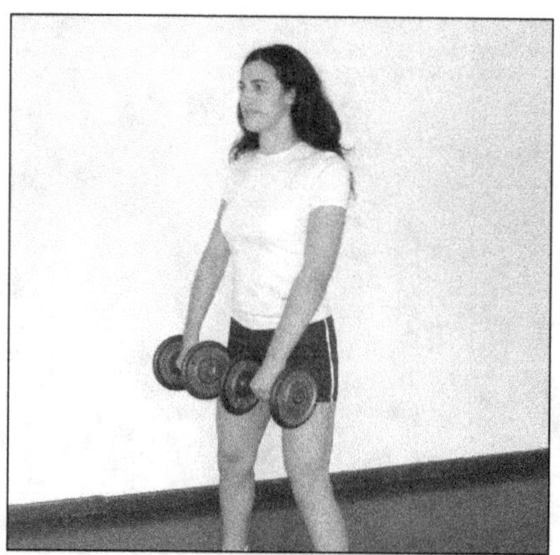 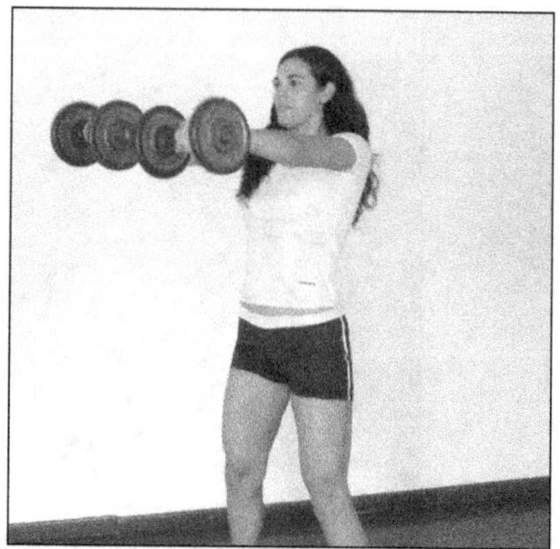

Elevaciones frontales con mancuernas [Frontal dumbbell raises].
Con los pies separados aproximadamente un ancho de hombros y las rodillas ligeramente flexionadas (para obtener mayor estabilidad) y la espalda derecha, se realizan elevaciones de los brazos hacia delante hasta el nivel de los ojos. No deberían utilizar la espalda o las piernas para columpiar el peso.
Músculos protagonistas: deltoides anterior y medio, coracobraquial y pectoral mayor (porción clavicular).

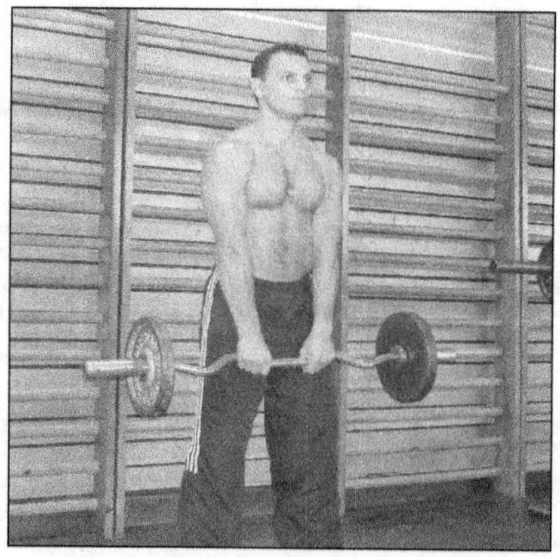 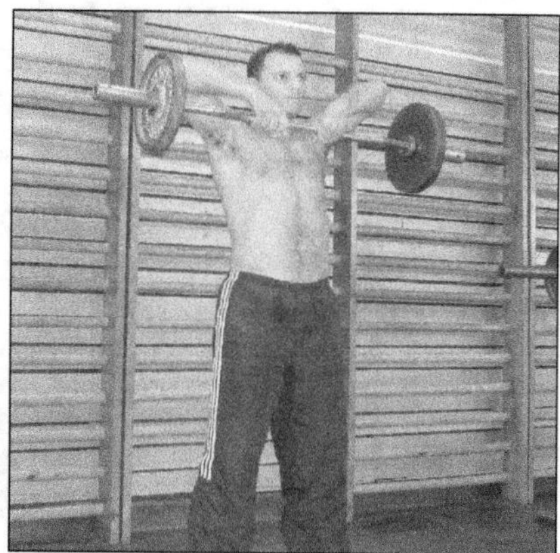

Remo (alto) al mentón con barra [Upright row].
Es recomendable utilizar una barra W, pues su empuñadura respeta mejor los movimientos anatómicos de los brazos permitiendo que las muñecas estén alineadas con los antebrazos. Este trabajo es utilizado indistintamente para trabajar los trapecios o los deltoides, debido a su protagonismo compartido.
Músculos protagonistas: deltoides (anterior, medio y posterior), trapecio y supraespinoso.

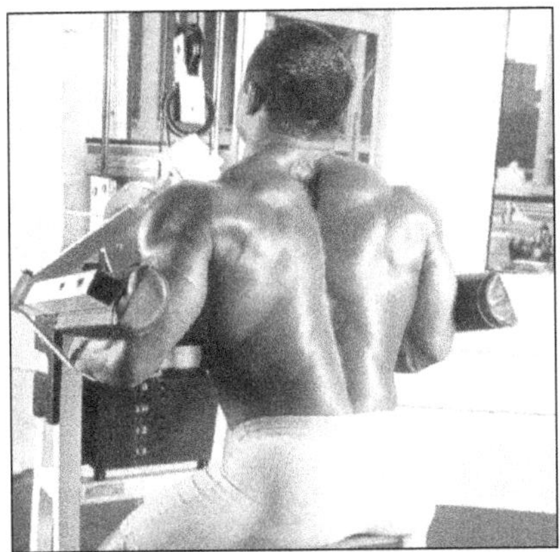 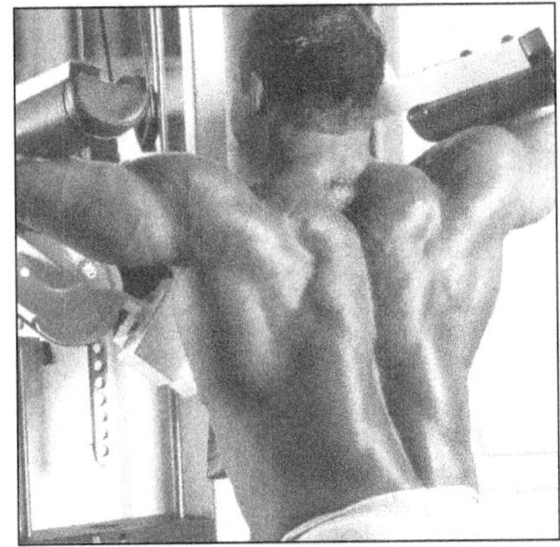

Elevaciones laterales con máquina [Lateral raises].
Se elevan los codos hasta unos cinco centímetros por encima del nivel de los hombros, centrando el trabajo en la cabeza media del deltoides. Se recomienda controlar la bajada frenando el movimiento. Esta máquina (poco frecuente en la mayoría de los gimnasios) imita, con bastante similitud, el movimiento de los vuelos laterales con mancuernas.
Músculos protagonistas: deltoides (anterior, medio y posterior), supraespinoso y trapecio I.

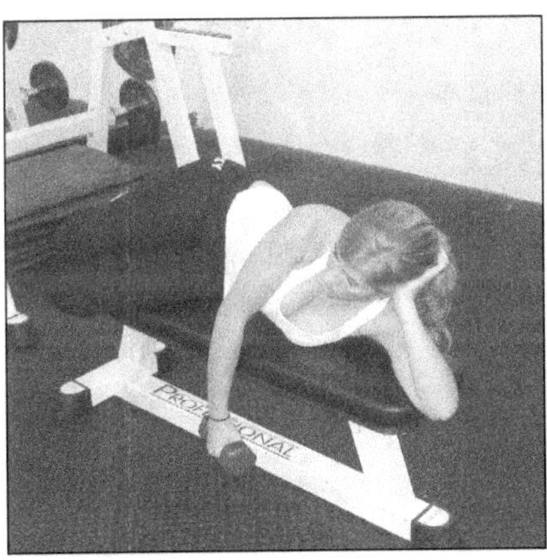 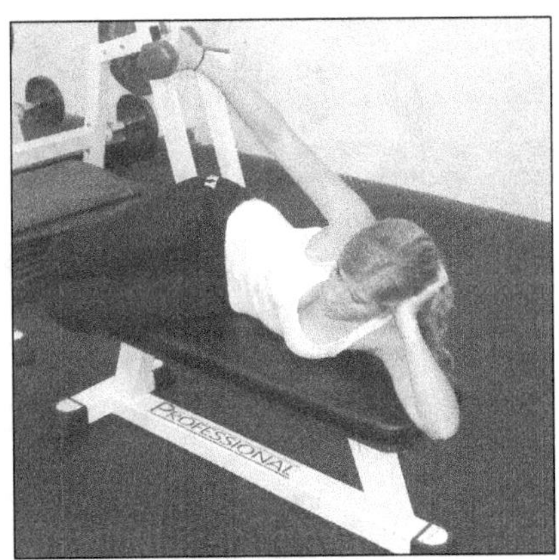

Elevación lateral acostado [Side raises].
Este ejercicio congestiona rápidamente al deltoides, aun utilizando mancuernas con poco peso. Ello se debe a una palanca del brazo de resistencia muy larga (si el tríceps está contraído) que multiplica la fuerza que se opone al movimiento ascendente.
Músculos protagonistas: deltoides posterior y medio, trapecio I y II, supraespinoso y tríceps.

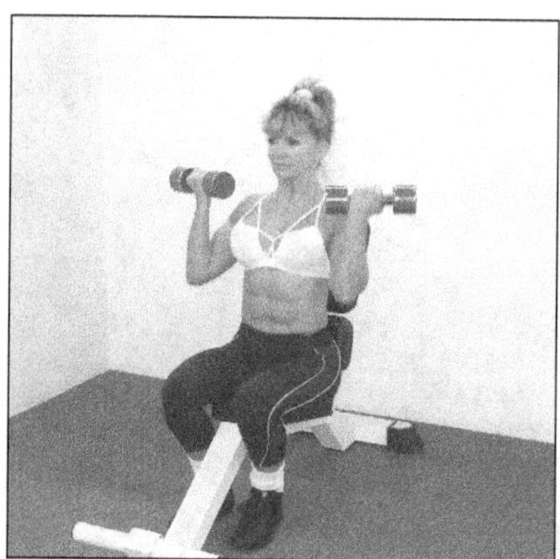 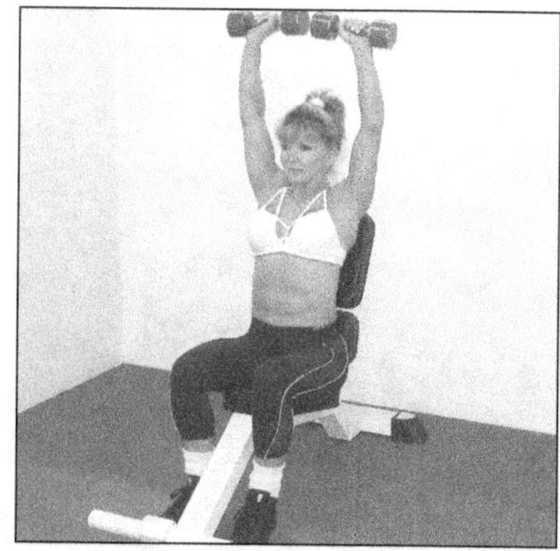

Press Arnold.
En la posición inicial hay que estar sentados en un banco con respaldo, con ambos brazos flexionados y supinados. A medida que los codos se van extendiendo, los antebrazos se van pronando manteniendo el movimiento lento y controlado. Su nombre se debe al fisicoculturista que popularizó este ejercicio. *Músculos protagonistas: deltoides anterior y medio, tríceps, trapecio I y pectoral mayor (porción clavicular).*

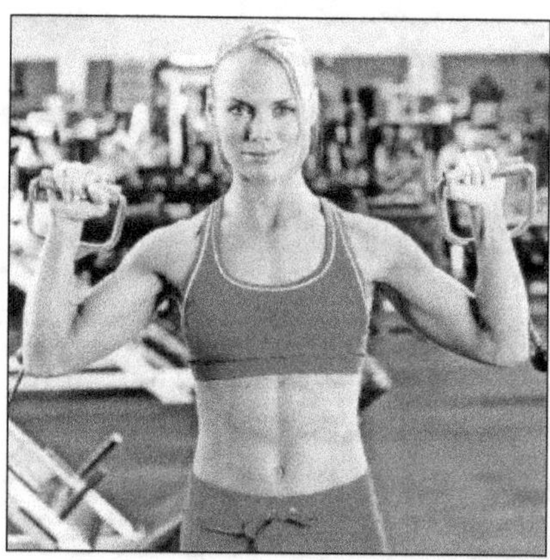 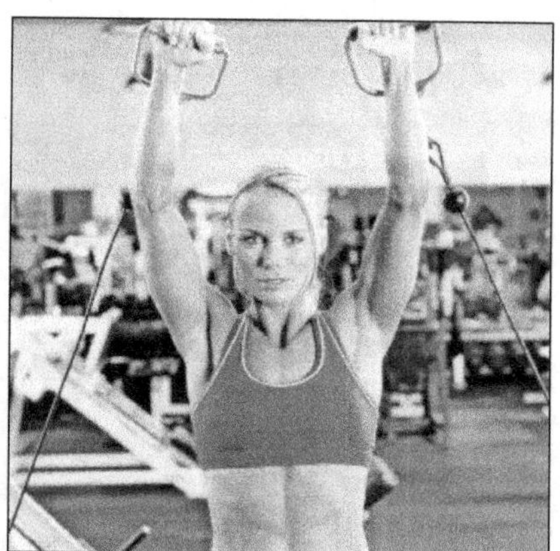

Press militar con poleas [Overhead press].
Esta acción es idéntica al press militar con barra, pero sin los riesgos que conlleva ese implemento cuando se produce el agotamiento durante el ejercicio. Quien tenga experiencia en entrenamiento con pesos libres, sabe lo dificultoso que puede resultar equilibrar la barra o engancharla en el apoyo cuando los músculos ya están cansados.
Músculos protagonistas: deltoides anterior, medio y pectoral mayor (porción clavicular).

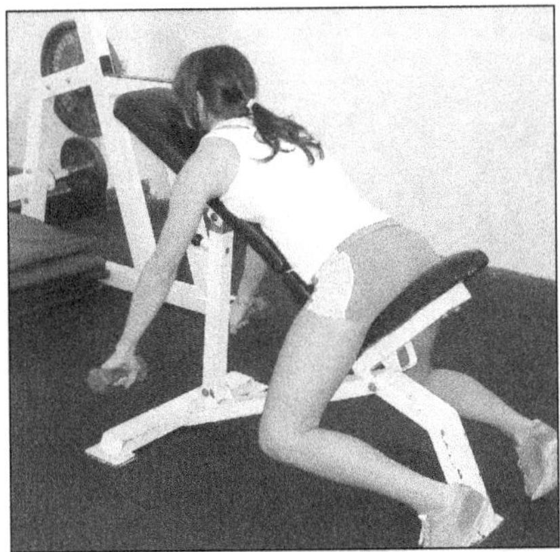
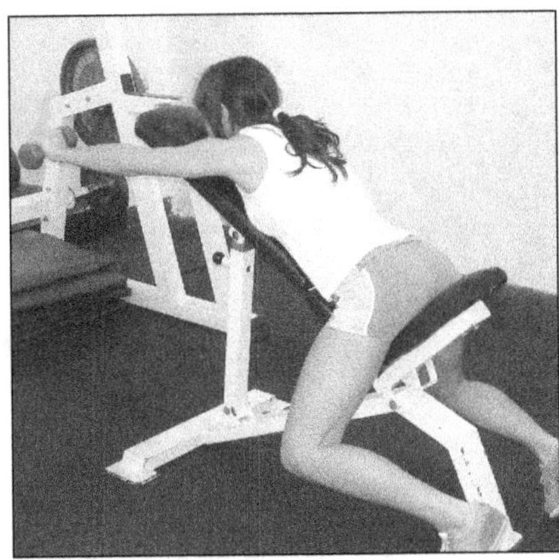

Flexiones de hombros en banco inclinado [Shoulder flexions with incline bench].
El tronco llevado por debajo de los 45° aumenta significativamente la dificultad del ejercicio obligando a disminuir los pesos de las mancuernas con respecto a los vuelos frontales. Es importante contar con un apoyo estable para no forzar innecesariamente la musculatura espinal.
Músculos protagonistas: deltoides anterior y medio, coracobraquial, pectoral mayor (porción clavicular) y trapecio I.

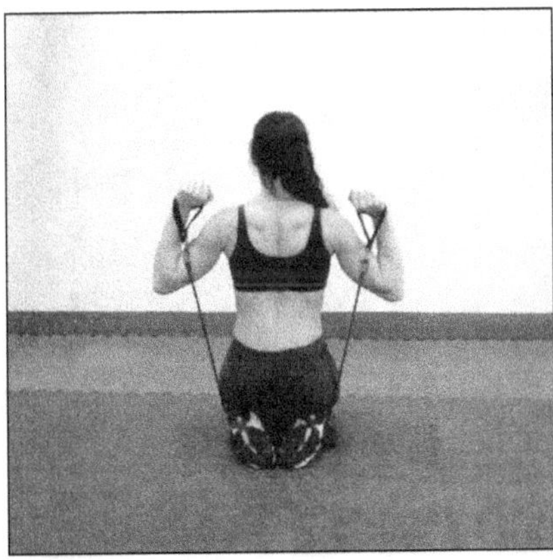
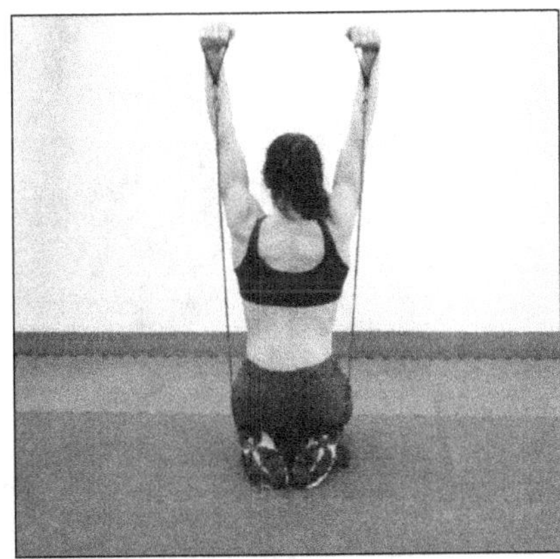

Press militar con banda elástica [Military press with rubber band].
Esta variante de press militar es utilizada principalmente por aquellas personas que no quieren hipertrofiar los hombros y especialmente durante la entrada en calor. En aquellos deportes donde el peso se puede relacionar con el rendimiento, es importante mantener controlado el crecimiento muscular (gimnasia artística, aeróbica, etc.).
Músculos protagonistas: deltoides anterior, medio y pectoral mayor (porción clavicular).

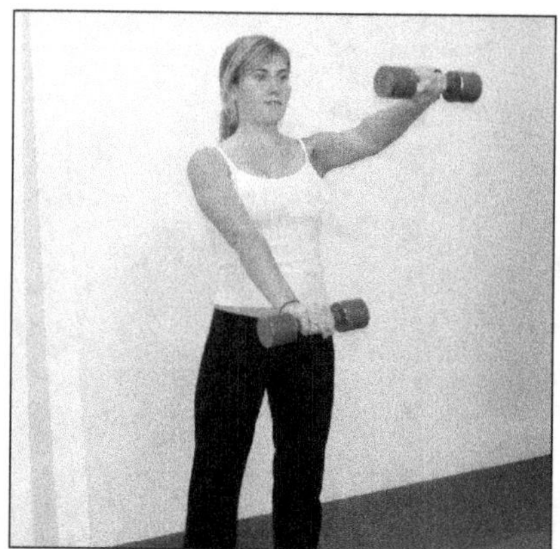 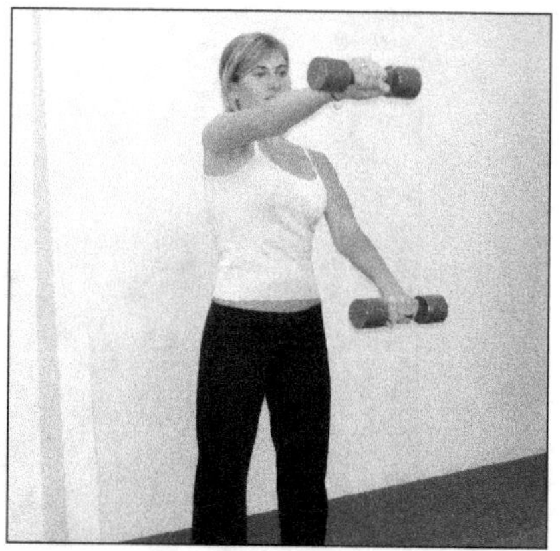

Elevaciones frontales alternadas con mancuernas [Front alternate dumbbell raises].
De pie o sentados, pero buscando siempre la mejor estabilidad, se elevan alternadamente los brazos casi rígidos hacia el frente. Moviendo simultáneamente ambas mancuernas, se llevan las mismas hasta la altura de la cabeza, cuidándose de no arquear excesivamente la espalda baja, ni balacearse.
Músculos protagonistas: deltoides anterior y medio, coracobraquial y pectoral mayor (porción clavicular).

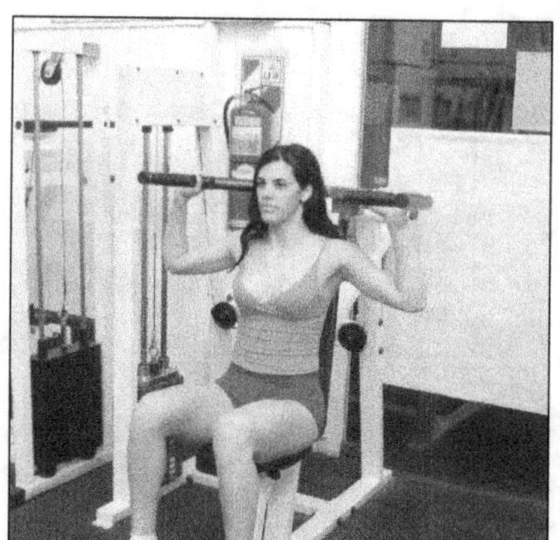 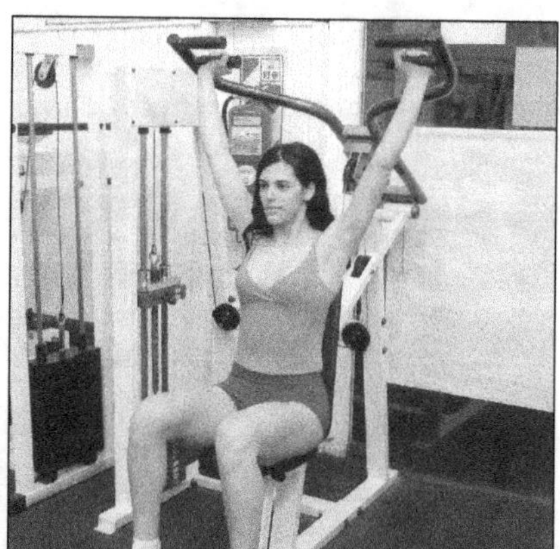

Press militar en máquina [Machine military shoulder press].
Sentados, con la espalda bien apoyada y los pies en el piso (o en un step que eleve las rodillas y empuje la columna hacia atrás), se sube repetidamente los brazos, siendo recomendable no bloquear los codos. Es preferible no extender la articulación para mantener los músculos en tensión constante, cansando los deltoides más rápidamente.
Músculos protagonistas: deltoides (anterior, medio y posterior), tríceps y trapecio I.

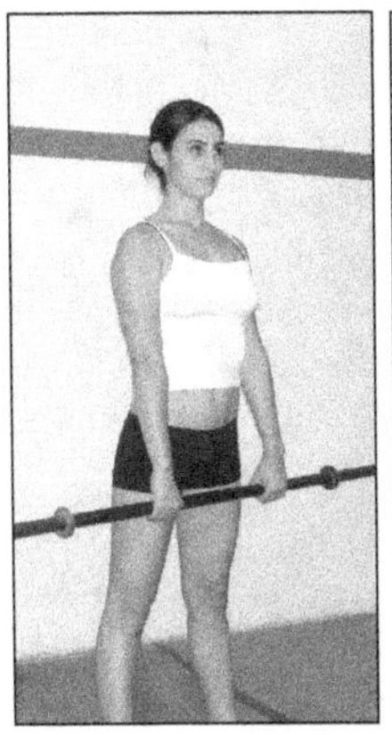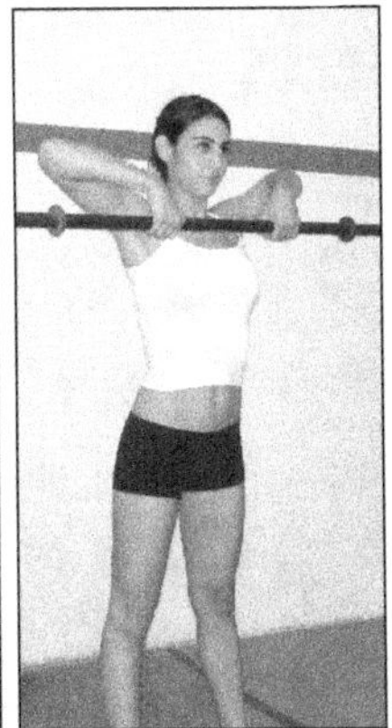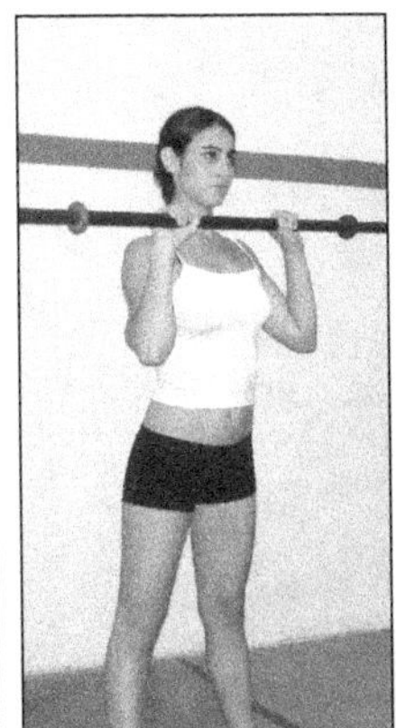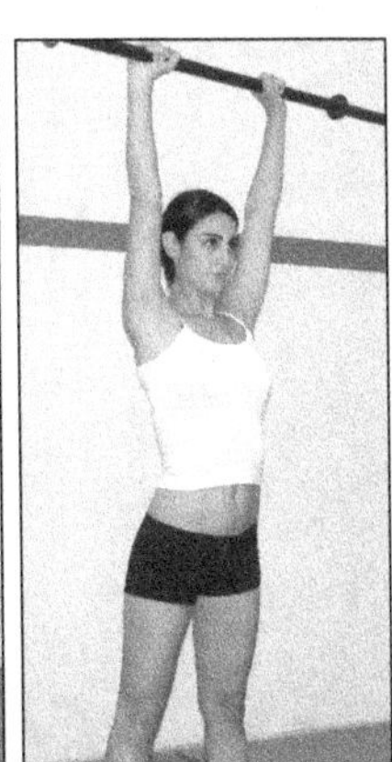

Remo a la barbilla + press militar (adaptación del "arranque y envión").
Esta acción compuesta es la integración de dos ejercicios en donde los deltoides son siempre protagonistas. Es recomendable el uso de un cinturón de levantamiento para proteger la zona media que se encuentra fácilmente sobre-exigida durante este movimiento.
Músculos protagonistas: deltoides (anterior, medio y posterior), trapecio I, supraespinoso y tríceps.

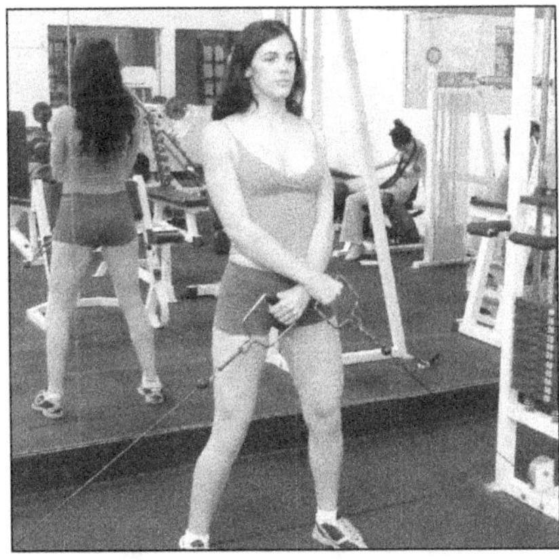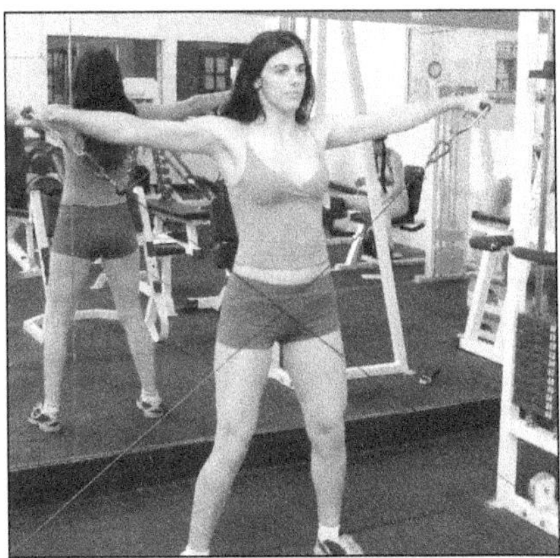

Abducciones cruzadas (vuelos) en polea [Cross lateral pull].
Con los brazos extendidos, se llevan los manerales hasta la altura del cuello mientras los cables se van cruzando. El movimieto es muy similar a los vuelos laterales con mancuernas, y las recomendaciones son las mismas.
Músculos protagonistas: deltoides (anterior, medio y posterior) supraespinoso y trapecio I.

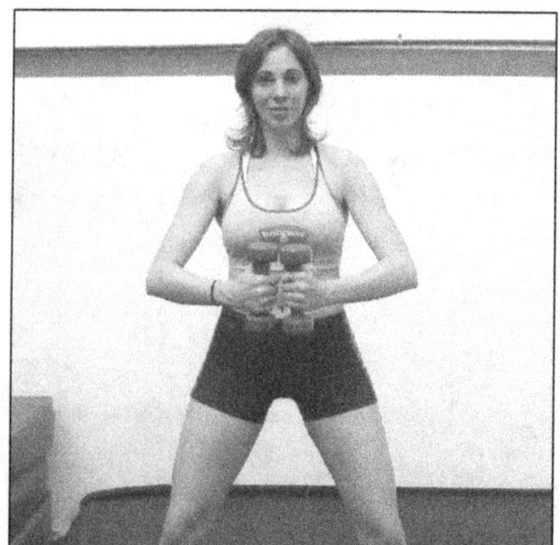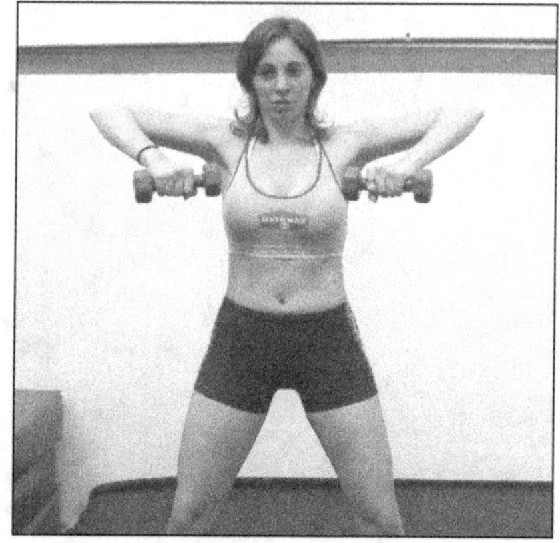

Vuelos laterales con brazos flexionados [Upright dumbbell rows (dumbbell side raise)].
Para usar mancuernas más pesadas, podemos implementar esta variante. Gracias al brazo de palanca de la resistencia más corto, la oposición al movimiento es menor; facilitando el gesto pero manteniendo el protagonismo de los deltoides.
Músculos protagonistas: deltoides (anterior, medio y posterior), supraespinoso y trapecio I.

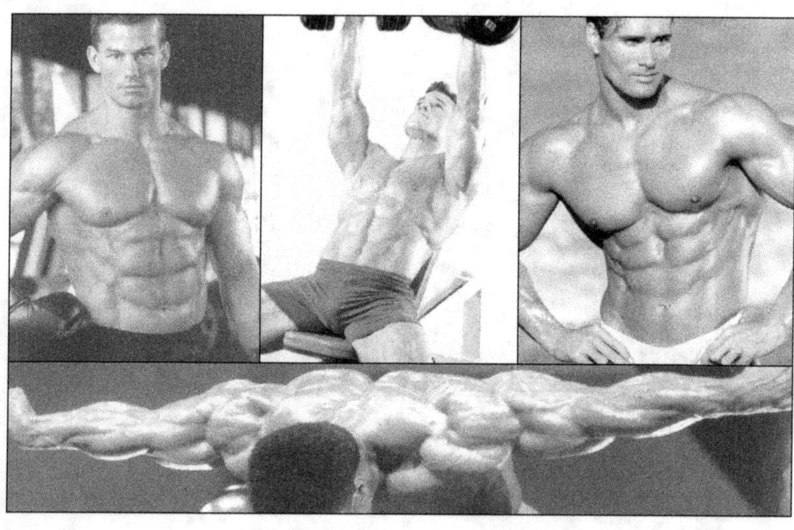

Pecho (chest)

Trapecio
Deltoide
Coracobraquial
Pectoral
mayor
Serrato
mayor
Pectoral
menor
Ilustración
de Kira Gd

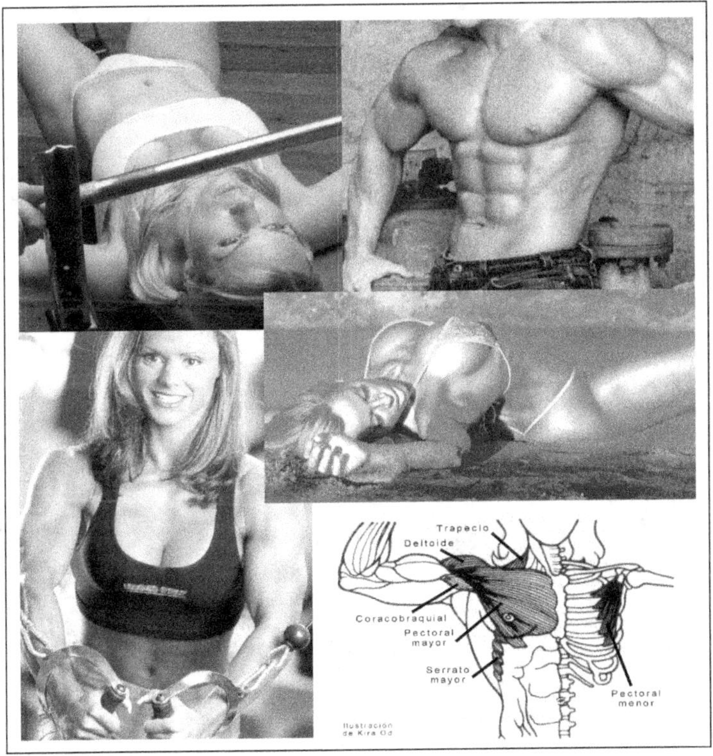

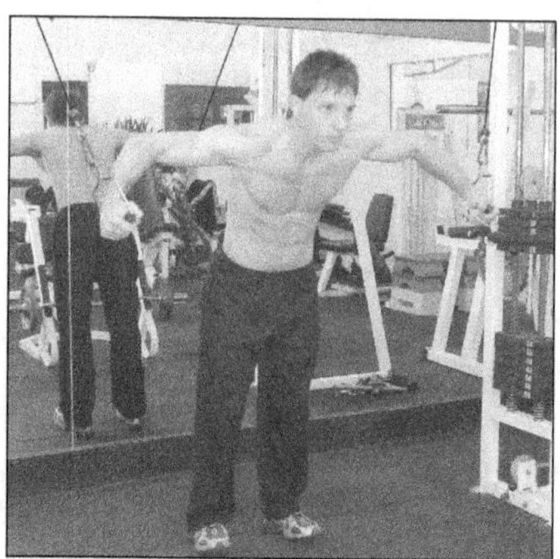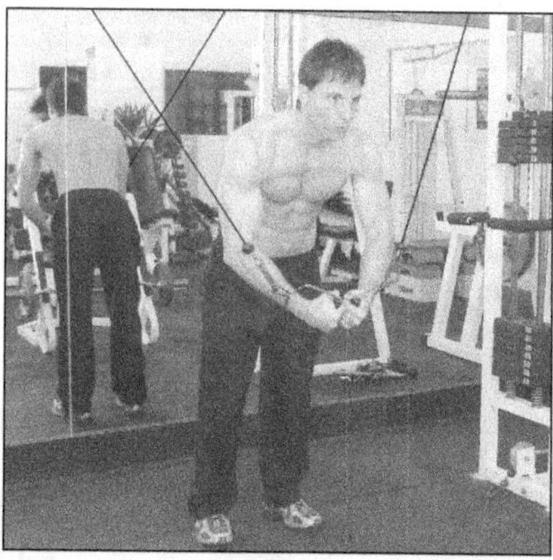

Aperturas con poleas o cruces con cable [Pulley cable crossovers].
Durante el movimiento, los brazos se mantienen ligeramente curvados, y el ejecutante (al nivel de la cintura) suele inclinarse levemente hacia el frente. En este ejercicio los manerales son llevados hasta un punto justo por delante del ombligo. Los puños no se cruzan para evitar que uno de los lados se contraiga más que el otro, pero podrían hacerlo si lo hacen alternadamente.
Músculos protagonistas: pectoral mayor, deltoides anterior y bíceps braquial.

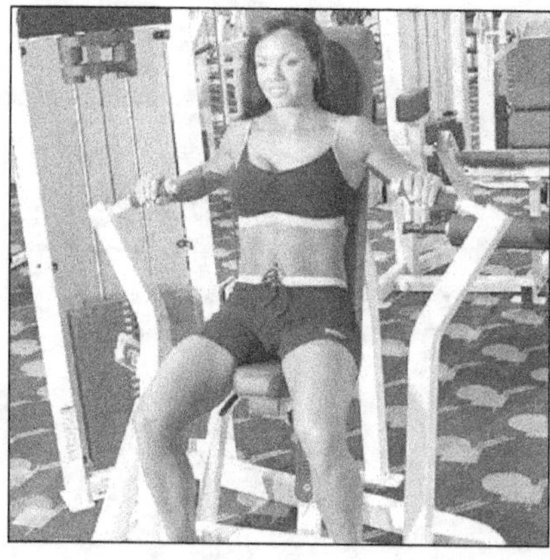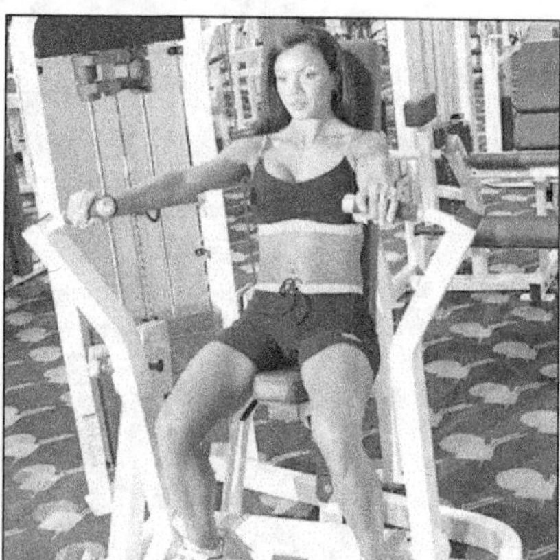

Press frontal en máquina [Machine bench press].
En el tradicional press de banca existe el riesgo de que si se trabaja con pesos extremos y no se cuenta con un ayudante, el atleta termine aplastado por el peso de la barra al producirse el agotamiento de los músculos pectorales. Trabajando con la máquina, se puede ejercitar cerca del limite sin correr con ese peligro.
Músculos protagonistas: pectoral mayor, deltoides anterior y tríceps.

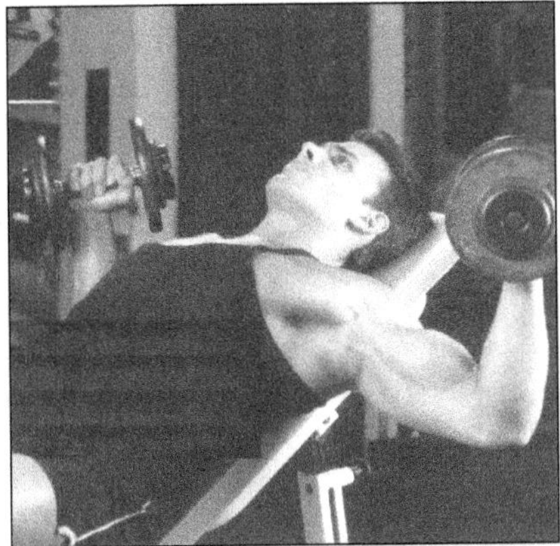
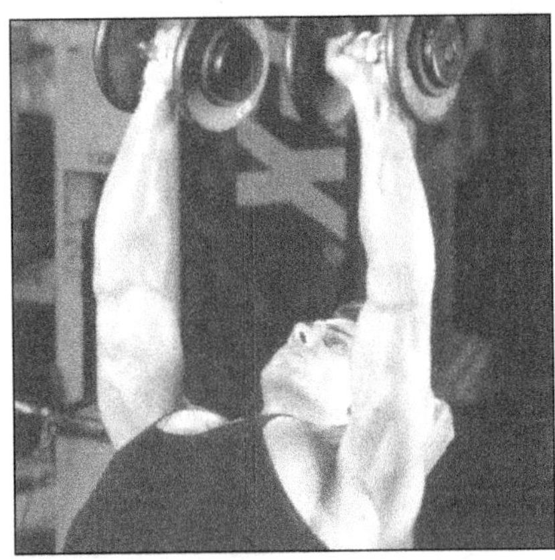

Press inclinado con mancuernas [Incline bench dumbbell press].
El banco inclinado permite trabajar principalmente la porción clavicular del pectoral mayor. Tomando las mancuernas con agarre prono, se elevan las mismas por encima de la cabeza de manera firme y controlada. Algunos ejecutantes, al bajar, procuran estirar los pectorales lo más posible, llevando las pesas por fuera de los hombros.
Músculos protagonistas: pectoral mayor, coracobraquial, deltoides anterior y tríceps.

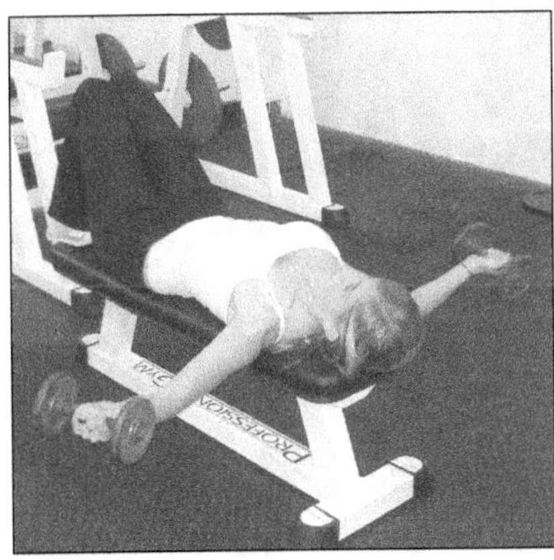
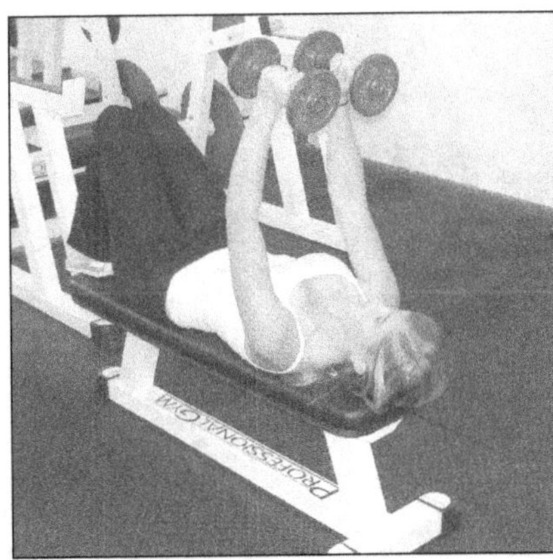

Aperturas con mancuernas en banco plano [Flat-bench dumbbell flyes].
Recostado sobre un banco estrecho, el ejecutante realiza flexiones y extensiones horizontales de hombros. Los codos deberían permanecer ligeramente flexionados durante todo el movimiento para no forzar esa articulación. Con las mancuernas podemos obtener un mejor estiramiento que con la barra, contando además con la ventaja de poder girar o adaptar las muñecas.
Músculos protagonistas: pectoral mayor, coracobraquial, deltoides anterior, bíceps y tríceps.

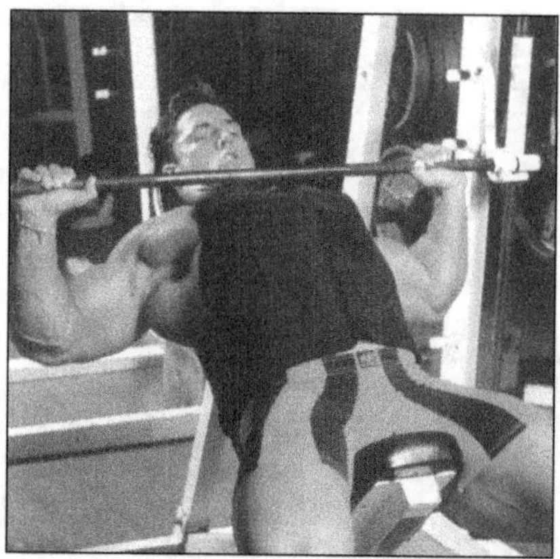 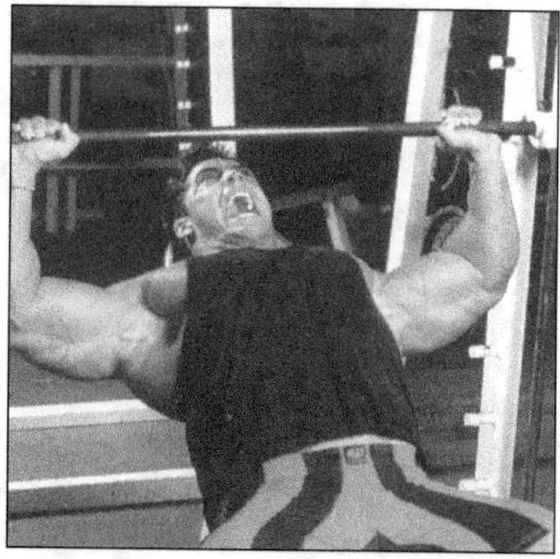

Press inclinado en máquina Smith [Smith machine bench press].
La Smith permite trabajar con cargas máximas y sub-máximas sin la presencia de un compañero. Debido a esta ventaja, hay que cuidarse de los excesos, pues si el peso es difícil de controlar es probable que la forma del movimiento no sea buena. Algunos recomiendan que al final del ascenso, los codos no se extiendan, evitando un "punto de reposo", para que continúe la tensión sobre el músculo.
Músculos protagonistas: pectoral mayor, deltoides anterior y tríceps.

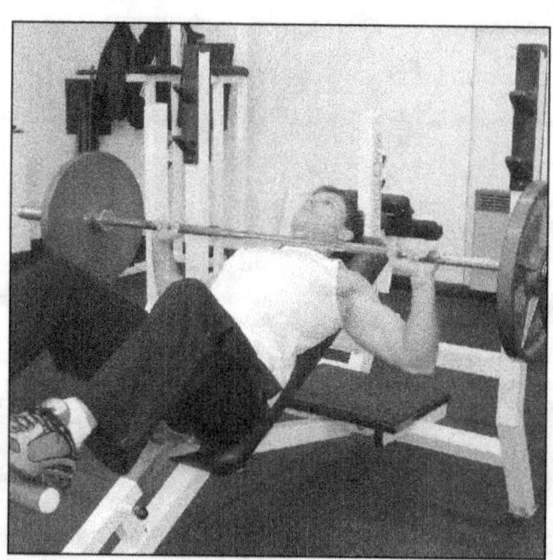 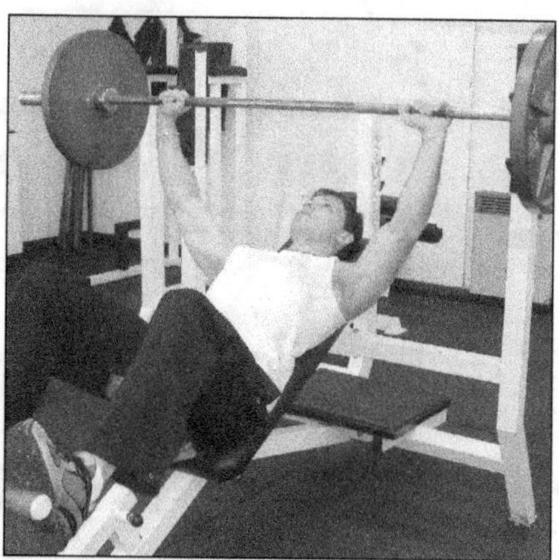

Press en banco inclinado con barra olímpica [Incline bench barbell chest press].
Este ejercicio no reafirma ni impide la caída del busto en las mujeres, pero ayuda dándole más volumen a la zona trabajando el pectoral mayor. Tres errores comunes son: elevar mucho el respaldo del banco involucrando demasiado al deltoides anterior; arquear la zona lumbar en exceso y empujar con el cuello contracturando la zona cervical.
Músculos protagonistas: pectoral mayor, coracobraquial, deltoides anterior y tríceps.

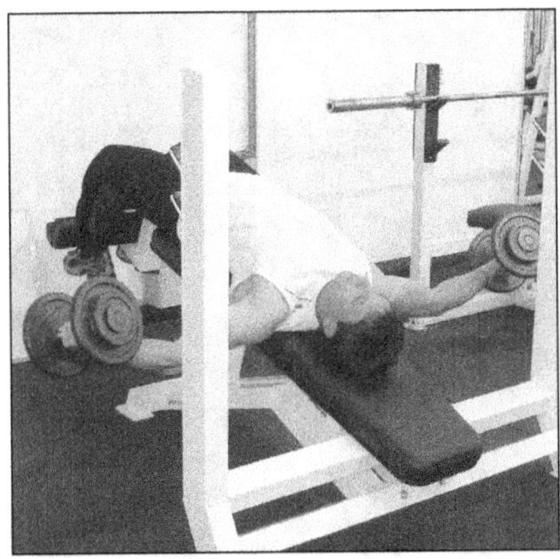
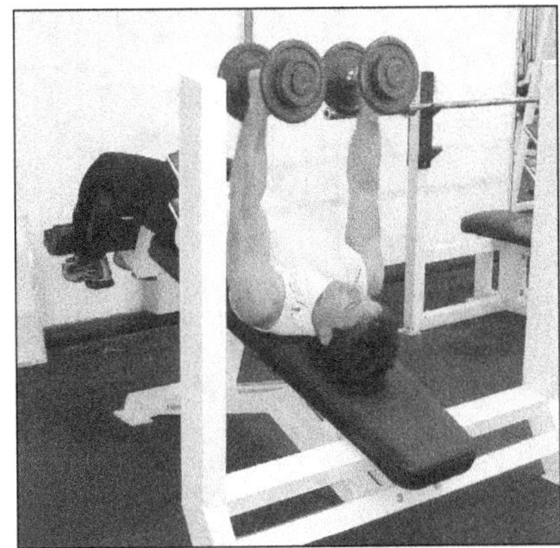

Aperturas declinadas [Decline dumbbell flyes].
En este ejercicio se pone el acento sobre todo en las secciones inferior e interior de los pectorales. Es recomendable experimentar con la variedad en la inclinación de los bancos, pues cada nuevo ángulo estirará los pectorales de una manera diferente.
Músculos protagonistas: pectoral mayor, coracobraquial, deltoides anterior, bíceps y tríceps.

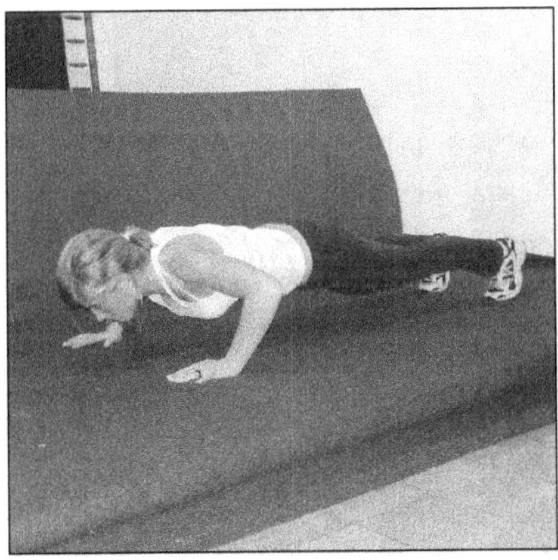
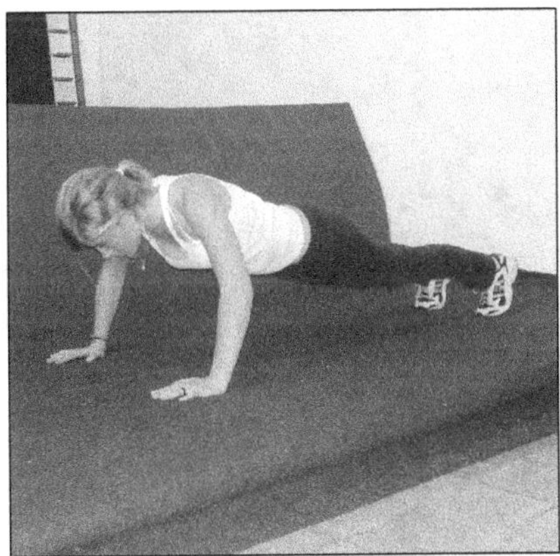

Extensiones de brazos (lagartijas) en el suelo [Two-arm push-ups].
Se doblan los codos hasta que el pecho quede cerca del suelo, para luego realizar la fase concéntrica del ejercicio. Los abdominales deben permanecer siempre contraídos evitando que se arquee la zona lumbar. No hay un lugar establecido para apoyar las manos, pero el ancho de los codos determina la mayor o menor participación de los pectorales y los tríceps. *Músculos protagonistas: pectoral mayor, coracobraquial, deltoides anterior, tríceps, recto del abdomen y oblicuos mayor y menor.*

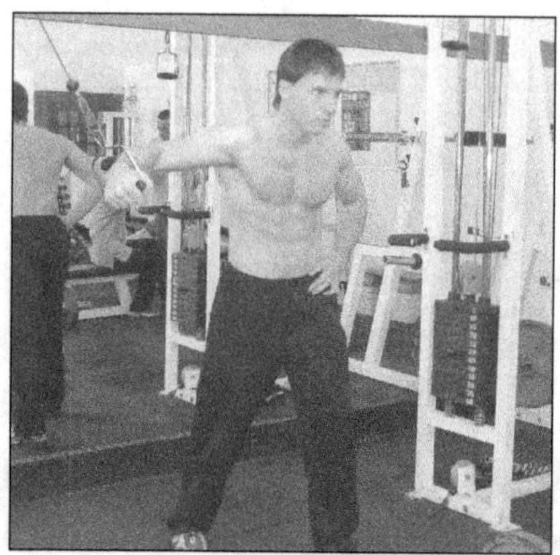 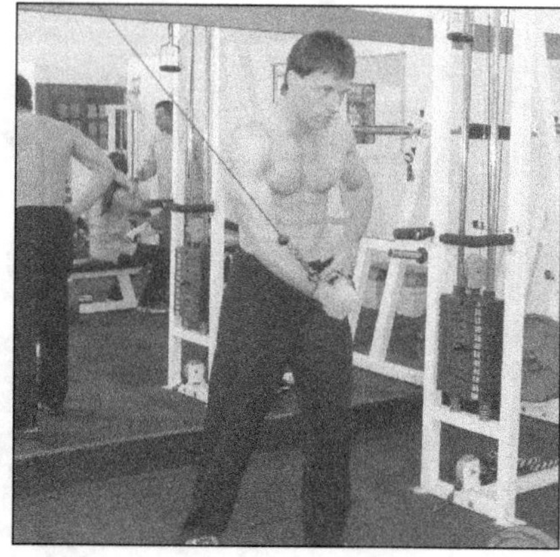

Jalones de polea con un brazo [One-arm cable crossovers].
También se los llama "cruces de concentración" y suelen tensionar mayoritariamente los márgenes exteriores del pectoral. Algunos ejecutantes prefieren adelantar una pierna de manera que el tronco también se adelante y así estirar más los pectorales.
Músculos protagonistas: pectoral mayor, deltoides anterior y bíceps braquial.

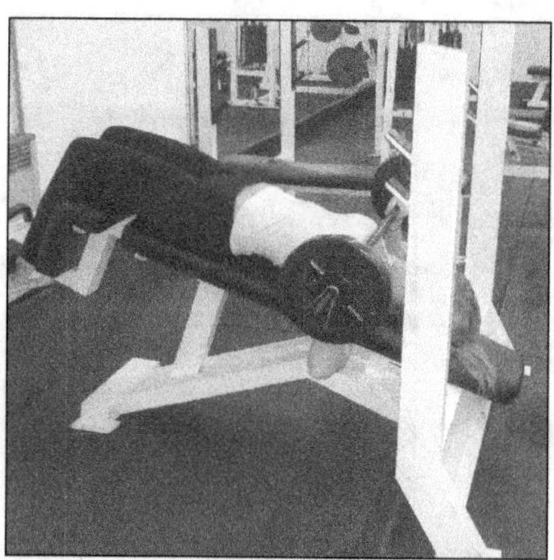 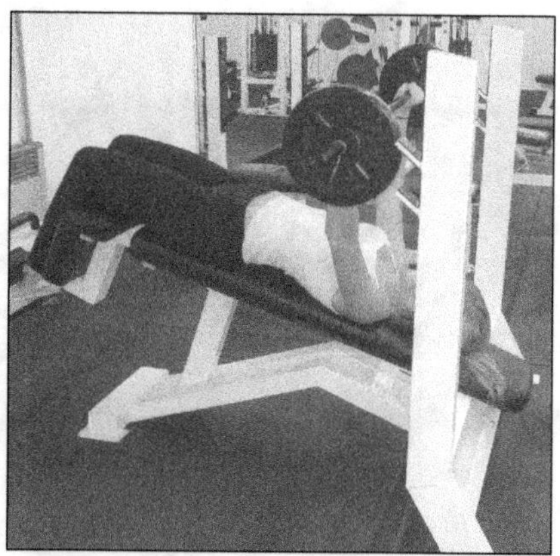

Press con barra en banco declinado [Decline bench barbell chest press].
Aunque no está empíricamente comprobado, algunos indican que trabajar principalmente las fibras esternales del pectoral mayor (como sucede en el banco declinado), genera mayor volumen. Sin embargo, esa hipertrofia localizada en la parte inferior del pectoral puede ser antiestética si se degenera en una forma de *"pecho caído"*. Es siempre recomendable no arquear la espalda durante el movimiento.
Músculos protagonistas: pectoral mayor, coracobraquial, deltoides anterior y tríceps.

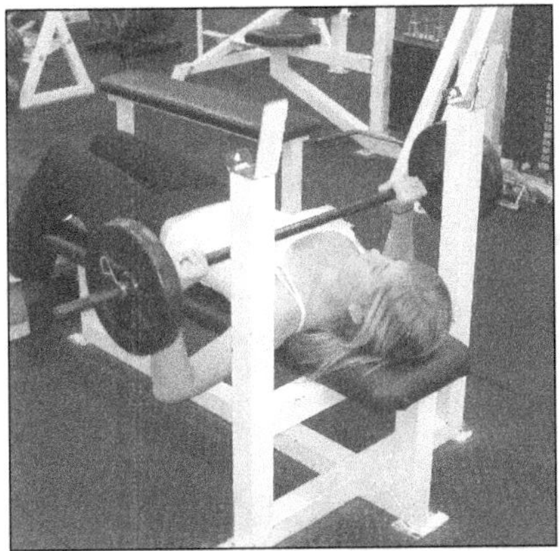
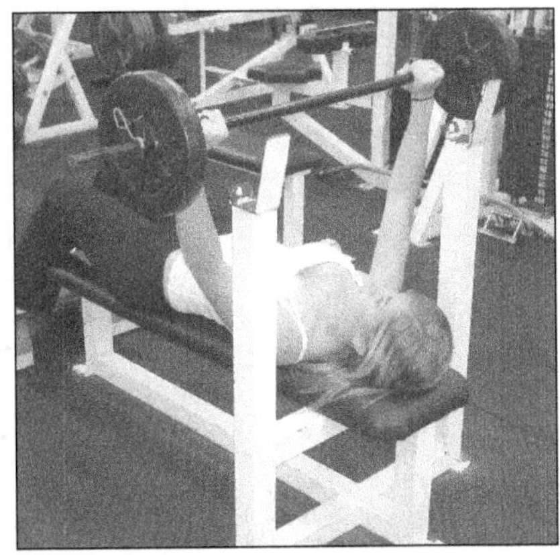

Press con barra en banco plano [Bench press].

Las manos se separan un poco más del ancho de hombros. Siempre debe mantenerse toda la espalda apoyada sobre el banco, de modo que entre las lumbares y el banco no sea posible introducir una mano en ningún momento (para asegurarse, se pueden levantar las piernas flexionando las rodillas). Algunos realizan rebotes contra el pecho (método *cheating*), pero esto puede ser peligroso en principiantes.

Músculos protagonistas: pectoral mayor, deltoides anterior y tríceps.

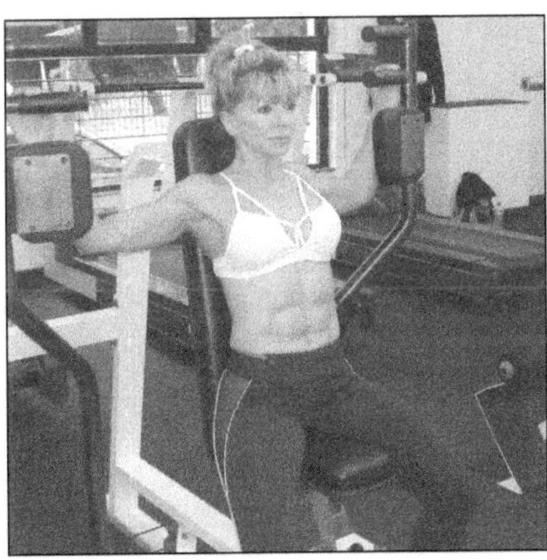
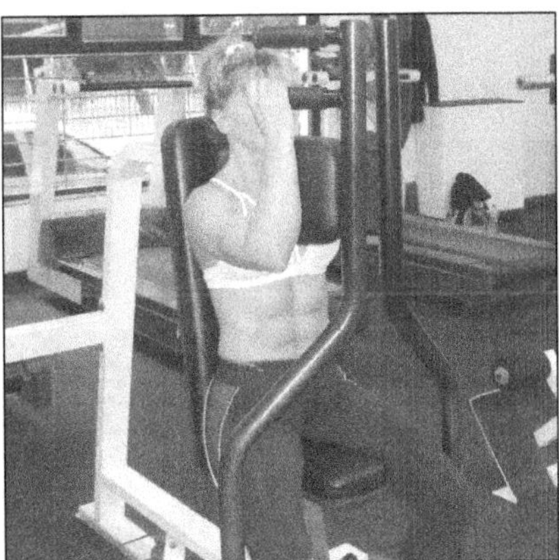

Aperturas con máquina Pec Deck [Pec Deck flye].

En la fase concéntrica se juntan los antebrazos hasta el límite y en la excéntrica se trabaja el estiramiento de los pectorales mayores. Los antebrazos y las muñecas deben estar relajados en todo momento, y los codos a la altura de los hombros.

Músculos protagonistas: pectoral mayor y deltoides anterior.

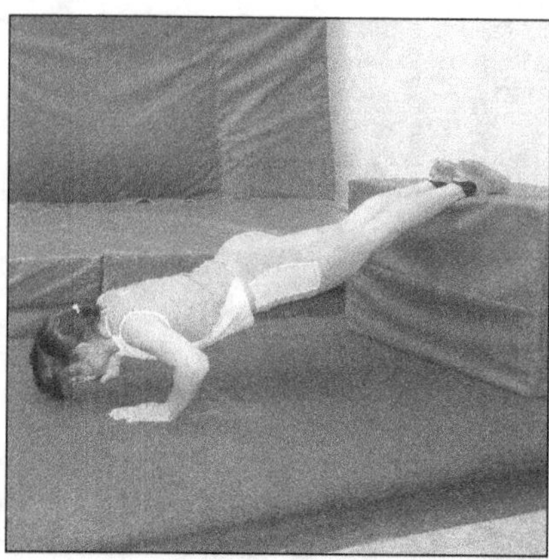 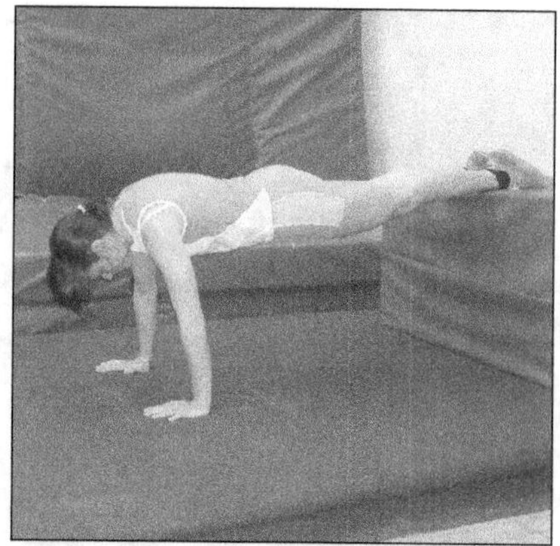

Extensiones de brazos (lagartijas) declinadas en suelo [Two-arm push-ups].
Para que el protagonismo sea de los pectorales, los codos se deben separar durante la fase descendente. La utilización de un apoyo elevado para los pies, desplaza el centro de gravedad hacia los hombros, aumentando la resistencia y por lo tanto, la dificultad del ejercicio.
Músculos protagonistas: pectoral mayor, coracobraquial, deltoides anterior, tríceps, recto del abdomen y oblicuos mayor y menor.

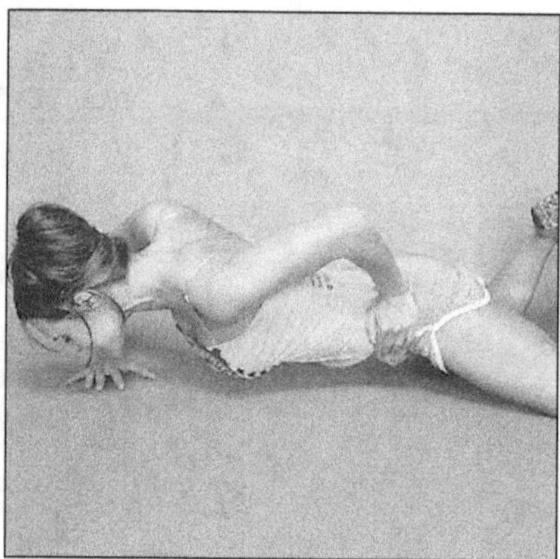 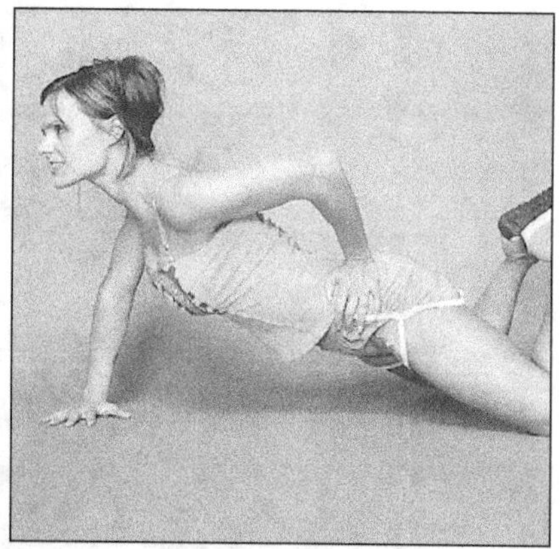

Extensiones de brazos (lagartijas) con una mano [One-arm push-up (drop to knees)].
Existen por lo menos dos variantes para trabajar en forma desigual ambos pectorales. Una está ilustrada en la foto, y la otra se consigue apoyando las manos en superficies que se encuentran a diferentes alturas. Obviamente, trabajará más el pectoral del lado del apoyo más bajo. El sentido de este ejercicio es compensar cuando hay un desfasaje en el desarrollo de alguno de los dos pectorales.
Músculos protagonistas: pectoral mayor, coracobraquial, deltoides anterior, tríceps, pared abdominal.

Piernas *(legs)*

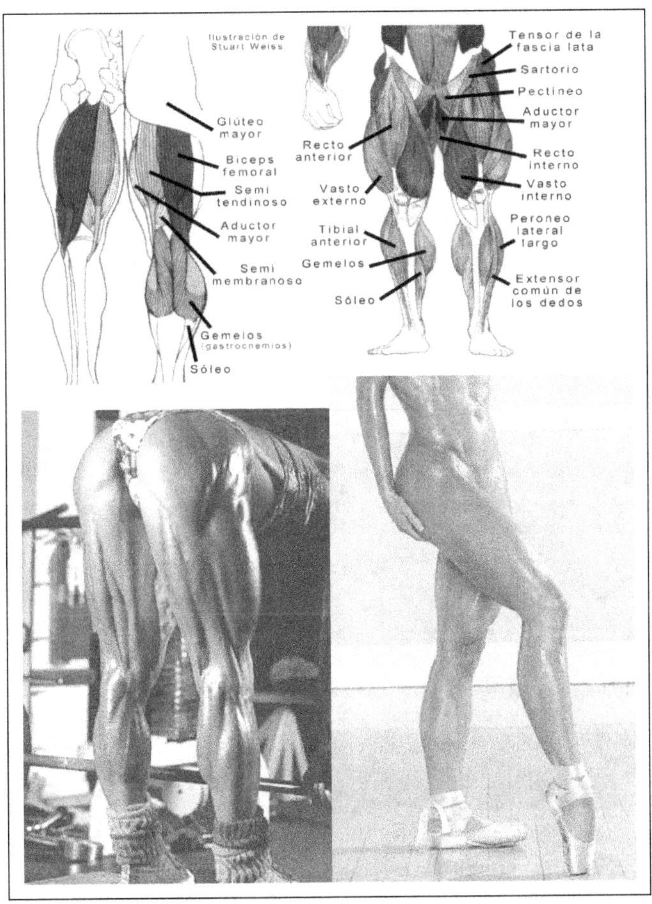

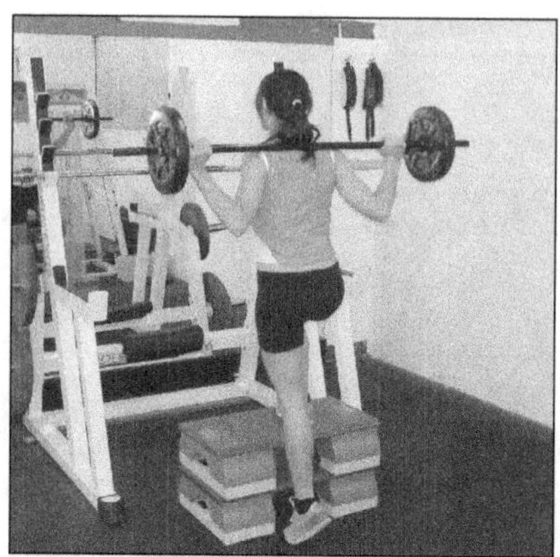 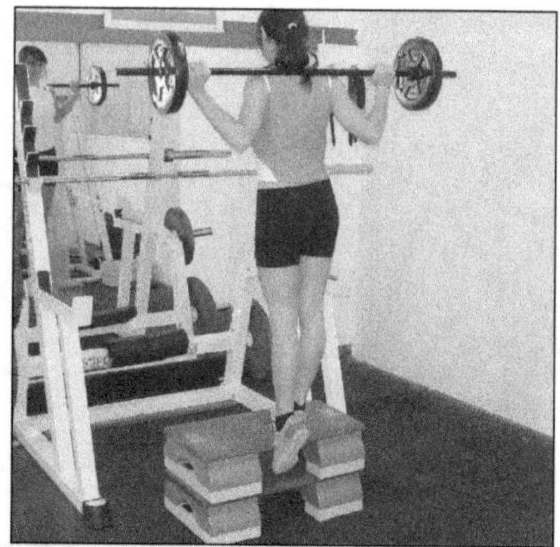

Banco step con barra [Stationary step-ups].
De pie, frente a un banco sueco o un step, se coloca una barra sobre el trapecio manteniendo una postura erguida. Usando solo una pierna, se aprieta con fuerza a través del talón para subir a la plataforma. Para aumentar la exigencia sobre la pierna adelantada, con la otra puede disminuirse la presión sobre el suelo, sin inclinar mucho el torso hacia delante.
Músculos protagonistas: cuadriceps, glúteos e isquiotibiales.

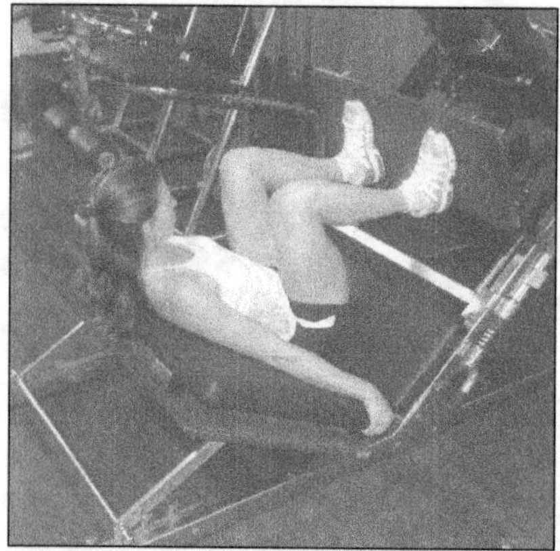 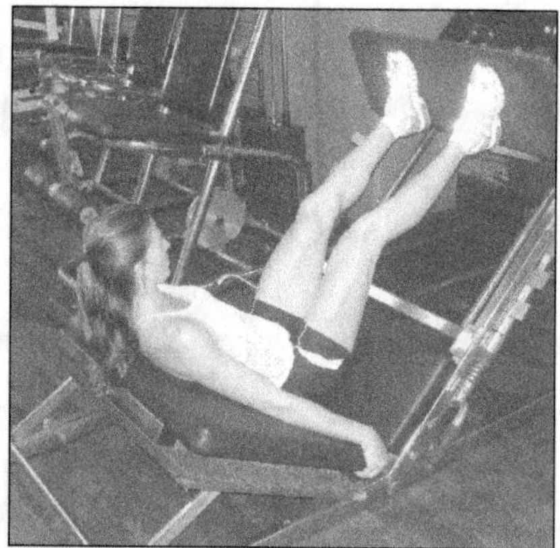

Prensa inclinada a 45° [45° leg press].
Si los pies se sitúan bajos en la plataforma, los cuadriceps serán solicitados prioritariamente; si en cambio se colocan en la parte alta, el esfuerzo se desplazará en su mayoría hacia los glúteos y los isquiotibiales. Durante el movimiento las rodillas se flexionan casi hasta que toquen el pecho.
Músculos protagonistas: glúteos, isquiotibiales y cuadriceps.

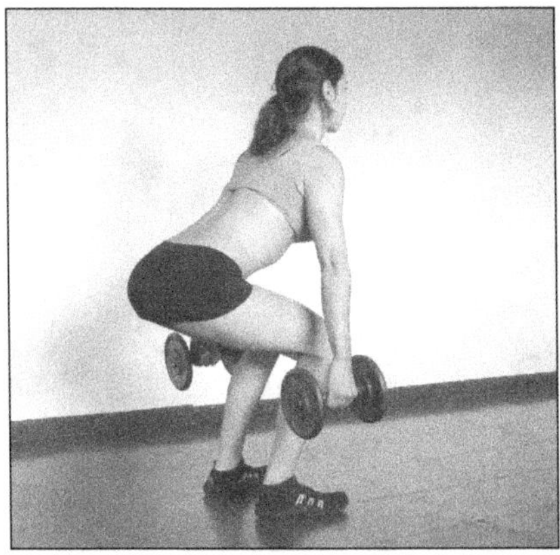 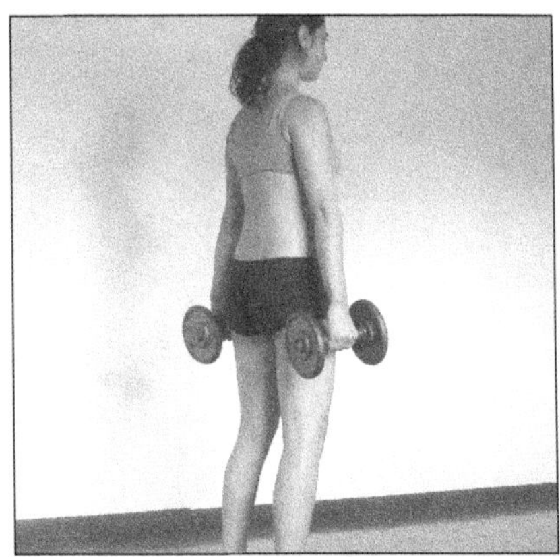

Sentadilla con mancuernas [Dumbbell squat].

Partiendo de pie con sendas mancuernas en las manos, se baja hasta la posición de sentadilla dejando que las pesas desciendan directamente. El movimiento adecuado consiste en permitir que la cadera vaya hacia atrás como si fuéramos a sentarnos en una silla. Al bajar, las rodillas no deben rebasar la línea de los dedos de los pies, y al subir es recomendable empujar sobre los talones.
Músculos protagonistas: glúteos, isquiotibiales y cuadriceps.

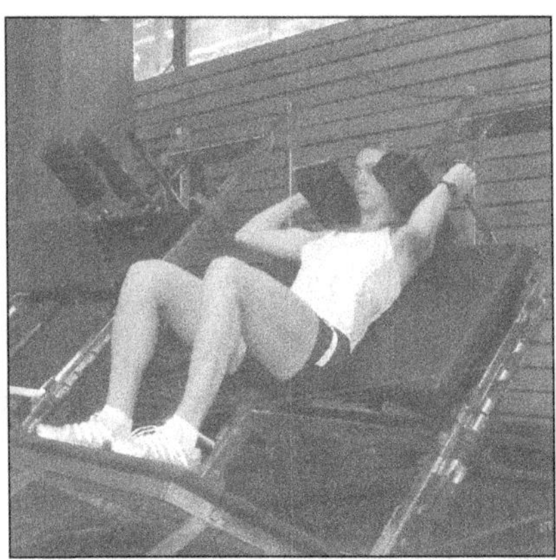 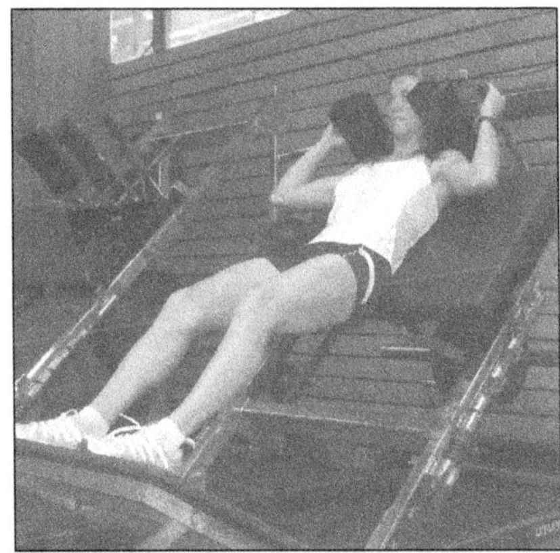

Sentadilla Hack [Hack squats].

La posición de los pies es importante para localizar el esfuerzo. Si los dedos apuntan hacia fuera se trabaja la zona interna del cuadriceps, si en cambio se dirigen hacia dentro se trabaja mejor la parte externa del mismo grupo muscular. Es recomendable no rebotar en la parte más baja del movimiento.
Músculos protagonistas: glúteos, isquiotibiales y cuadriceps.

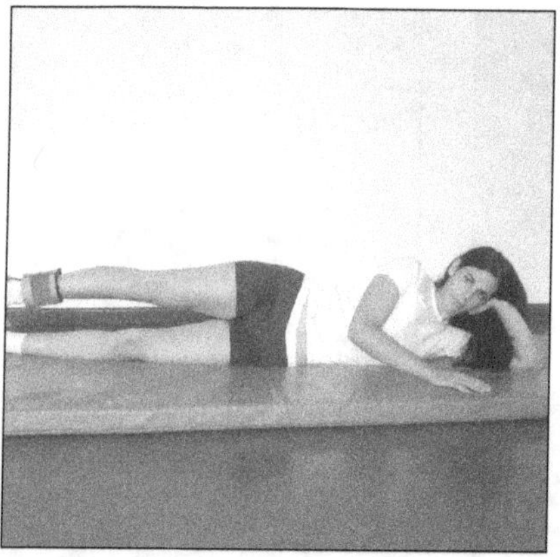 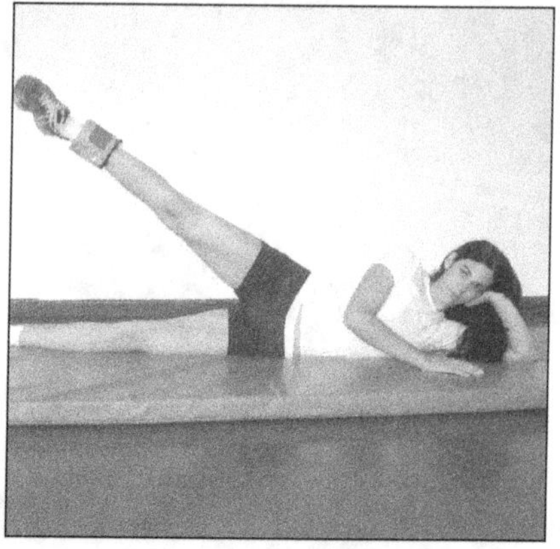

Abducciones en suelo [Abductions on the ground].
Con una tobillera o banda elástica que ofrezca mayor resistencia que el simple peso de la pierna, se realizan repetidas abducciones de cadera cuidando que la misma no se tuerza durante el movimiento. Un cambio en el ángulo del cuerpo modificaría significativamente los músculos protagonistas.
Músculos protagonistas: glúteos mediano, menor y mayor (fibras superiores), tensor de la fascia lata y piramidal de la pelvis.

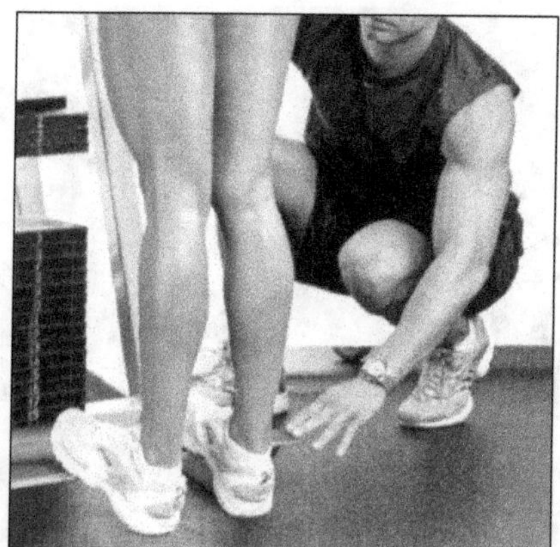 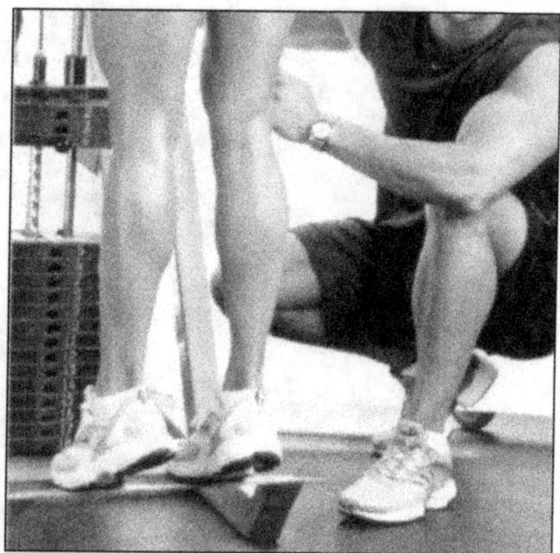

Elevaciones de talones (extensiones) para gemelos con máquina [Standing calf raises].
Los gemelos son claramente uno de los grupos musculares más difíciles de desarrollar. La posición erecta, con las rodillas extendidas y los hombros apoyados bajo los cojines superiores del aparato, permite movilizar los tobillos en un intervalo de recorrido completo, maximizando los resultados.
Músculos protagonistas: gemelos, soleo, peroneos y tibial posterior.

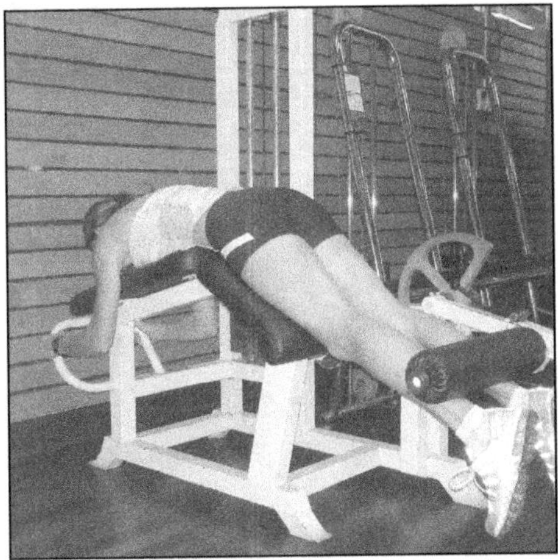 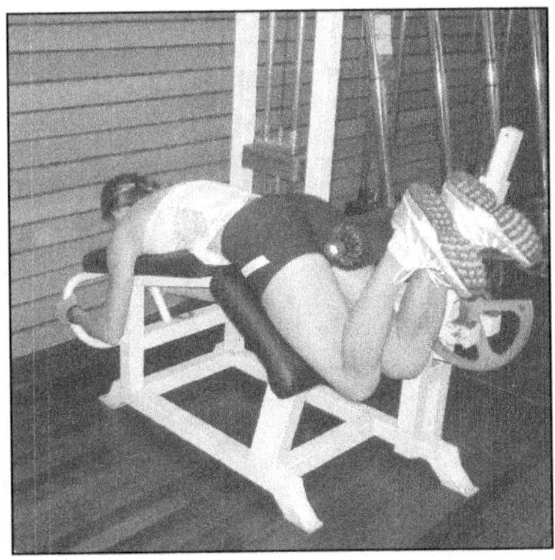

Flexión femoral acostado en máquina [Lying hamstring curls / knee flexions].
Se ajusta la máquina de manera que los cojines queden en los tobillos y el eje del movimiento coincida con la articulación de las rodillas. Se efectúa una flexión simultanea de las piernas, intentando tocar los glúteos con los talones y luego se vuelve a la situación inicial controlando la bajada. Algunos autores consideran que este ejercicio trabaja también los gemelos.
Músculos protagonistas: isquiotibiales (bíceps crural, semitendinoso y semimembranoso).

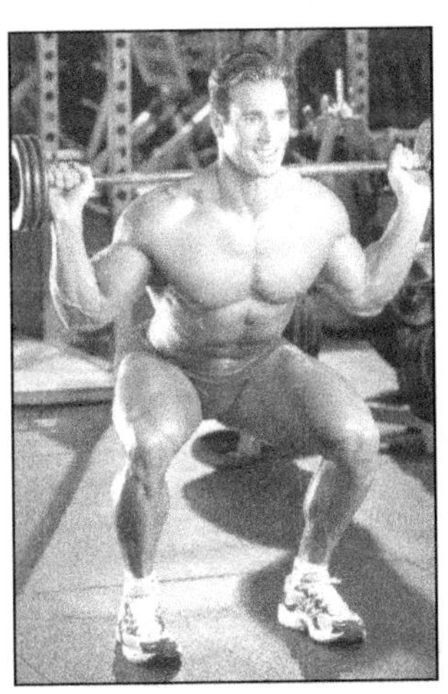 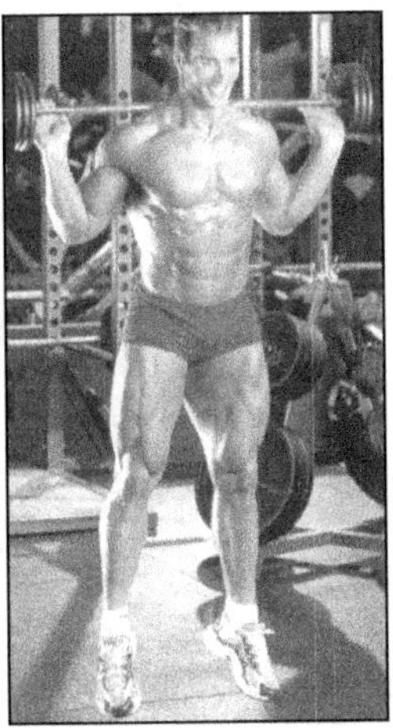 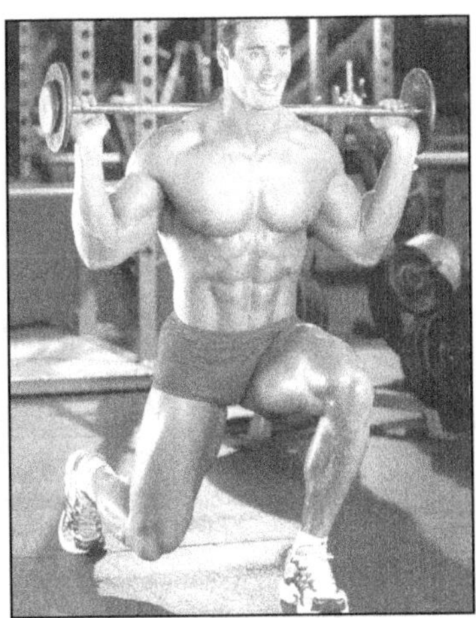

Sentadillas o estocadas con salto [Jump squat or lunge hop].
La barra se apoya sobre el trapecio con un peso que pueda manejarse, ofreciendo una resistencia adicional (no permitir nunca que la barra se separe de la espalda). Partiendo de cualquiera de las dos posiciones iniciales ilustradas, se contrae la musculatura para elevarse de manera explosiva. Cuando los pies vuelven a tomar contacto con el piso hay que absorber el golpe regresando a la posición baja.
Músculos protagonistas: glúteos, isquiotibiales, cuadriceps y gemelos.

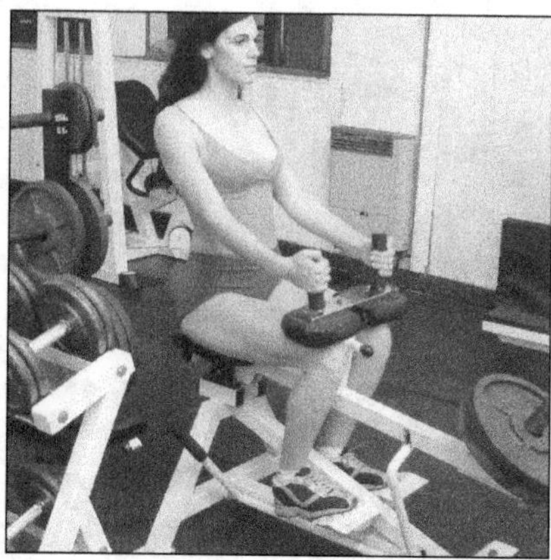 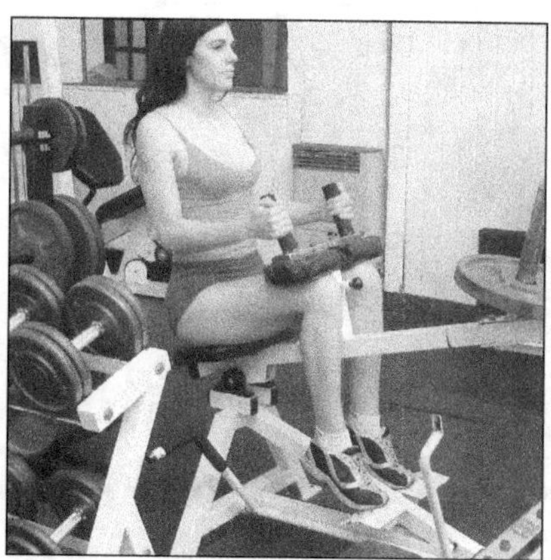

Elevación de talones sentado en máquina [Seated calf raises].

Este es uno de los dos ejercicios de cabecera para trabajar los gastrocnemios (gemelos) y aunque es muy efectivo, cuenta con una pequeña desventaja. Al encontrarse la rodilla flexionada durante todo el movimiento, es imposible que el gemelo se extienda por completo, por lo que se puede trabajar al músculo sólo en forma acotada, aun cuando el tobillo se flexiona al máximo de sus posibilidades.
Músculos protagonistas: gemelos, soleo, peroneos y tibial posterior.

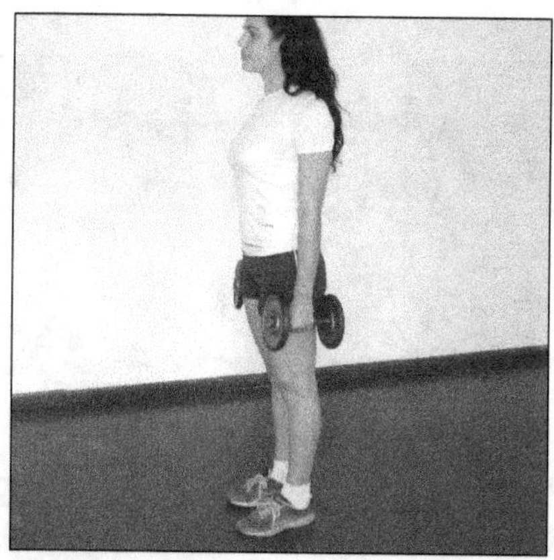 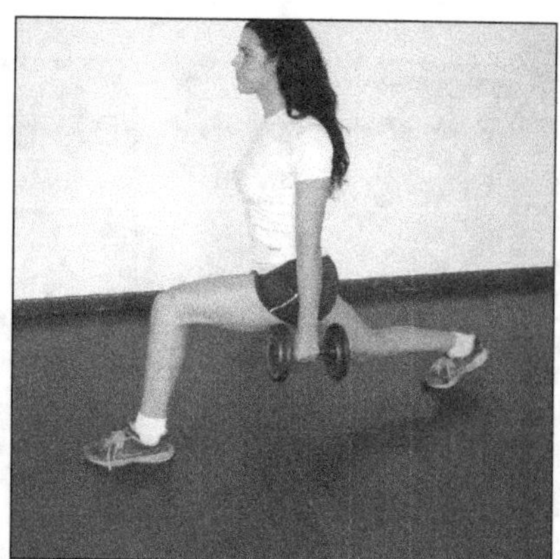

Estocadas (zancadas o tijeras) con mancuernas [Stationary dumbbell lunges].

Se efectúa una zancada hacia delante manteniendo el tronco lo más recto posible. El muslo desplazado al frente debe estabilizarse cerca de la horizontal regresando luego a la posición inicial. Este movimiento exige la utilización del sentido del equilibrio dinámico, por lo que es recomendable empezar con cargas ligeras. Es importante durante el ejercicio, que la rodilla no se desplace por delante del pie.
Músculos protagonistas: cuadriceps, glúteos e isquiotibiales.

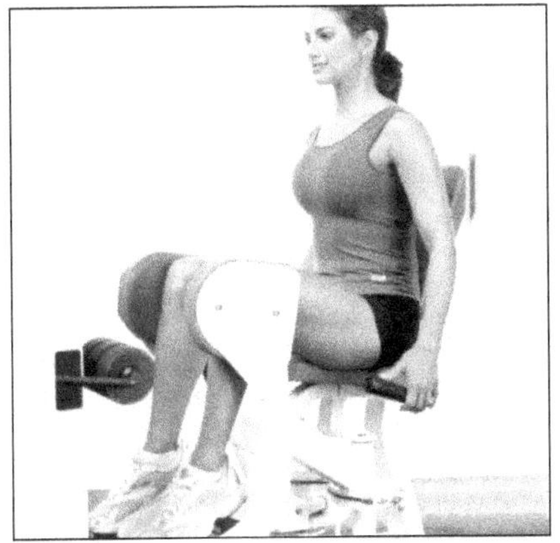 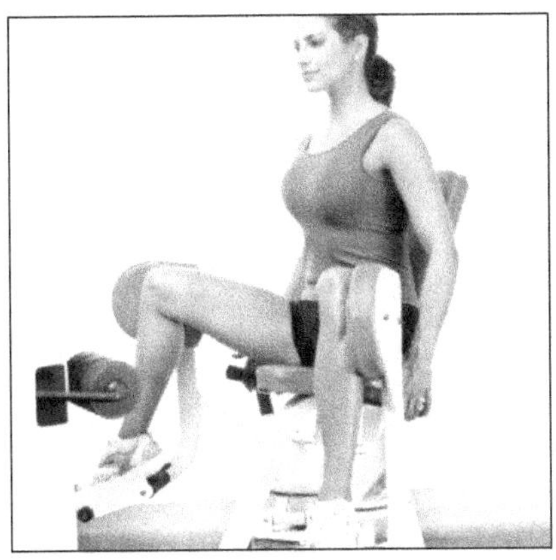

Abductores en máquina [Hip abduction with machine].
Los bajos pesos que suelen utilizarse en esta máquina hacen que la hipertrofia no sea posible, y por el contrario, se obtiene un buen tono muscular en la parte externa de los muslos. La falta de flexibilidad en los aductores puede ser un factor limitante del ejercicio a la par de la falta de fuerza en los abductores.
Músculos protagonistas: glúteos, tensor de la fascia lata y piramidal de la pelvis.

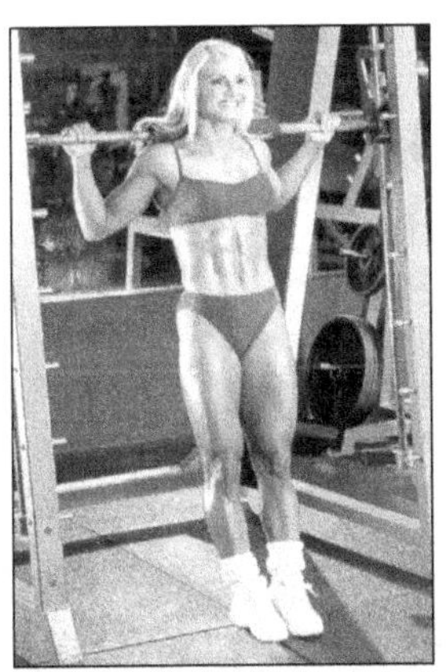 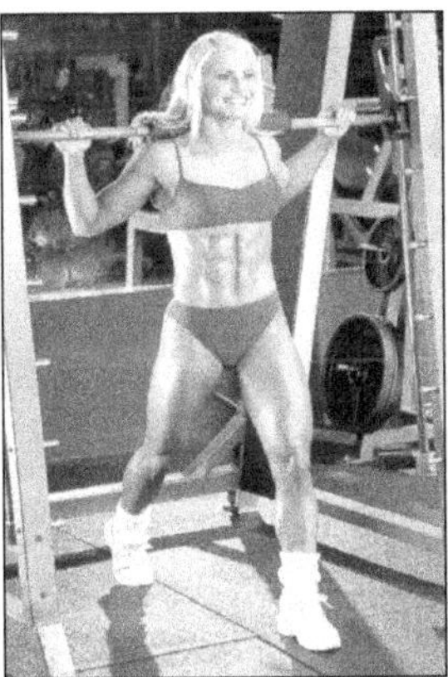 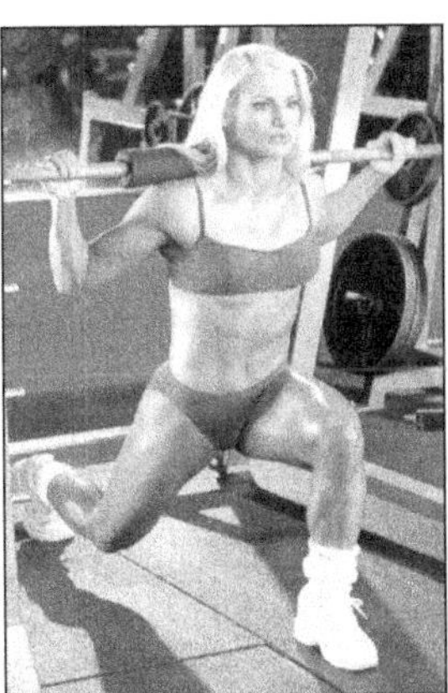

Estocadas (tijeras invertidas) en máquina Smith [Smith machine lunges].
Este ejercicio es difícil de hacer correctamente, pero la Smith le otorga más control y seguridad al movimiento. Con la barra apoyada sobre los trapecios, se adelanta una pierna unos 45 centímetros, deslizando la otra hacia atrás con el talón en alto y los dedos sobre el suelo. Manteniendo el peso sobre el talón de la pierna adelantada, se desciende hasta que la rodilla forme un ángulo de 90°.
Músculos protagonistas: cuadriceps, glúteos e isquiotibiales.

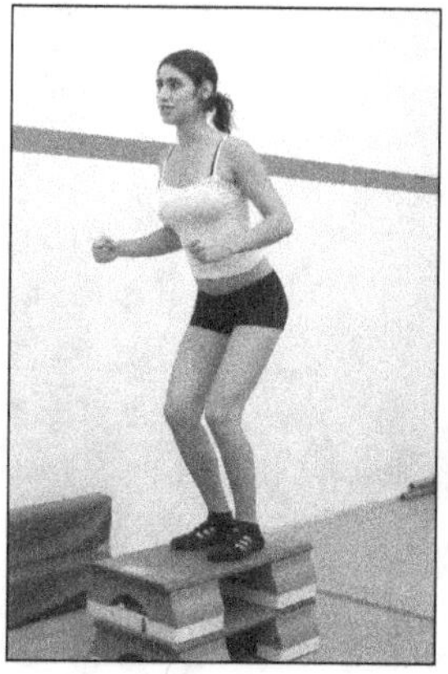 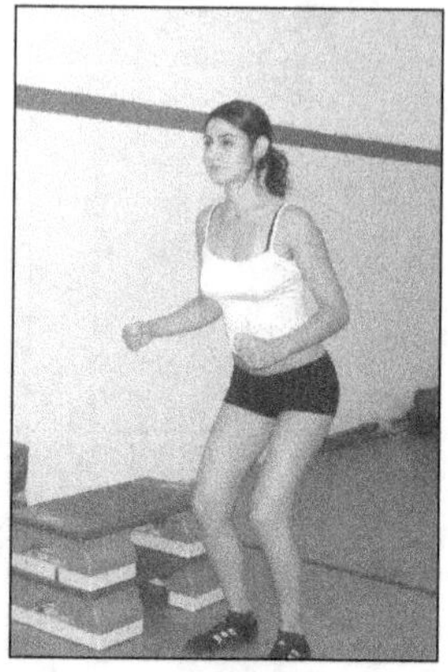 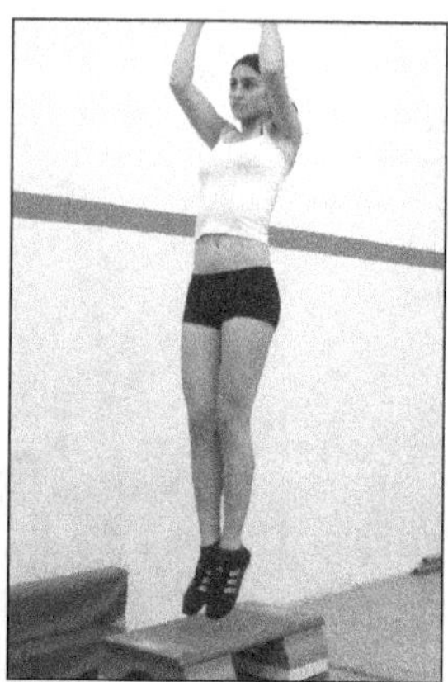

Saltos pliométricos desde step [Plyometric jump over step].
La explicación de las características de los saltos pliométricos puede encontrarse en la página 21, pero vamos a destacar los elementos más importantes de este ejercicio en particular. Las repeticiones deben comenzar siempre desde arriba del step y se debe aplicar máxima fuerza (intensidad) en el empuje contra el piso, para producir una mayor activación de las fibras de contracción rápida.
Músculos protagonistas: gemelos, glúteos, isquiotibiales y cuadriceps.

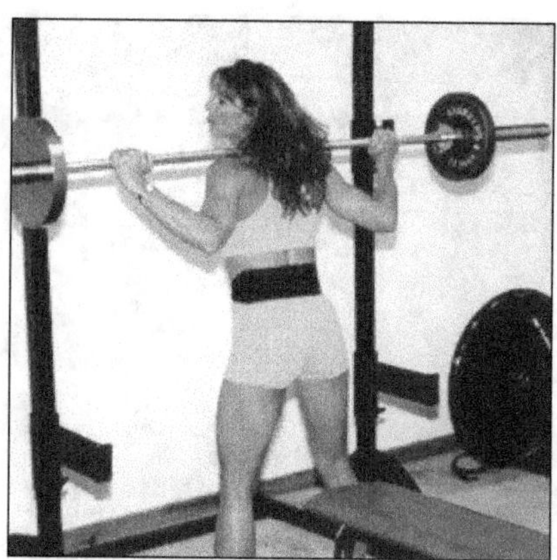 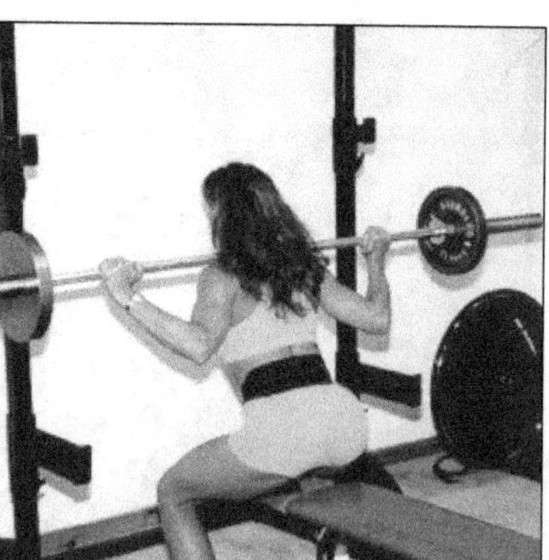

Sentadilla (media) con barra [Barbell squats].
Con las puntas de los pies ligeramente hacia fuera, separados una distancia de hombros, se doblan progresivamente las rodillas controlando la bajada. Se recomienda no ir más allá de la horizontal del muslo porque se pueden producir lesiones. La sentadilla profunda queda reservada para deportistas especializados que controlen perfectamente el movimiento y tengan que trabajar en ángulos peligrosos.
Músculos protagonistas: glúteos, isquiotibiales y cuadriceps.

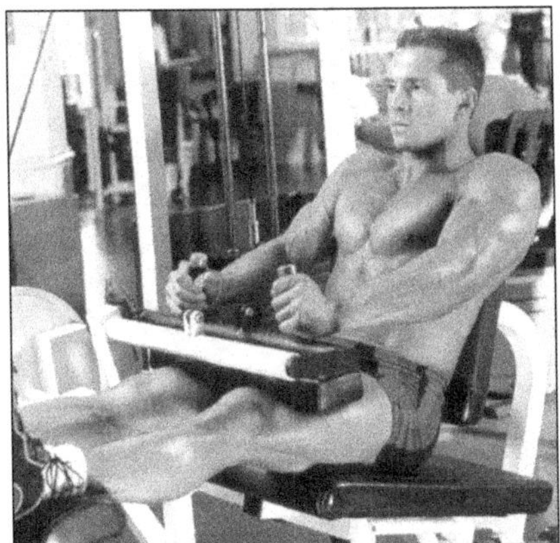 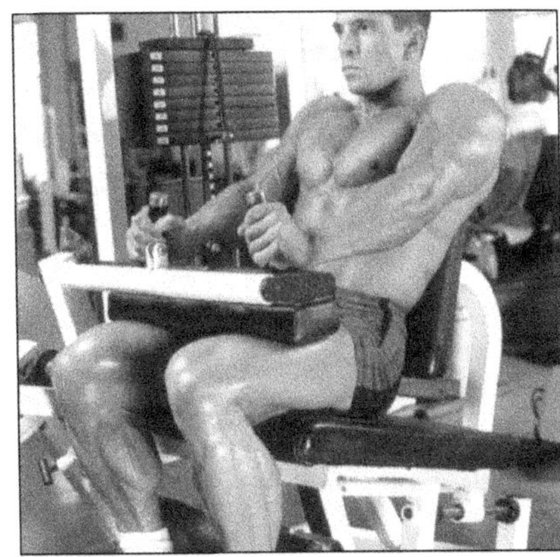

Curl (flexión) femoral sentado [Leg curl].

Sentados con la espalda bien apoyada, hay que hacer coincidir los cojines con los tobillos manteniendo los muslos apoyados todo el tiempo. Si los dedos de los pies tienden a dirigirse hacia dentro o hacia fuera durante el movimiento, se puede variar el trabajo sobre los semitendinoso y semimembranoso o sobre el bíceps crural.

Músculos protagonistas: isquiotibiales (bíceps crural, semitendinoso y semimembranoso).

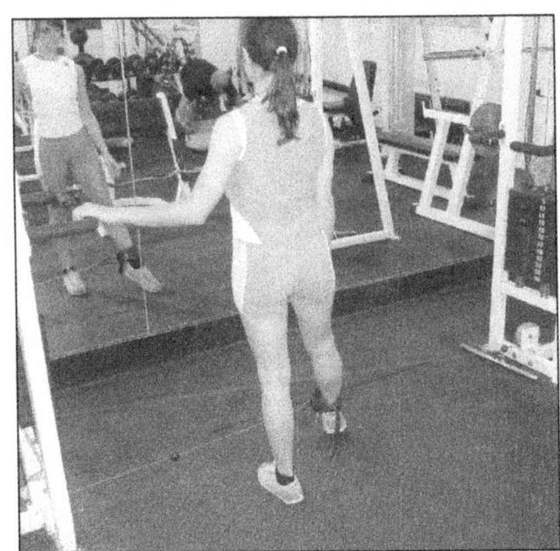 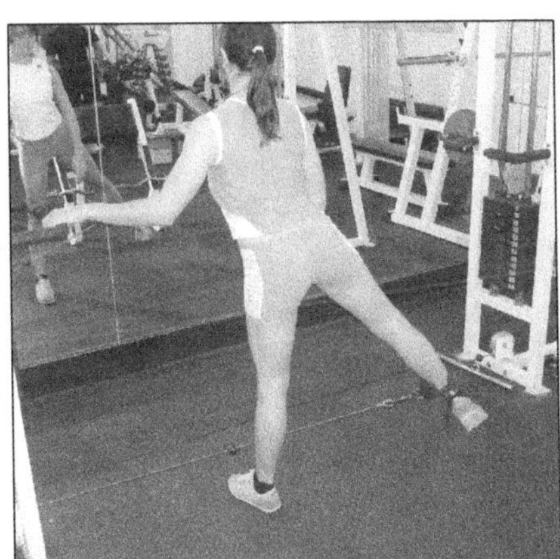

Abducciones de pie con poleas [Low-pulley abductor].

El tronco debe permanecer erguido y la cadera derecha durante todo el arco del movimiento. La pierna se separa de la línea media hasta donde la flexibilidad y la fuerza de la ejecutante se lo permita y luego se va frenando la bajada para trabajar también la fase excéntrica del ejercicio. Realizar esta acción frente a un espejo suele ser la mejor manera de asegurar una buena alineación.

Músculos protagonistas: glúteos mediano, menor y mayor (fibras superiores) y tensor de la fascia lata.

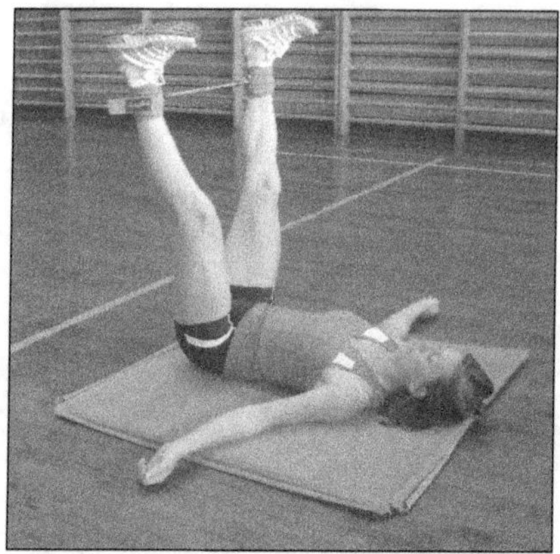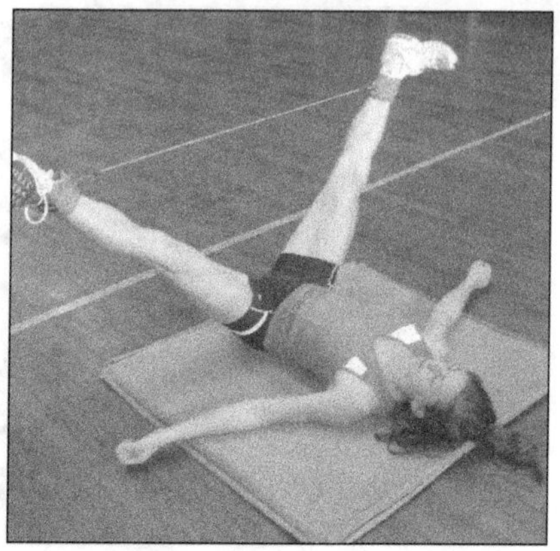

Abducciones simultaneas con banda elástica [Simultaneous hip abduction with rubber band].
Hay varias maneras de trabajar este ejercicio. Por ejemplo, se pueden abrir y cerrar repetidamente ambas piernas (entrenando simultáneamente la flexibilidad y la fuerza), o se las puede abrir lo más posible y aguantar en forma isométrica la tensión de la banda.
Músculos protagonistas: glúteos mediano, menor y mayor (fibras superiores), tensor de la fascia lata y flexores de cadera.

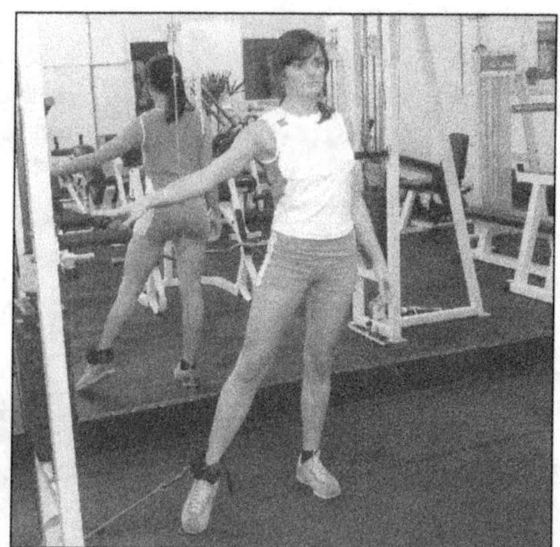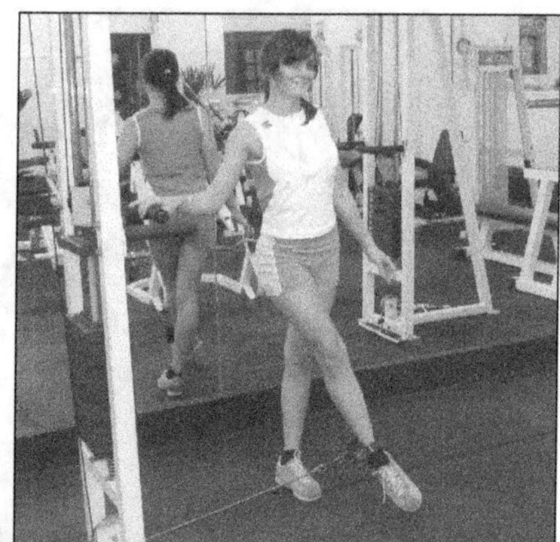

Aducciones de pie con poleas [Low-pulley hip adductor].
Al igual que en las abducciones, el tronco debería permanecer erguido y la cadera derecha durante todo el recorrido de la polea. Si la cadera gira para que la tobillera pueda seguir movilizándose cambiarían los músculos protagonistas aumentando la participación de los flexores de cadera.
Músculos protagonistas: aductores mayor, medio y menor, recto interno y pectíneo.

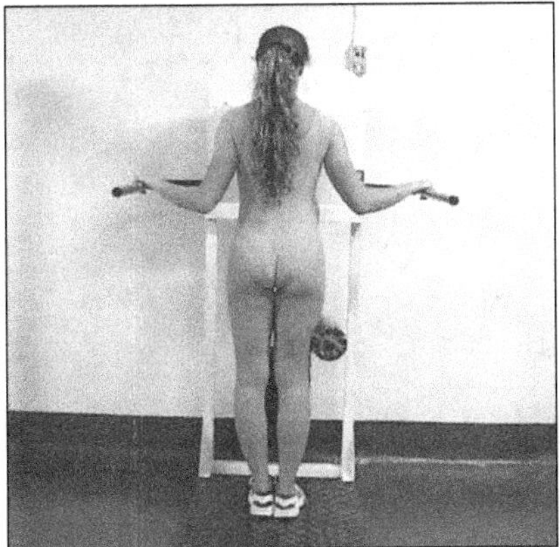 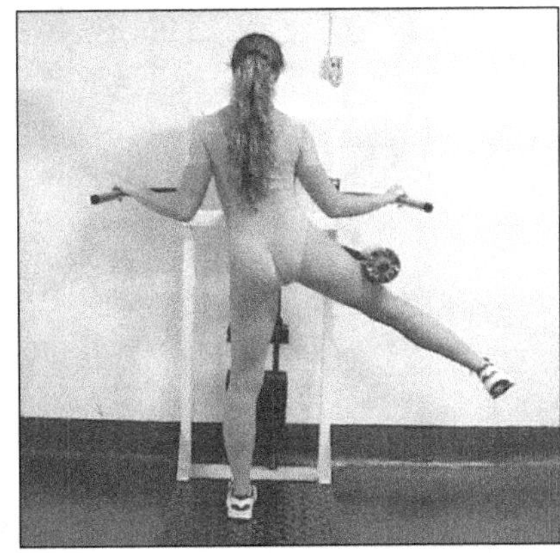

Abducciones en máquina [Hip abduction with machine].

Esta máquina está especialmente diseñada para realizar trabajos localizados. Además de los lingotes, es importante regular el brazo de palanca de la resistencia, pues con un largo mayor se intensificará el esfuerzo. El tronco debería permanecer derecho durante todo el ejercicio.

Músculos protagonistas: glúteos mediano, menor y mayor (fibras superiores) y tensor de la fascia lata.

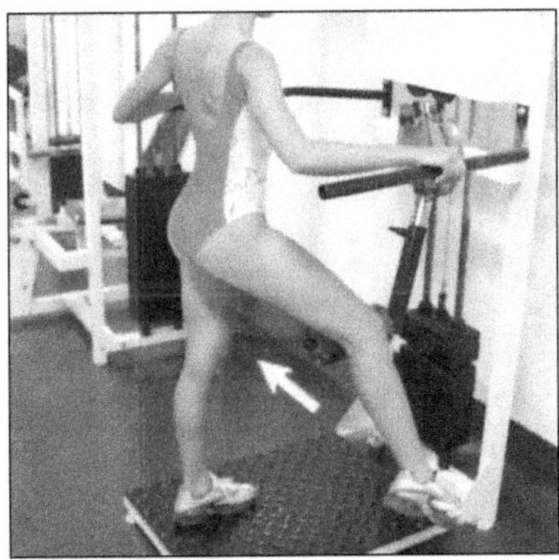 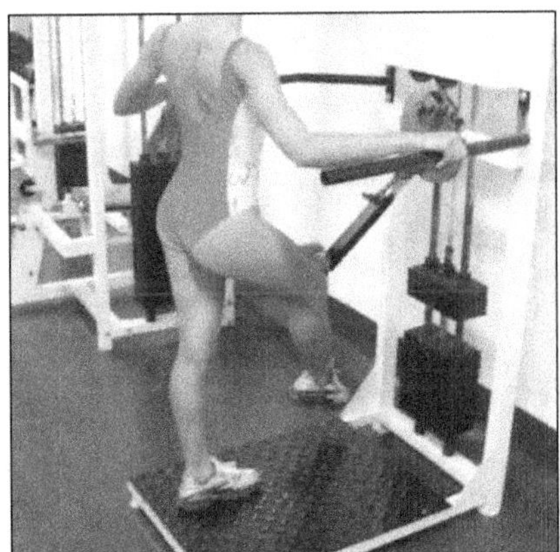

Aducciones en máquina [Hip adduction with machine].

Con la misma máquina del ejercicio anterior y colocando la resistencia en la parte interna del muslo, localizaremos el esfuerzo en los músculos aductores. Esta es una zona particularmente complicada para las mujeres que si no se entrenan, pueden llegar a presentar flaccidez aun en edades tempranas.

Músculos protagonistas: aductores mayor, medio y menor, recto interno y pectíneo.

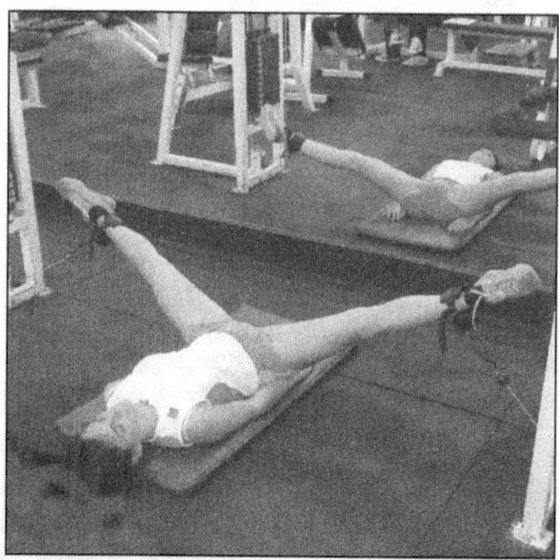 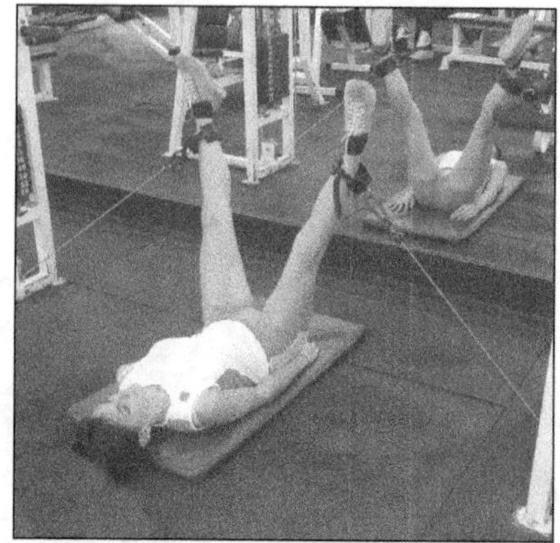

Aducciones simultaneas en poleas [Low-pulley simultaneous hip adduction].
Además de los aductores, trabajan en forma accesoria los flexores de cadera. Se recomienda que la ejecutante abra las piernas tanto como su flexibilidad se lo permita, para trabajarla simultáneamente con la fuerza. La fase excéntrica debe ser muy controlada para evitar cualquier posible desgarro.
Músculos protagonistas: aductores mayor, medio y menor, recto interno y pectíneo.

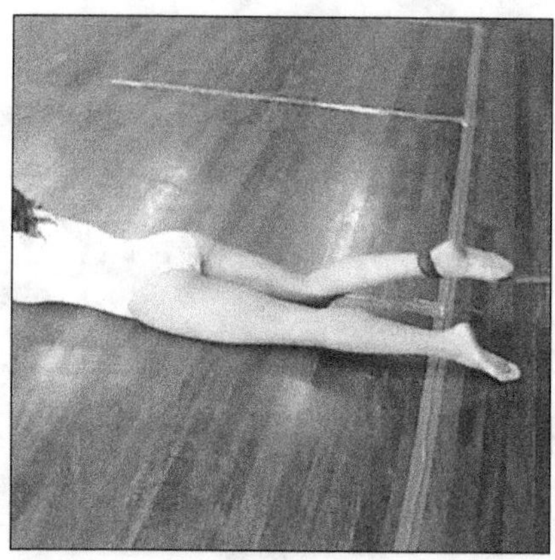 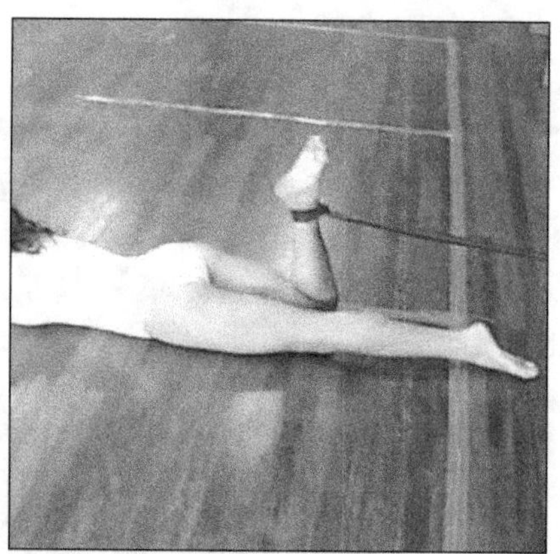

Flexión femoral acostado con banda elástica [Hamstring curls].
Este ejercicio es una réplica de la flexión femoral en máquina y es específico para los isquiotibiales. La ejecutante se recuesta en el piso con una banda elástica atada entre su tobillo y un elemento fijo. Repetidamente intenta llevar el talón al glúteo y luego repite la serie con la otra pierna.
Músculos protagonistas: isquiotibiales (bíceps crural, semitendinoso y semimembranoso).

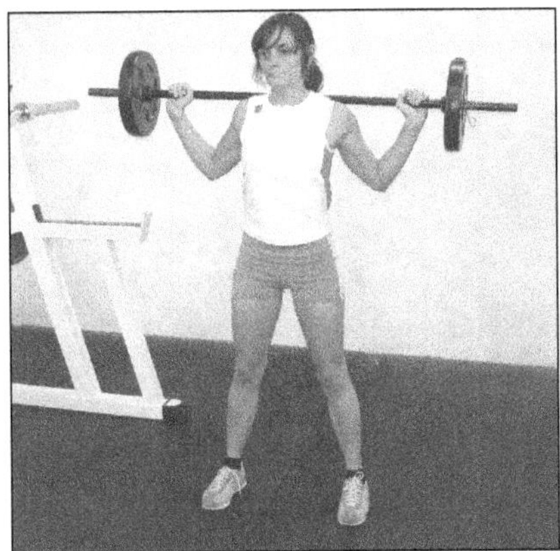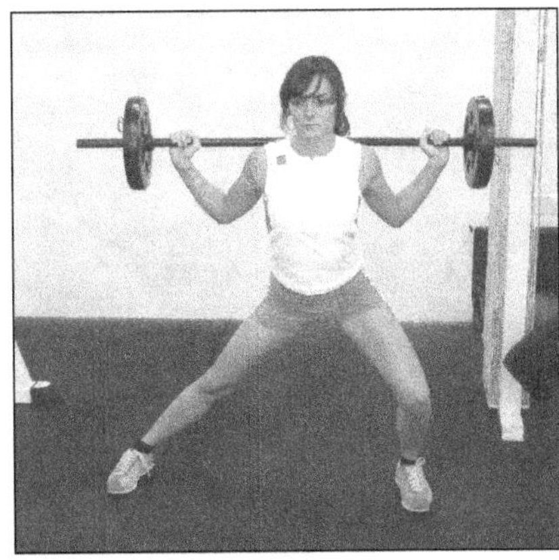

Tijera lateral con barra [Side-walking lunge].
Se comienza con la barra apoyada sobre el trapecio, la espalda recta y los pies separados un ancho de hombros. Se desplaza un pie con una zancada lateral descendiendo a la posición de sentadilla con esa pierna (no hay que bajar en exceso ni permitir que la rodilla rebase la línea de los dedos del pie).
Músculos protagonistas: abductores, aductores, cuadriceps y glúteos.

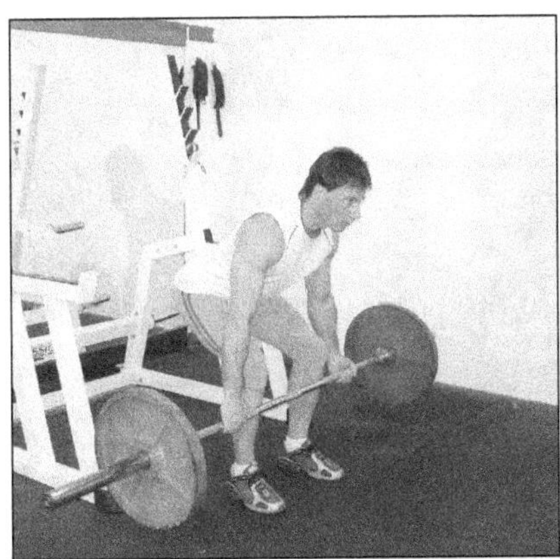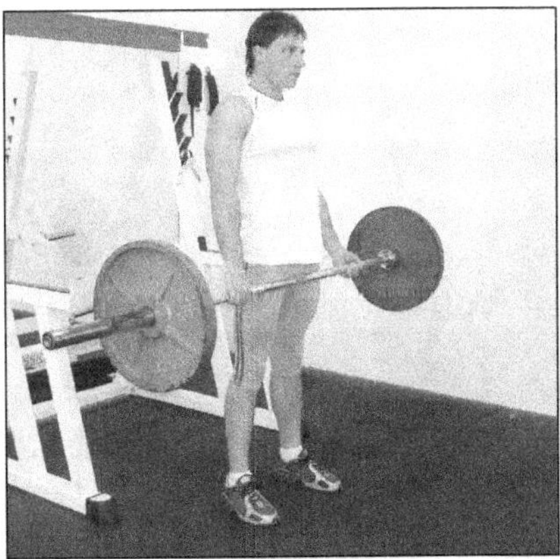

Peso muerto [Deadlifts].
Tradicionalmente se agarra la barra con toma mixta a un ancho de hombros. Mientras se sube, se llevan los hombros hacia atrás y los mismos se elevan a la par de la cadera (si la cadera sube primero se tensaría excesivamente la espalda baja). Al alcanzar la posición final no es conveniente inclinarse hacia atrás, pues se fuerza mucho la zona lumbar.
Músculos protagonistas: cuadriceps, glúteos, isquiotibiales, extensores espinales y trapecio.

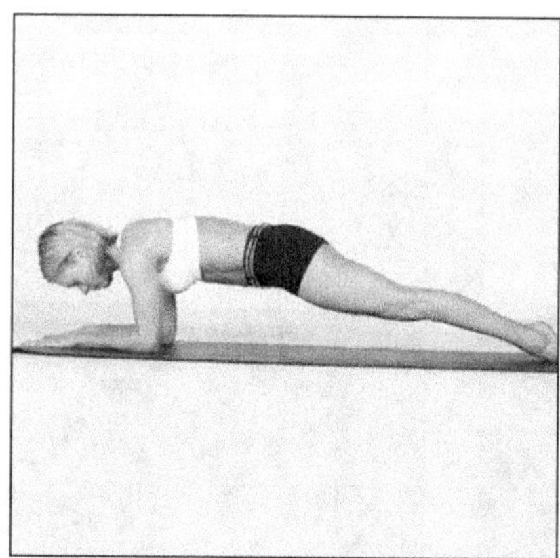 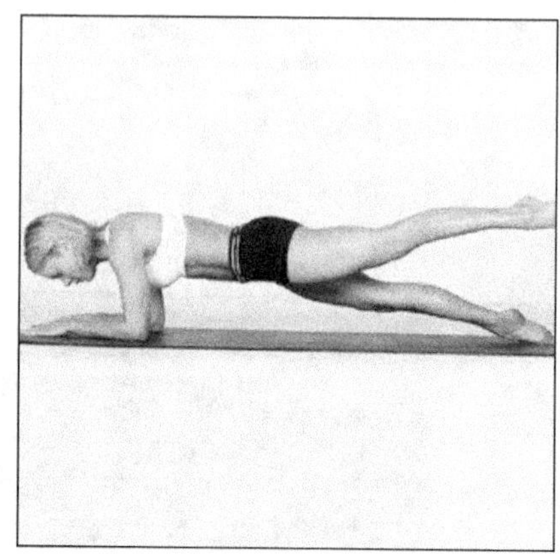

Mantenimientos con piernas, abdomen y glúteos [Leg lift].
Algunos entrenadores llaman a la posición inicial "botecito invertido". La ubicación de la línea perpendicular a los hombros no debe estar nunca por delante de los codos y es preferible usar los empeines si se pretende una buena efectividad. Este es un ejercicio multi-articular con gran cantidad de músculos protagonistas y accesorios.
Músculos protagonistas: pared abdominal, glúteos, cuadriceps, gemelos, etc.

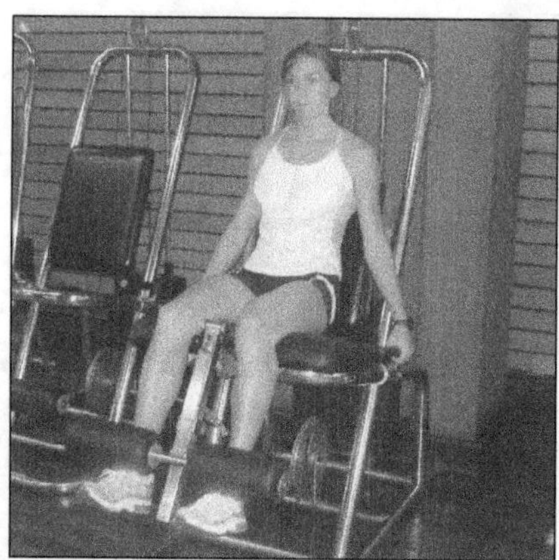 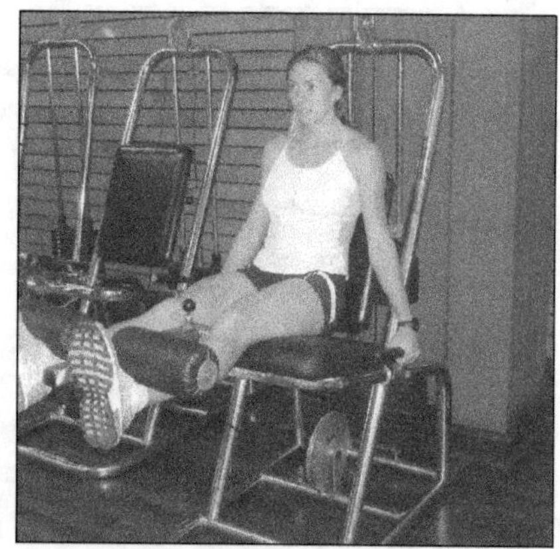

Extensión de piernas sentado con máquina [Leg extensions machine].
Hay que regular la máquina hasta asegurarse de que el eje del movimiento coincida con la articulación de las rodillas. Agarrándose de los apoyos para mantener el tronco inmóvil, se extienden las rodillas hasta que las piernas lleguen a la horizontal.
Músculos protagonistas: cuadriceps (crural, vasto externo, vasto interno y recto anterior).

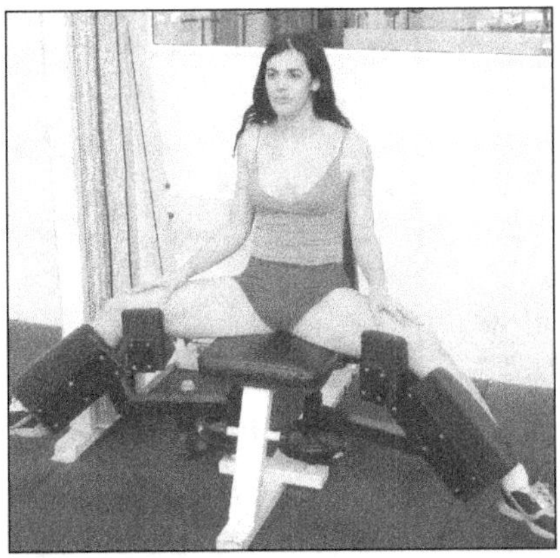 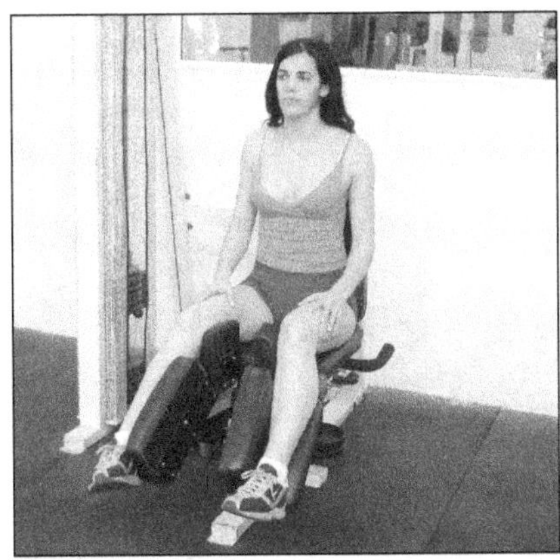

Aductores en máquina [Hip adduction].
En esta máquina, la ejecutante debe juntar los muslos y las rodillas, para luego volver a la posición de partida controlando el movimiento. En algunos casos, la falta de flexibilidad puede ser un factor limitante si se le desea imprimir intensidad al ejercicio, debido a que los mayores esfuerzos se producen a mayor amplitud de ángulo.
Músculos protagonistas: aductores (mayor, medio y menor), recto interno y pectíneo.

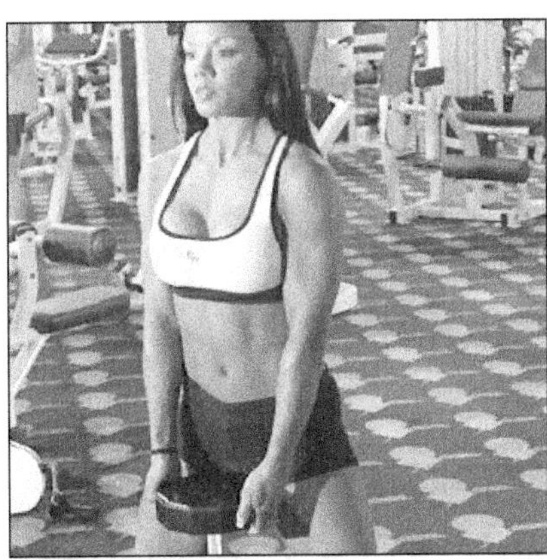 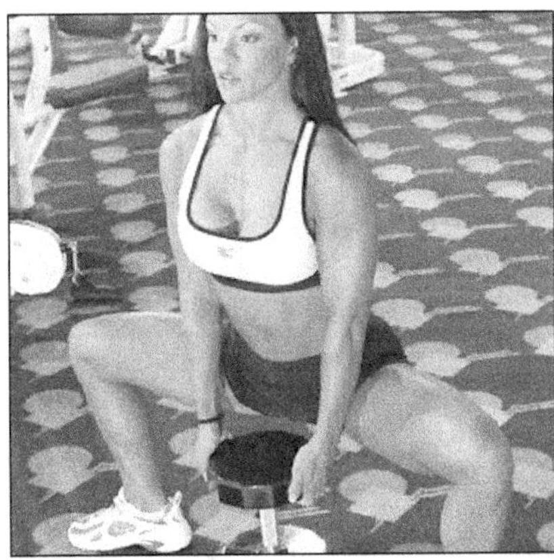

Sentadillas al estilo Sumo [Plié dumbbell squat].
Durante la ejecución, se baja hasta llegar a la postura clásica de lucha de Sumo; con las piernas giradas hacia afuera y los pies separados más de un ancho de hombro. Al igual que en los otros ejercicios standard de sentadillas, el objetivo básico de este trabajo es la hipertrofia.
Músculos protagonistas: isquiotibiales, aductores, abductores, cuadriceps y glúteos.

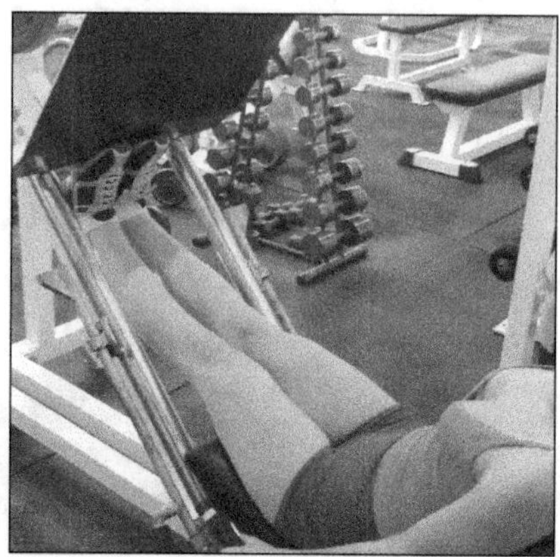 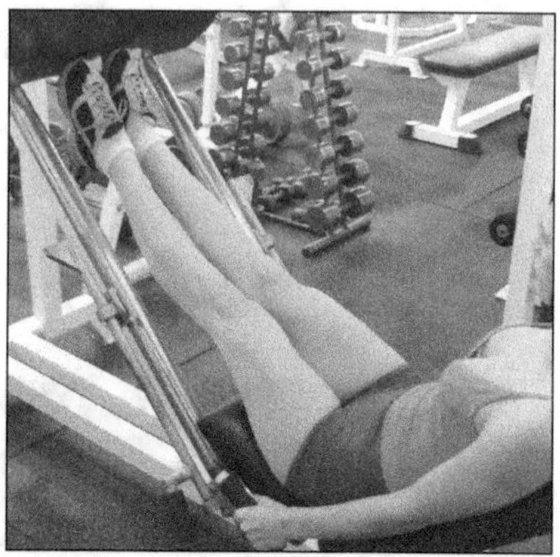

Press de gemelos [Calf raise on leg press machine]

Esta es una de las mejores opciones para entrenar los gemelos, pues cuenta con dos ventajas importantes: a) las rodillas están extendidas permitiendo que los gemelos alcancen su máximo estiramiento durante la fase excéntrica, y b) el peso se aplica directamente en los tobillos liberando a la columna de esfuerzos innecesarios como en las "elevaciones de talones con máquina" (página 144).
Músculos protagonistas: gemelos, soleo, peroneos y tibial posterior.

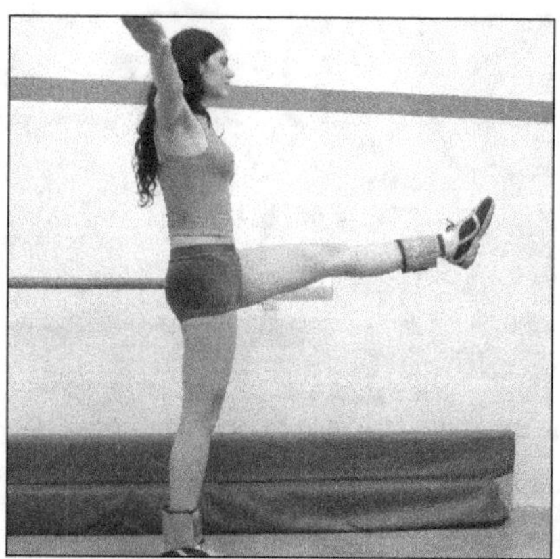 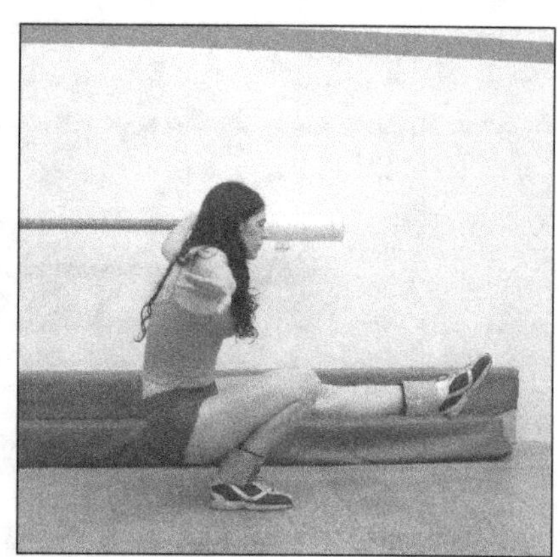

Sentadilla con una pierna [One-leg squat].

Este ejercicio es utilizado como test de fuerza para el cuadriceps. Aunque el trabajo de este músculo es indiscutiblemente efectivo, si preexiste en la ejecutante algún problema en la rodilla, el ejercicio puede resultar tan peligroso como las sentadillas profundas. Es frecuente que se produzcan calambres en el recto anterior de la pierna elevada y ello se debe a su función como flexor de cadera.
Músculos protagonistas: cuadriceps, glúteos e isquiotibiales.

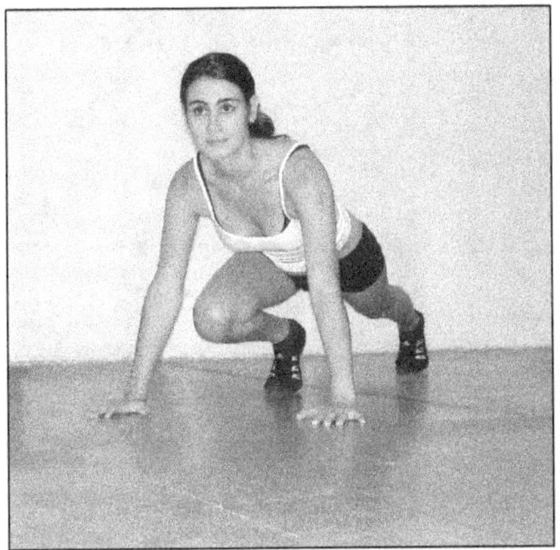 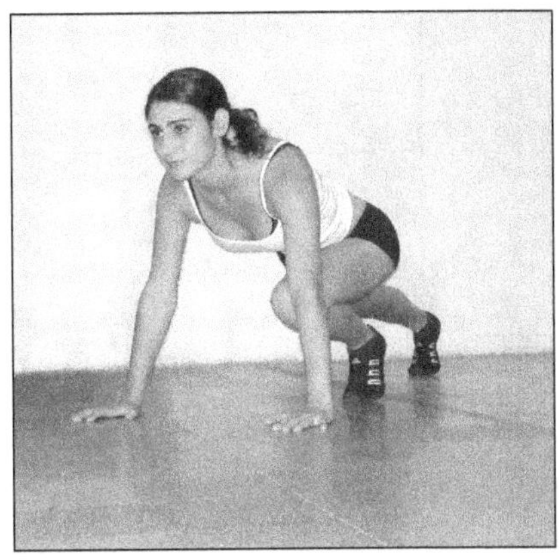

Escalador en el suelo [Mountain climb].
Este ejercicio es adecuado para trabajar la fuerza-resistencia y tiene buena transferencia en algunos deportes. Hay que tener cuidado con la superficie elegida para practicarlo (no resbaladiza), pues las rodillas se ven comprometidas durante el movimiento.
Músculos protagonistas: cuadriceps, glúteos, isquiotibiales y gemelos.

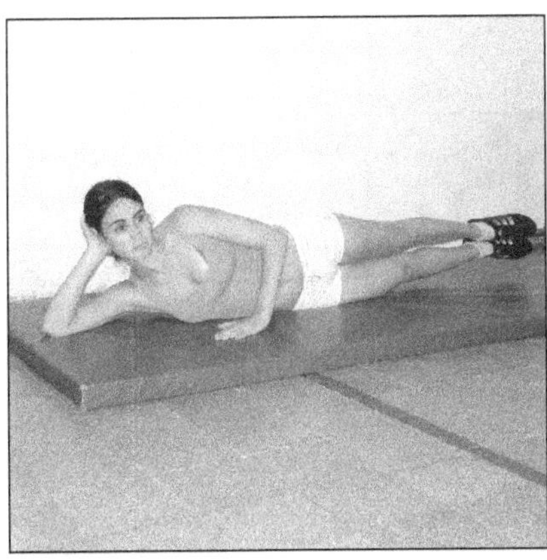 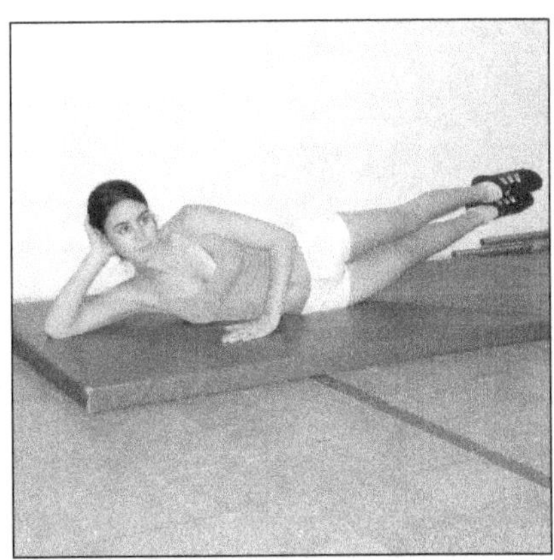

Inflexiones en el piso [Lateral inclinations on floor].
Aunque el tronco debe quedarse quieto, los músculos laterales del mismo trabajan como sinergistas durante la elevación de los pies. La cadera no debe inclinarse para que el esfuerzo se concentre en los aductores de la pierna que está por debajo y los abductores de la otra.
Músculos protagonistas: aductores mayor, medio y menor, recto interno, glúteo medio, oblicuos mayor y menor del abdomen, cuadrado lumbar y psoas.

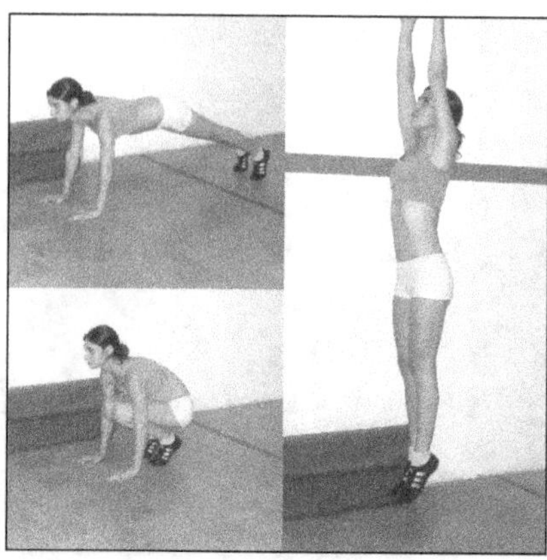

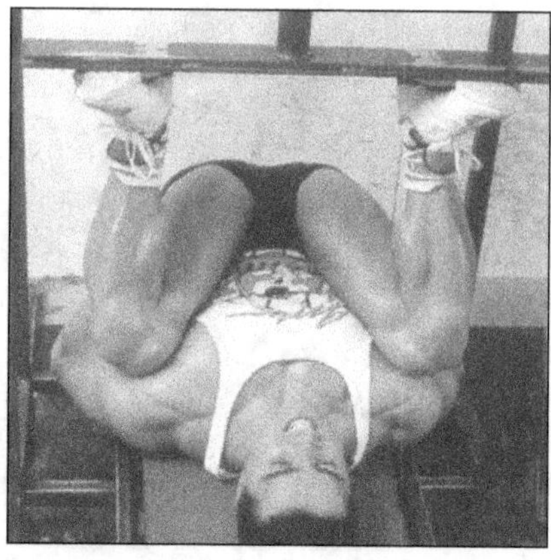

Burpees (saltos de rana).
Este ejercicio, muy utilizado en las escuelas militares, trabaja la fuerza resistencia. En la bajada se produce una flexión profunda de las rodillas y durante el salto se debe buscar altura despegando claramente los pies del piso.
Músculos protagonistas: glúteos, isquiotibiales, cuadriceps y gemelos.

Prensa en posición horizontal [Leg press].
Esta variante de prensa estuvo muy de moda durante los años '70 pero fue perdiendo popularidad después de los '80 debido a su peligrosidad. Para aquellos que sufren de presión alta es prácticamente un ejercicio prohibido. Su amplia difusión se debió a que es muy efectivo para sumar volumen muscular en los muslos. *Músculos protagonistas: glúteos, isquiotibiales y cuadriceps.*

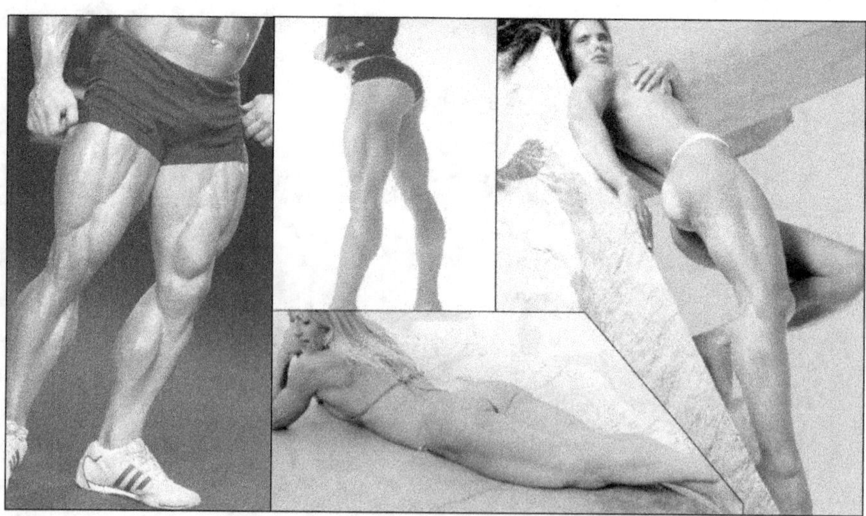

Tríceps

Ilustración
de Kira Od
Trapecio
Deltoide anterior
Cabeza larga
Cabeza media
Deltoide medio
Cabeza lateral
Cabeza larga
Cabeza lateral
Cabeza medial

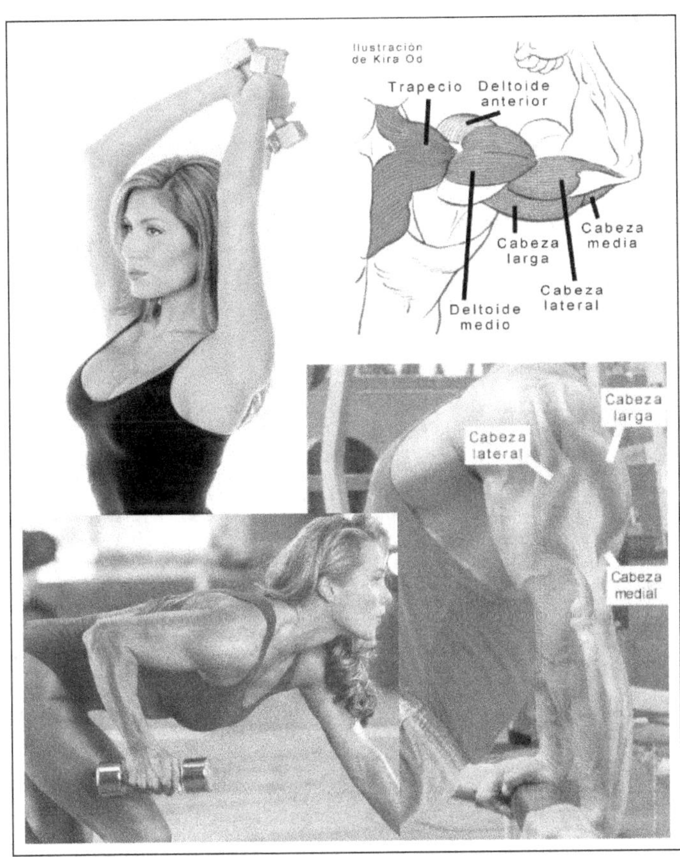

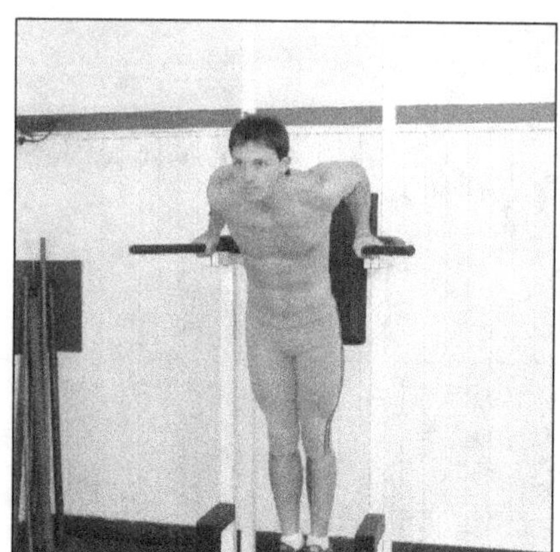 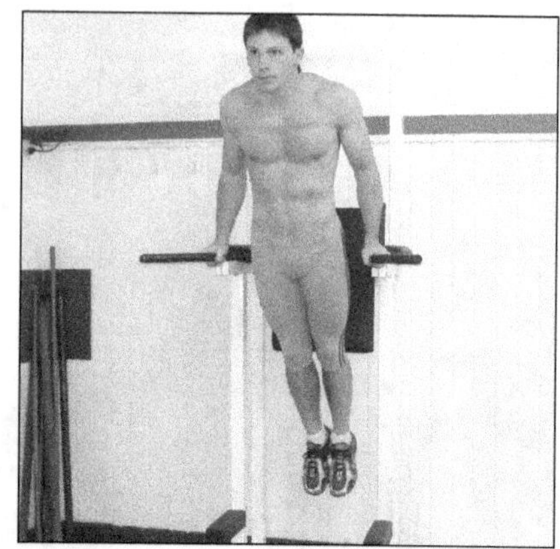

Fondos (flexo-extensiones) en paralelas [Triceps bar dips].

Debido a la alta exigencia de este movimiento es recomendable que los principiantes se inclinen un poco hacia delante para darle más participación a los hombros y los pectorales. Hacerlo con el tronco recto implica un mayor protagonismo de los tríceps disminuyendo la cantidad de repeticiones posibles.
Músculos protagonistas: tríceps braquial, anconeo, pectoral mayor (porción clavicular), coracobraquial y deltoides anterior.

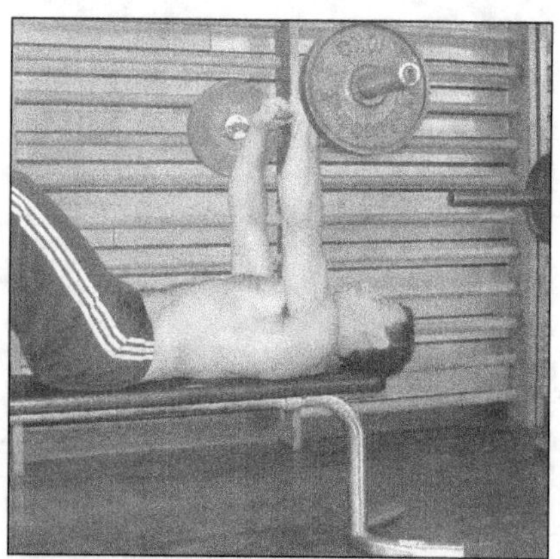 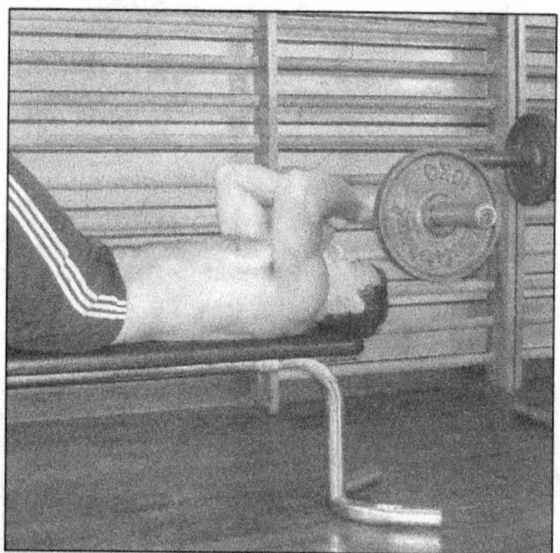

Press francés con barra [Lying French press - skull crushers].

Acostados sobre un banco plano, con los brazos perpendiculares al piso, se sostiene una barra recta o una W. Los codos se mantienen fijos (eje del movimiento) y los brazos ligeramente angulados hacia atrás mientras se desciende la barra hasta por encima de la cabeza. Al volver al punto de partida, los codos tienden a abrirse pero deben mantenerse juntos para evitar la participación de otros músculos.
Músculos protagonistas: tríceps braquial y anconeo.

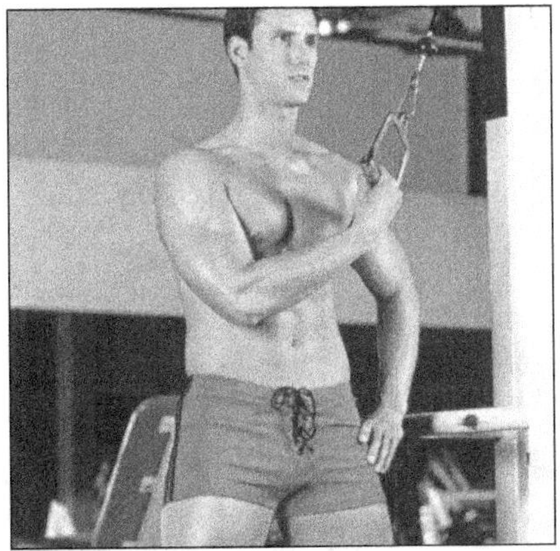 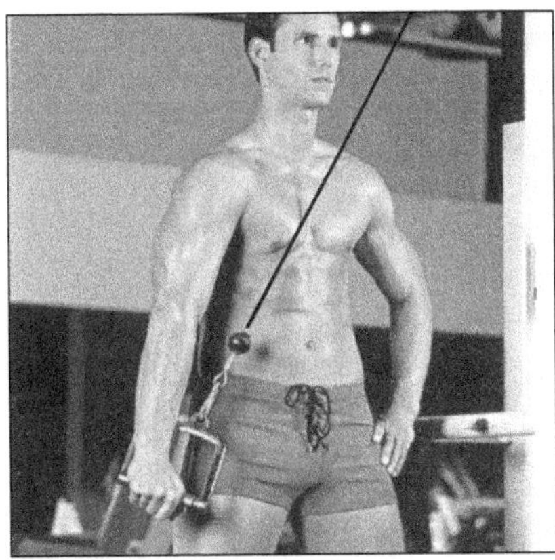

Extensiones en polea a un brazo [One-arm reverse pushdowns].
Se puede usar tanto un maneral como una cuerda. Con el codo pegado al costado del tronco, se contrae el tríceps hasta la extensión completa del brazo. El antebrazo es llevado hacia atrás y hacia fuera moviendo solamente la articulación del codo.
Músculos protagonistas: tríceps braquial y anconeo.

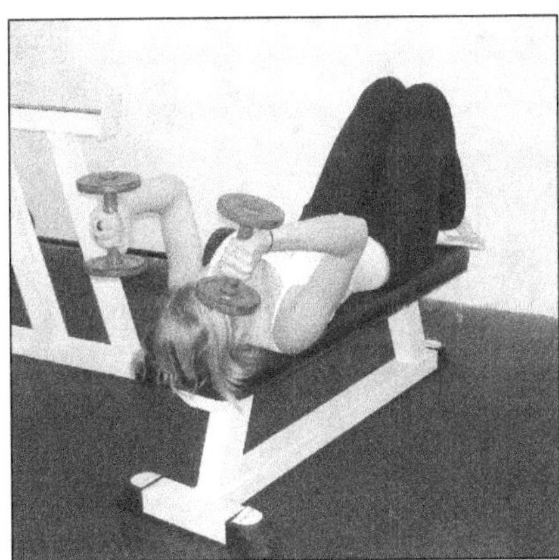 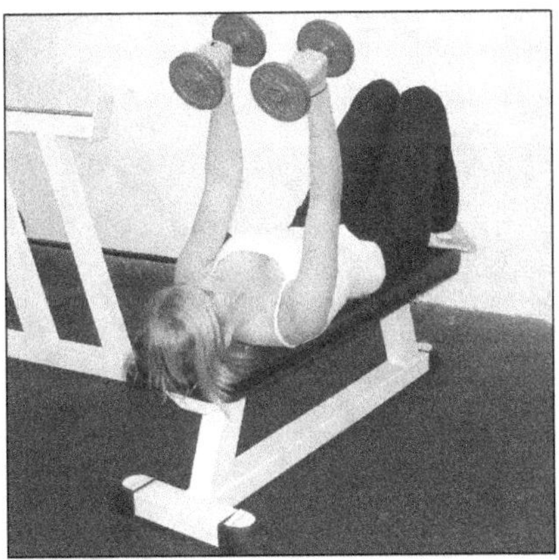

Press Francés con mancuernas [Lying two-arm French press with dumbbells].
Recostada en un banco con la espalda bien apoyada y los brazos por encima de la cabeza, la ejecutante sube las mancuernas haciendo un arco hasta extender los codos. Luego dobla los mismos manteniendo los brazos verticales y llevando las mancuernas hacia las orejas con las palmas mirando hacia adentro.
Músculos protagonistas: tríceps braquial y anconeo.

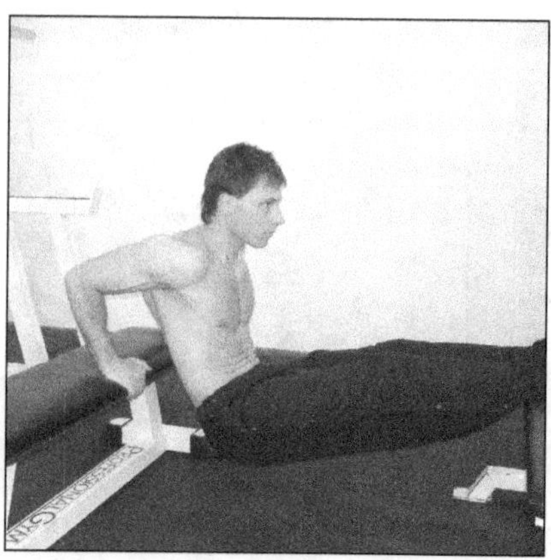 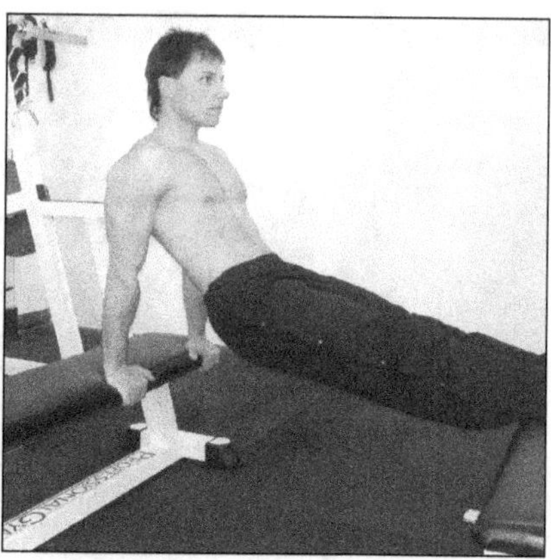

Fondos de brazos (para tríceps) entre bancos [Triceps bench dips].
Se colocan las manos en el borde de un banco con la punta de los dedos mirando hacia el frente mientras el cuerpo queda en el vacío. Al flexionar los codos la cadera debe llegar lo más abajo posible antes de elevarse.
Músculos protagonistas: tríceps braquial, anconeo, pectoral mayor (porción clavicular), coracobraquial y deltoides anterior.

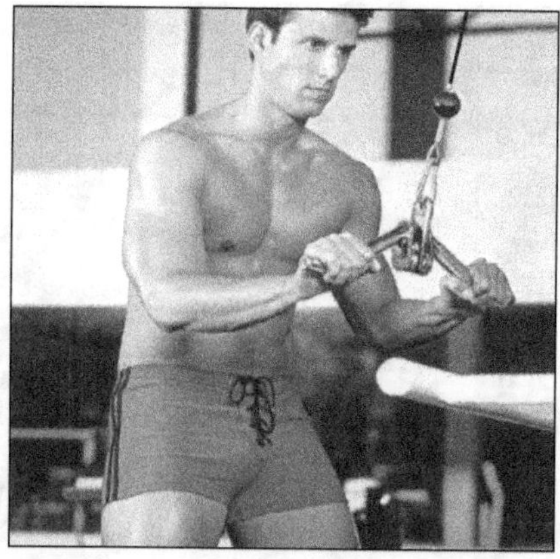 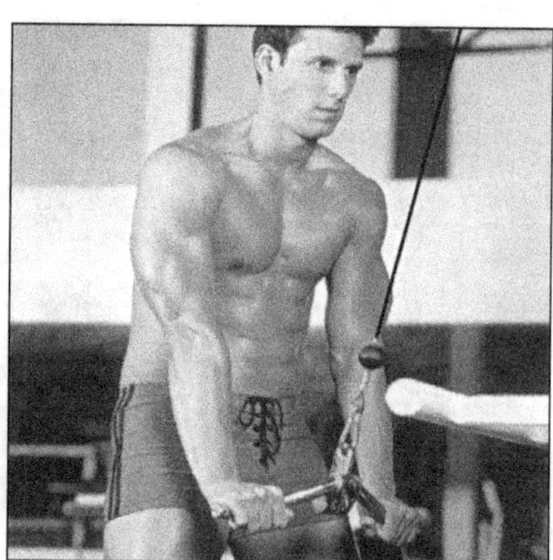

Jalones en polea alta de pie [Triceps cable push-downs].
Se efectuan extensiones de los brazos procurando no separar los codos del cuerpo. Se puede utilizar indistintamente la soga, la barra recta o la barra V. Es recomendable que los brazos suban lentamente frenando la fase negativa del ejercicio.
Músculos protagonistas: tríceps braquial y anconeo.

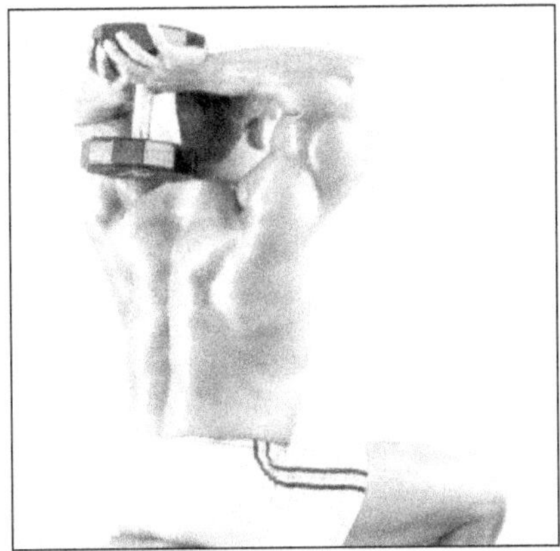
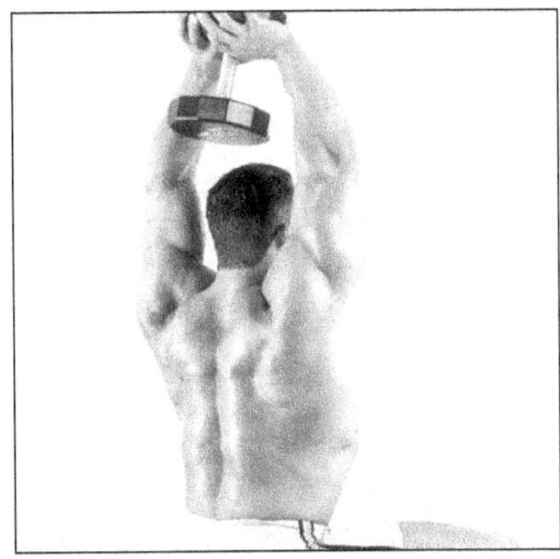

Tras nuca sentado a dos manos [Seated overhead dumbbell triceps extensions].
Sentados en un banco (preferiblemente con respaldo bajo) se sostiene la mancuerna por encima de la cabeza, sujetándola por la parte interna del disco (no de la empuñadura) entre los dedos índice y pulgar de cada mano. La flexo-extensión del codo por acción del triceps (excéntrica-concéntrica) debe permitir el descenso y luego el ascenso controlado de la mancuerna.
Músculos protagonistas: tríceps braquial, anconeo y deltoides.

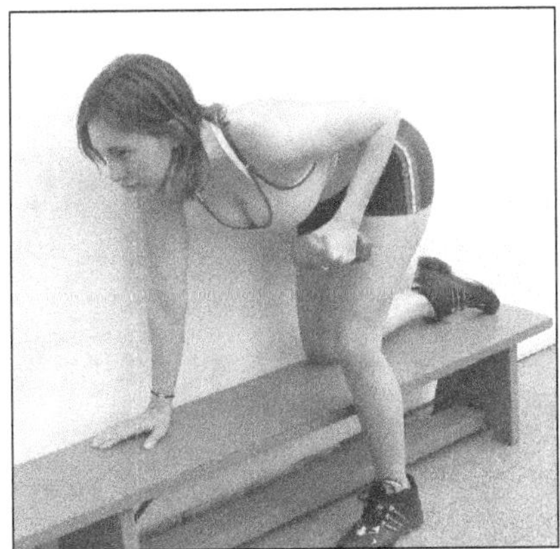
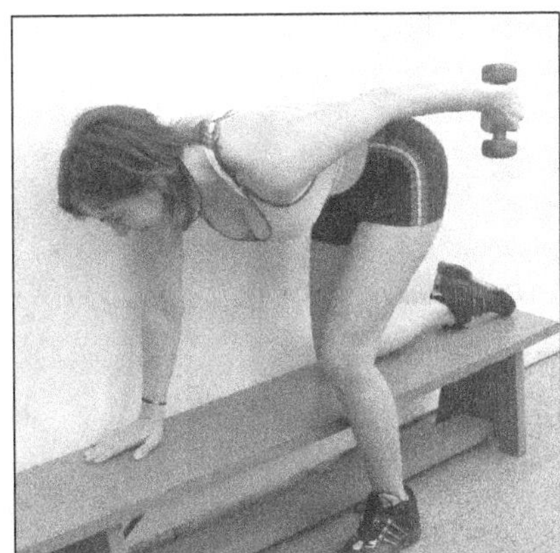

Patada de burro con mancuerna [One-arm dumbbell kickback].
Es conveniente utilizar un peso relativamente ligero para que no se deforme el movimiento. Se coloca la rodilla de la pierna opuesta sobre un banco, de manera que el torso quede horizontal y pueda usar la mano libre como soporte. La extensión del codo (partiendo con el antebrazo perpendicular al piso) es completa e inclusive, algunos sostienen (isométricamente) un momento la mancuerna en el tope.
Músculos protagonistas: tríceps braquial, anconeo y deltoides posterior.

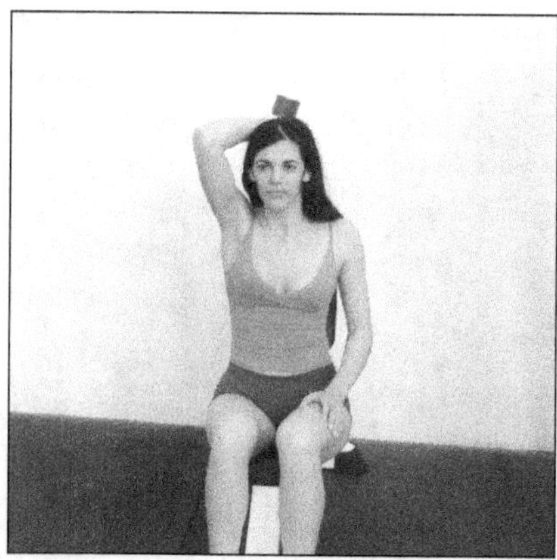 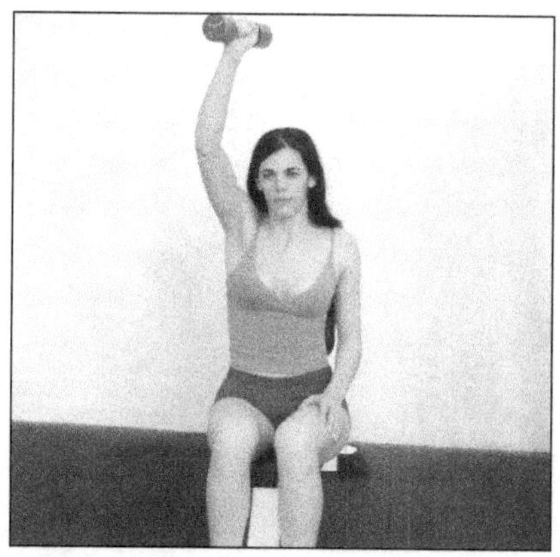

Tras nuca a una mano [Seated one-arm overhead dumbbell extension].

Hay que mantener el tronco erguido, el pecho levantado, los abdominales tensos y los brazos inmóviles durante el ejercicio. Solo se mueve el antebrazo (lenta y cuidadosamente para mantener el control y la tensión constante) cuando sube o baja la mancuerna por detrás de la cabeza. Algunos utilizan la mano libre para sostener y fijar el codo del brazo protagonista.
Músculos protagonistas: tríceps braquial, anconeo y deltoides.

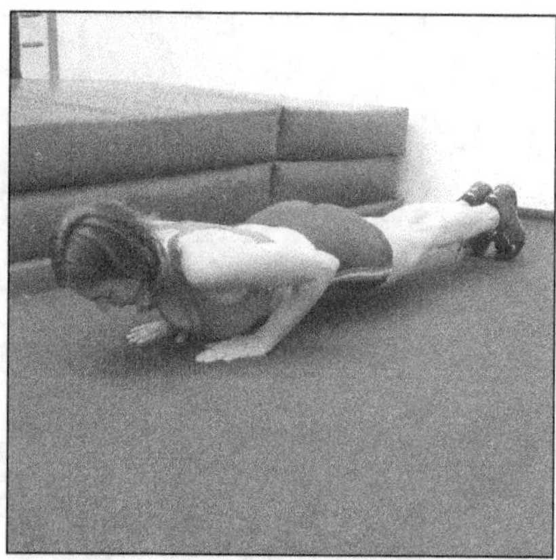 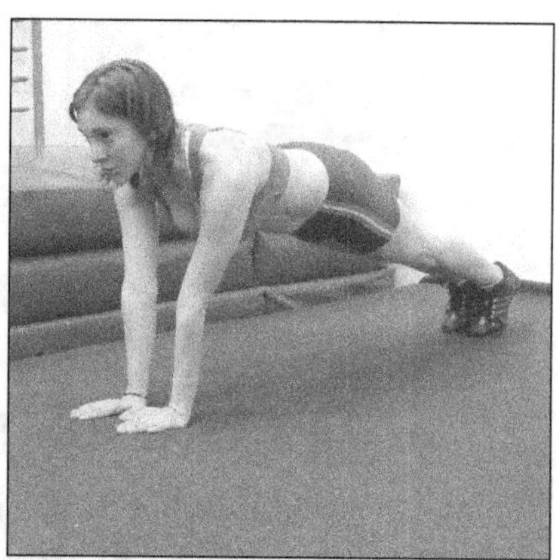

Extensiones de brazos en el suelo [Close-grip push-ups].

Para que se diferencie de las normales extensiones de brazos (dirigidas a trabajar los pectorales), deben mantenerse los codos unidos al tronco durante todo el movimiento. De este manera disminuye la función de flexión horizontal de hombros (pectorales) y aumenta la de extensión de codo (tríceps).
Músculos protagonistas: tríceps, pectoral mayor, deltoides anterior y recto mayor del abdomen.

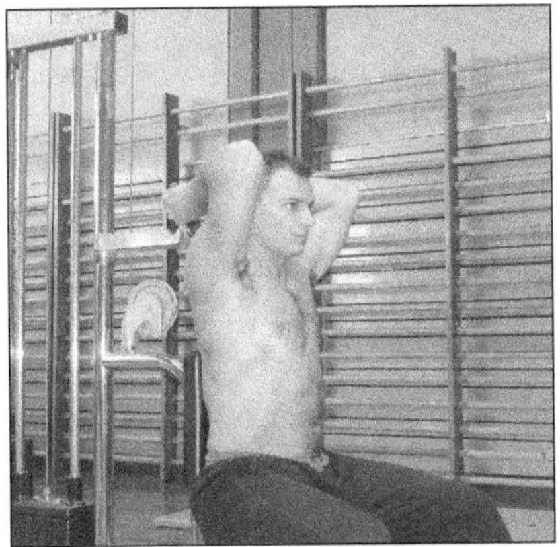
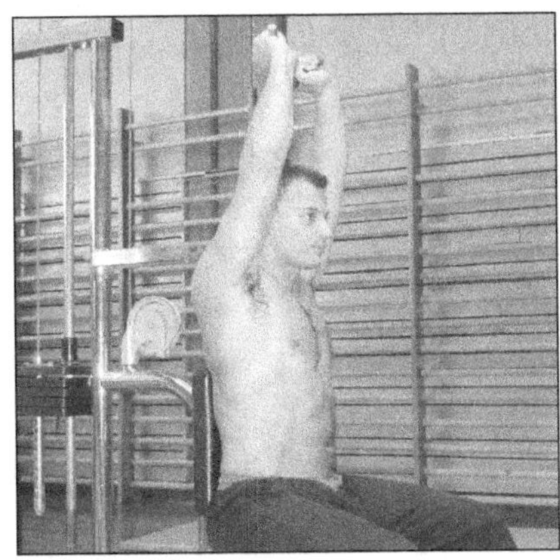

Extensión de brazos sentado con poleas bajas [Seated triceps cable extensions].
Manteniendo los codos hacia adentro y dirigidos hacia arriba se dificulta más el trabajo que si estos se separan, por la acción auxiliar de los rotadores externos del hombro. La bajada debe ser controlada (frenada) para aprovechar también la fase excéntrica del ejercicio.
Músculos protagonistas: tríceps braquial, anconeo y deltoides.

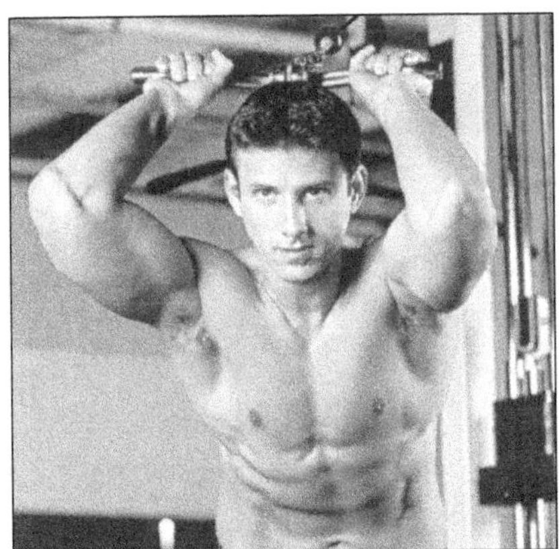
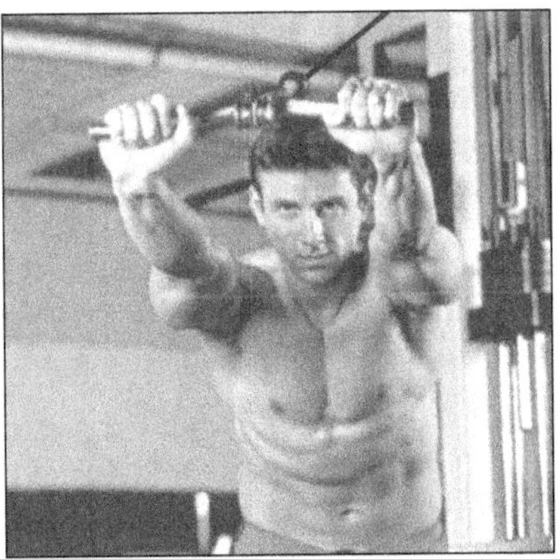

Extensión por sobre la cabeza [Overhead triceps cable extensions].
Esta acción logra un esfuerzo muy concentrado en el tríceps, siendo un ejercicio ideal para una serie en que se use el método pre o post-fatiga (página 19). Los brazos y los codos deberían permanecer quietos mientras los antebrazos se desplazan al frente o cuando retroceden al costado de la cabeza.
Músculos protagonistas: tríceps braquial y anconeo.

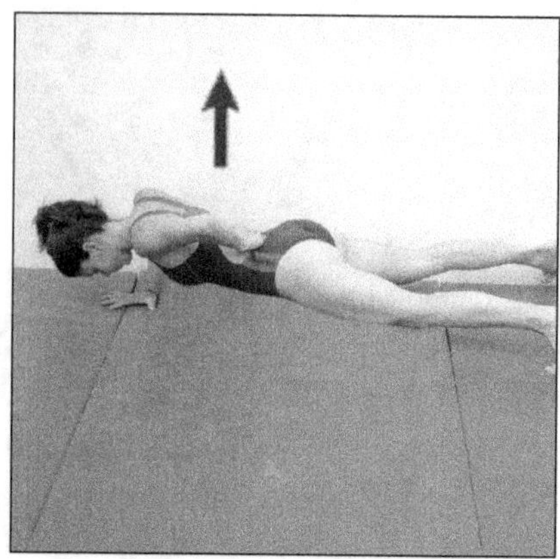
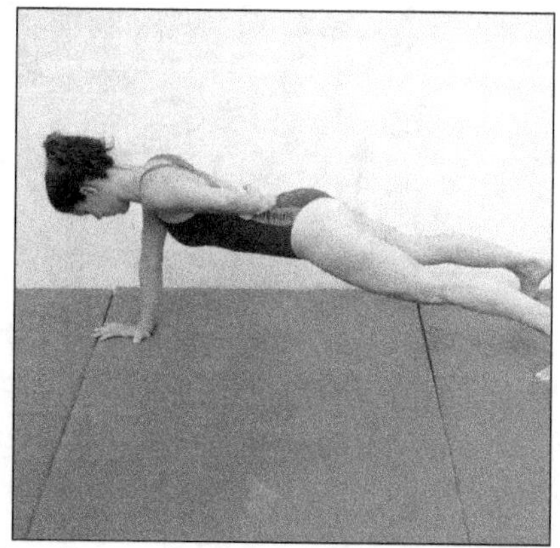

Extensiones de brazos a una mano [Push-ups].
Este ejercicio de muy alta dificultad está limitado a aquellas personas con un elevado índice de fuerza relativa (fuerza proporcional al propio peso corporal). Para ayudar a mantener el equilibrio es conveniente separar las piernas, y si hace falta, se puede rotar levemente el tronco.
Músculos protagonistas: tríceps, pectoral mayor, deltoides anterior y recto mayor del abdomen.

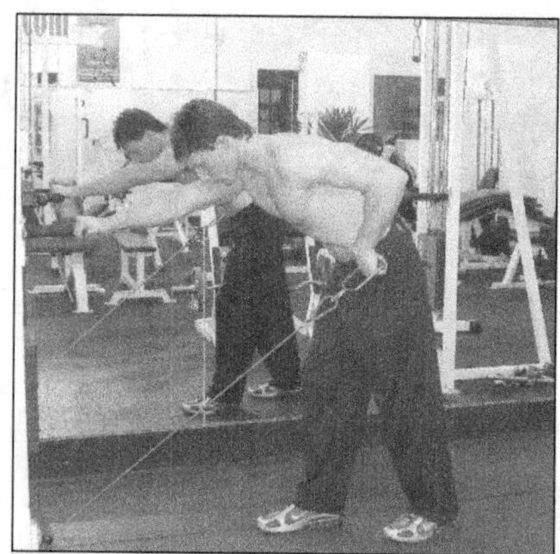
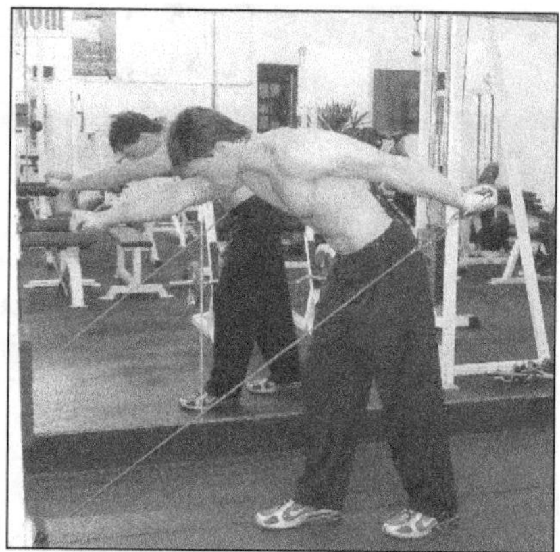

Patada de burro con polea [Cable one-arm kickback].
Hay que intentar no balancear el codo, pues aquellos que lo mueven durante la "patada" de tríceps, trabajan más el deltoides posterior. Eleven el antebrazo hasta que quede completamente estirado y luego regresen a la posición inicial (90°).
Músculos protagonistas: tríceps braquial, anconeo y deltoides posterior.

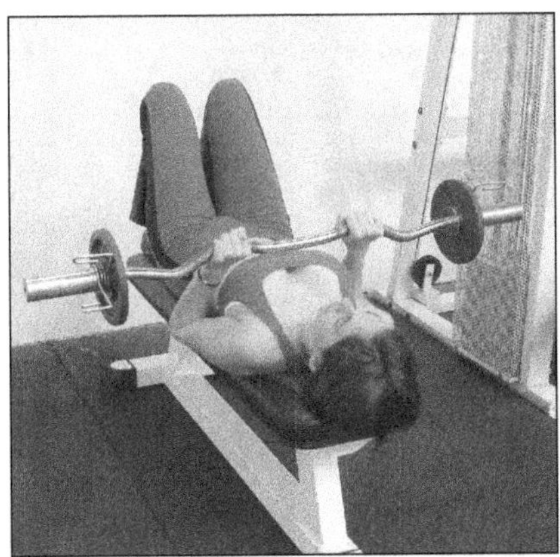 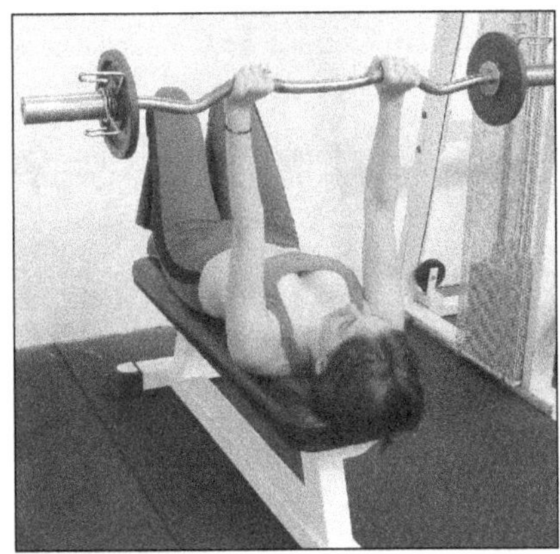

Press de banca con agarre cerrado o estrecho [Close grip bench press].
Al tomar la barra a menos de un ancho de hombros y principalmente manteniendo los codos lo más cerrados posible, disminuimos significativamente el protagonismo de los pectorales mayores (flexión horizontal) aumentando la participación del tríceps (extensión de codo).
Músculos protagonistas: tríceps, anconeo, pectoral mayor y deltoides anterior.

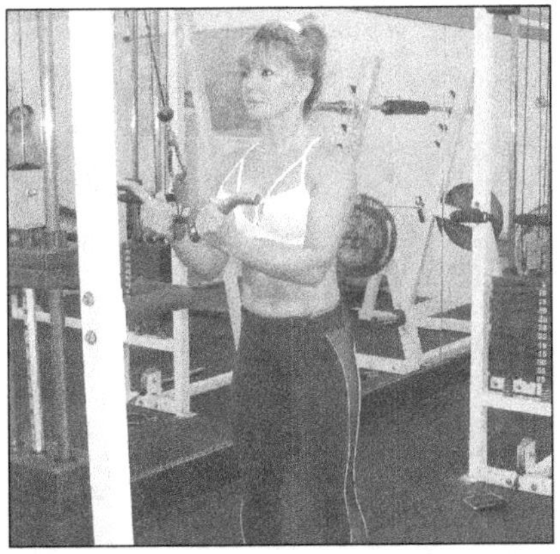 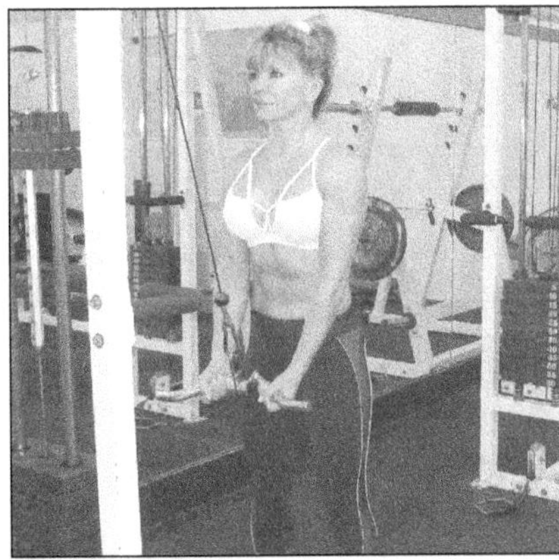

Extensiones reversas con barra corta [Two-arm reverse pushdown with short straight bar].
Cuando se ejecuta este ejercicio con el agarre invertido, se siente que el tríceps trabaja de manera diferente. El movimiento es igual a los tradicionales jalones en polea alta, intentando que el rango de movimiento del antebrazo sea amplio para congestionar más al tríceps.
Músculos protagonistas: tríceps y anconeo.

Resistencia aeróbica y anaeróbica

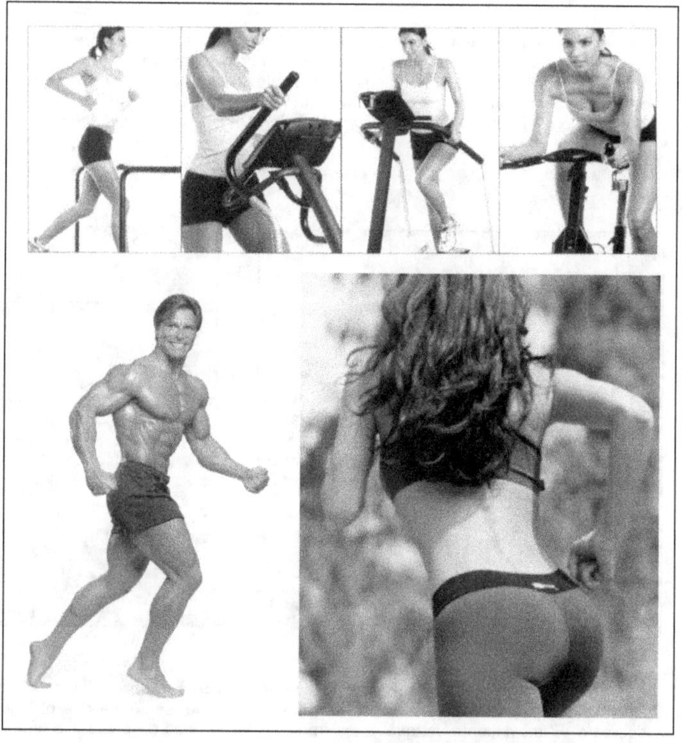

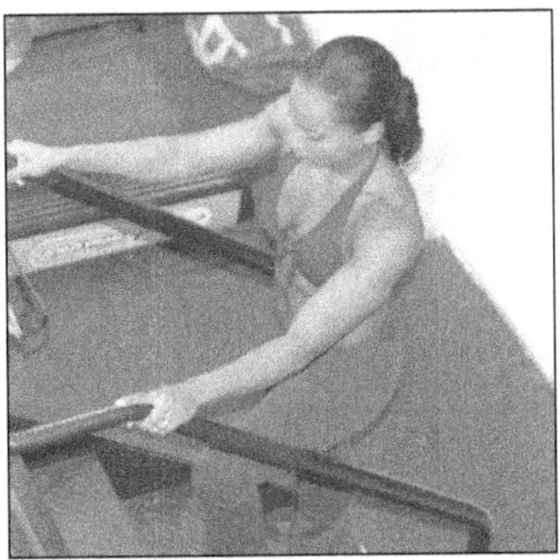

Escaladora [Stair climber].

Esta máquina nos aporta un gran entrenamiento cardiovascular que fortalece y tonifica la parte inferior del cuerpo.

Escalar quema mucha energía en plazos cortos, consumiendo más calorías por entrenamiento que en el mismo periodo de tiempo en una caminadora o en la bicicleta fija.

Según el diseño de la máquina, puede ser conveniente inclinarse ligeramente hacia delante mientras se mantienen los músculos abdominales contraídos. Pero, si utiliza los brazos para apoyar el cuerpo o se recarga en los pasamanos, se reducirá la intensidad del ejercicio.

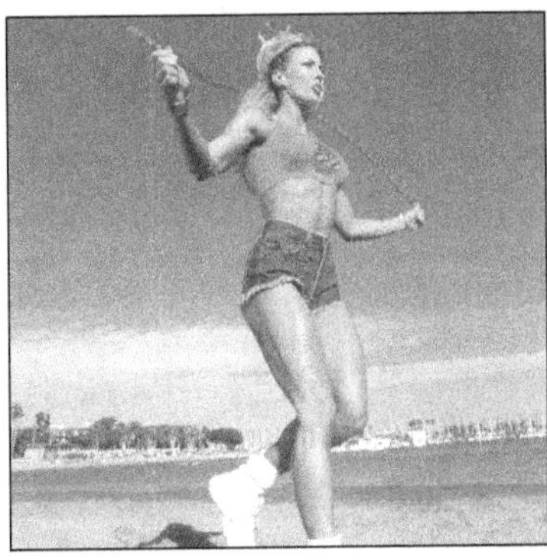

Saltos con la soga [Jump rope].

Este ejercicio apunta a músculos como el tríceps sural (gemelos y soleo), cuadriceps, glúteos e isquiotibiales, y es ideal para eliminar grasa (quemar calorías). Se calculó que realizando series de dos minutos se pueden llegar a consumir hasta 25 kcal. en cada una. Con el tiempo, hay que ir incrementando la cantidad de series y la duración de las mismas, disminuyendo además las pausas entre cada serie. Este ejercicio relaciona estrechamente a la resistencia con las capacidades de coordinación y de ritmo.

Para evitar lesiones, se aconseja dar saltos pequeños sin elevar mucho los pies. En caso de que el ejecutante se enganche con la cuerda, debería desengancharse enseguida y continuar saltando hasta completar el tiempo programado.

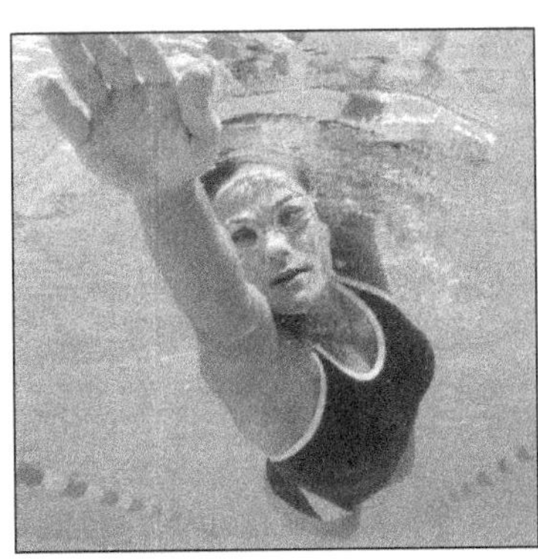

Natación [Swimming].

Antiguamente se lo consideraba como el mejor ejercicio disponible, y aunque esa postura se ha modificado, sus múltiples ventajas metabólicas son incuestionables.

Nadar es particularmente efectivo para desarrollar los músculos pectorales y abdominales. Debido al control de la respiración, mejora las condiciones de la musculatura respiratoria, aumentando la capacidad vital forzada (una medida de la capacidad respiratoria).

Puesto que la natación no sobrecarga la columna vertebral, las rodillas ni otras articulaciones, es especialmente beneficiosa para la gente con sobrepeso o que tienen problemas articulares.

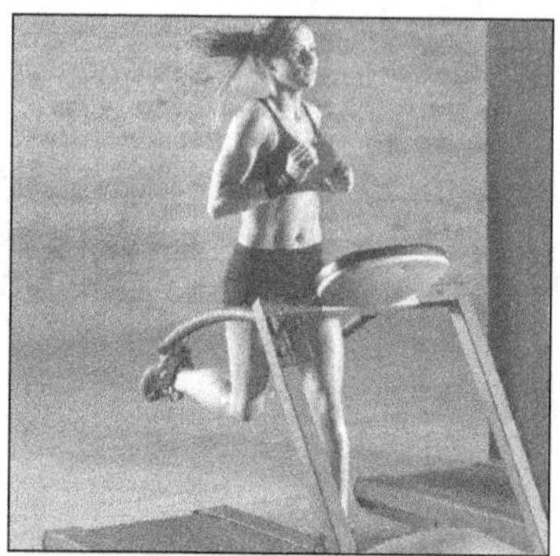

Correr [Running].

Este es considerado por muchos especialistas como el mejor ejercicio cardiovascular que existe. Antiguamente se lo trabajaba con los métodos continuos (Cross Country, Farthlek, Volodalen, etc), pero en la actualidad se están imponiendo los métodos fraccionados o intervalados. Estos permiten que el atleta entrene a una mayor intensidad generando las consecuentes modificaciones metabólicas beneficiosas.

Algunas cintas cuentan con la ventaja adicional de poder variar su ángulo de inclinación según los deseos o necesidades del corredor; aumentando de esta manera la dificultad o intensidad del ejercicio.

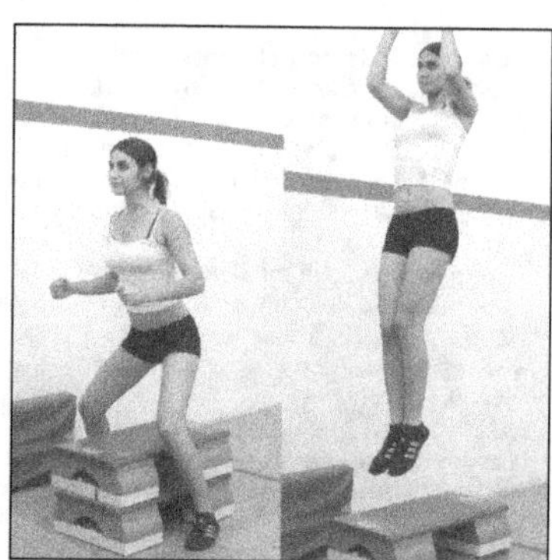

Saltos [Jumps].

El objetivo deportivo de mejorar la saltabilidad es alcanzar la máxima altura (elevación de las caderas). Según algunos investigadores se comprobó que con 10 minutos de saltos se obtienen beneficios equivalentes a 30 minutos de trote.

Según su intensidad y la variante utilizada, este ejercicio puede servir tanto para las entradas en calor como para la parte central de una sesión de entrenamiento.

Durante el movimiento, las rodillas no deberían flexionarse demasiado, pues si llegamos hasta una posición similar a la sentadilla profunda, la transferencia hacia el gesto deportivo sería muy pobre.

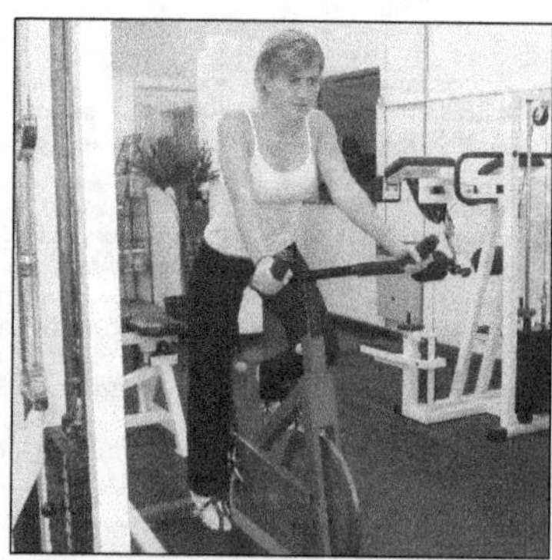

Bicicleta [Stationary bike].

El ciclismo es un ejercicio que utiliza primariamente los grandes músculos de las piernas y cuenta con la ventaja (a diferencia del *correr*) de estar libre de impactos. El ciclista utiliza su energía sólo para impulsarse hacia delante evitando las tensiones del constante golpear contra el suelo que produce el correr (que puede generar lesiones).

Si va a permanecer mucho tiempo sobre la bicicleta, cambie frecuentemente la posición de las manos. Relajar alternativamente algunos músculos y hacer trabajar otros es la mejor forma de evitar dolores en el cuello, la zona lumbar y en las muñecas.

Para verificar que la altura de la silla sea la adecuada, solo debe fijarse que la pierna del pedal de abajo pueda llegar casi a la extensión total con el tobillo en un ángulo de 90°.

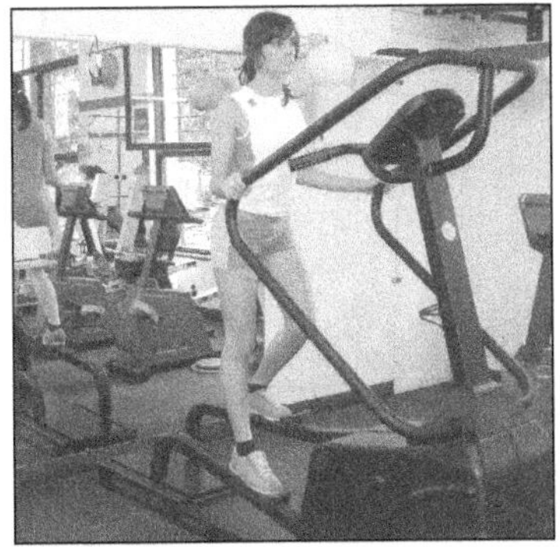

Elíptica [Elliptical].

El movimiento que se suele realizar en este tipo de máquinas es una combinación entre las escaladoras y el esquí de fondo. Se trata de un trabajo muy completo que utiliza más músculos que los demás ejercicios de resistencia.

Los deportistas que practican esquí de fondo, junto con los corredores, son quienes tienen generalmente los valores más altos de VO_2max de cualquier grupo de atletas.

Las máquinas elípticas no sólo proporcionan un excelente ejercicio, sino que su suave movimiento está también virtualmente libre de impactos. Los esquiadores de fondo sufren muchas menos lesiones que los corredores.

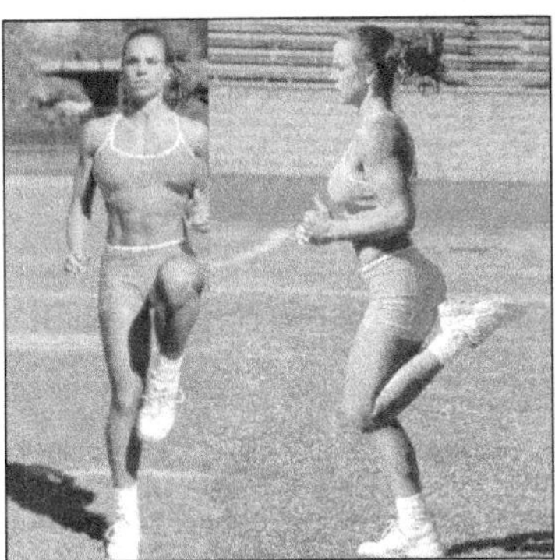

Skipping y talones a la cola [Speed skating hop].

El skipping se puede realizar tanto elevando las rodillas hasta la altura de la cintura como llevando los talones a los glúteos.

La primera opción acelera la frecuencia cardiaca más que cualquier otro ejercicio de resistencia, siendo por ello utilizado para determinar la capacidad de recuperación cardiaca (Test de Lian).

La variante conocida como *skipping rápido* (repiqueteo) se realiza manteniendo los pies cerca del piso, reduciendo el tiempo en que los mismos se encuentran en el aire.

El *skipping tradicional* se realiza sin desplazarse del sitio e intentando tocar las rodillas con las palmas de las manos.

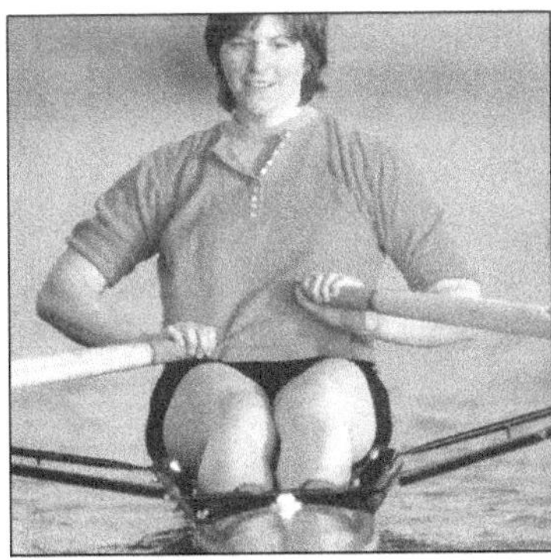

Remo [Scull].

Pocos ejercicios combinan los beneficios del entrenamiento de la resistencia y de la fuerza como lo logra el remo. Sus practicantes trabajan la parte superior de sus cuerpos (especialmente deltoides, abdominales y dorsales) y pueden intensificar su movimiento al deslizarse con sus piernas sobre asientos de corredera, que ruedan sobre guías.

El gasto energético de los remeros es muy elevado pudiendo llegar a 36 kcal./minuto. Pese a las fuertes demandas que exige al cuerpo, es un ejercicio relativamente libre de impactos, que posee un bajo índice de lesiones. Una de las pocas molestias son las ampollas, que pueden evitarse protegiendo las manos. La gente con problemas cardiacos debería tener mayores precauciones, puesto que el remo acelera rápidamente el ritmo cardíaco.

BIBLIOGRAFÍA

- AGUADO JODAR, Xavier. "Eficacia y técnica deportiva". Inde Publicaciones. Zaragoza, 1993.
- ALTER, Michael J. "Los estiramientos". Editorial Paidotribo. Barcelona, 1998.
- ANTONIAZZI, Luis. "Fundamentos biomecánicos del ejercicio físico". Encuentro Grupo Editor. Córdoba, 2007.
- BATELLO, Nora. "Nuestra anatomía en movimiento". Editorial IPEF. Córdoba, 2001.
- BATTISTA, Eric y VIVES, Jean. "Fuerza y flexibilidad muscular" [Título original: Gymnastique moderne]. Editorial Stadium. Buenos Aires, 1969.
- BAÜMLER, Günther y SCHNEIDER, Klaus. "Biomecánica deportiva" [Título original: Sportmechanik]. Ediciones Martínez Roca. Barcelona, 1989.
- BERALDO, Stelvio y POLLETTI, Claudio. "Preparación física total" [Título original: Il libro della preparazione física]. Editorial Hispano Europea. Barcelona, 1991.
- BUSQUET, Leopold. "Las cadenas musculares". Editorial Paidotribo. Barcelona, 1996.
- CALAIS-GERMAIN, Blandine. "Anatomia para el movimiento" [Título original: Anatomie pour le mouvement]. Editorial Los libros de la liebre de marzo. Barcelona, 1994.
- CALDARONE, Giovanni. "La preparazione fisica di base". Revista *Gymnica* N°1, suplemento de *Il Ginnasta*. Federazione Ginnastica d'Italia. 1987.
- DE HEGEDÜS, Jorge. "Enciclopedia de la musculación deportiva". Ed. Stadium. Buenos Aires, 1984.
- FONTANA, Carlos Alberto. "Anatomía del movimiento". Editorial Gráfica Mantova. Argentina, 1993.
- GIERI, Giovanni Alexis. "La flexibilidad". CD & Books n°83, 84 y 85. Buenos Aires, 2005.
- GIERI, Giovanni Alexis. "La fuerza". CD & Books n°52. Buenos Aires, 2000.
- GIERI, Giovanni Alexis. "Las bases de la contracción muscular". CD & Books n°68. Buenos Aires, 2002.
- GIERI, Giovanni Alexis. "Preparación física específica". Editorial Universitas. Córdoba, 2005.
- GIORNO, Pedro y MARTINEZ, Leandro. "Biomecánica de los músculos abdominales y flexores de cadera". CD & Books n°82. Buenos Aires, 2004.
- GIRALDES, Mariano y DALLO, Alberto. "Metodología de las destrezas". Editorial Stadium. Buenos Aires, 1983.
- GODOY, Alejandro. "El personal trainer". CD & Books n°87. Buenos Aires, 2005.
- GUILLEN DEL CASTILLO, Manuel y LINARES GIRELA, Daniel. "Bases biológicas y fisiológicas del movimiento humano". Editorial Médica Panamericana. Madrid, 2002.
- GUYTON, Arthur C. y HALL, John E. "Tratado de fisiología médica". [Título original: Textbook of medical physiology]. Editorial Interamericana McGraw-Hill. México D.F., 1997.
- HAHN, Erwin. "Entrenamiento con Niños. Teoría, práctica y problemas específicos". [Título original: Kindertraining]. Ediciones Martínez Roca. Barcelona, 1988.
- HAINAUT, Karl. "Introducción a la biomecánica". Editorial Jims. Barcelona, 1976.
- KAPANDJI, Ibrahim Adalbert "Cuadernos de fisiología articular" [Título original: Physiologie articulaire]. Editorial Masson. Barcelona, 1991.
- KENDALL, Henry Otis y colaboradores. "Músculos. Pruebas y funciones". Editorial Jims. Barcelona.
- KUNZ, Hans-Ruedi y colaboradores. "Gimnasia - Entrenamiento de la Fuerza" [Título original: Krafttraining]. Editorial Hispano Europea. Barcelona, 1991.

- LAPIERRE A. "La reeducación física" [Título original: La reeducation physique]. Editorial Científico-Médica. Barcelona, 1978.

- LATARJET, M. y RUIZ LIARD, A. "Anatomía humana". Editorial Médica Panamericana. Madrid, 1998.

- LEIGHTON, Jack R. "Fitness, desarrollo corporal y preparación física deportiva por medio del entrenamiento con pesas". Editorial Paidotribo. Barcelona, 1993.

- LOPEZ CHICHARRO, José y FERNANDEZ VAQUERO, Almudena. "Fisiología del Ejercicio" Editorial Médica Panamericana. Madrid, 2001.

- LORENTE DIAZ-MÍNGUEZ, Encarna Martín. "1000 ejercicios gimnásticos". Editorial Paidotribo. Barcelona, 1998.

- LOYBER, Isaías. Funciones motoras del sistema nervioso. Editorial El Galeno Libros. 1999.

- MANNO, Renato. "Fundamentos del entrenamiento deportivo". Colección Deporte & Entrenamiento. Editorial Paidotribo. Barcelona, 1994.

- MANNO, Renato. "La forza negli sport. Principi - Metodi - Applicazioni pratiche". Unione tipografico - Editrice Torinese. Torino, 2003.

- MATEU SERRA, Mercé. "1300 ejercicios y juegos aplicados a las actividades gimnásticas". Editorial Paidotribo. Barcelona, 1996.

- MATVEIEV, L. "El proceso del entrenamiento deportivo". Editorial Stadium. Buenos Aires, 1980.

- MERNI, Franco y NICOLINI, Ida. "Preparazione fisica di base". Scuola dello Sport. Roma, 1998.

- NORRIS, Christopher M. "Flessibilitá: guida pratica allo Stretching". Edizioni Mediterranee. Roma, 1997.

- PASQUALE, Hugo. "Que entrenar en el gimnasio". CD & Books n°84. Buenos Aires, 2005.

- PEARL, Bill. "La musculación" [Título original: Getting stronger]. Editorial Paidotribo. Barcelona, 1999.

- PLATONOV, Vladimir Nikolaevich y BULATOVA, Marina Mijailovna. "La preparación física". Editorial Paidotribo. Barcelona, 1995.

- RASCH, Philip J. Y BURKE, Roger K. "Kinesiologia y anatomía aplicada" [Título original: Kinesiology and applied anatomy]. Editorial El Ateneo. Barcelona, 2002.

- ROJO GARCÍA, José María. "Medicina del deporte". Secretariado de Publicaciones de la Universidad de Sevilla). Madrid, 1997.

- ROUVIERE H. y DELMAS A. "Anatomía humana" [Título original: Anatomie humaine]. Editorial Masson. Barcelona, 1991.

- ROZZE, Francisco Mateo. "Personal trainer. Una forma diferente de abordaje". CD & Books n°57. Buenos Aires, 2000.

- SMITH, Tony. "Biomecánica y Gimnasia". Editorial Paidotribo. 1993.

- SUPITAL, Raúl Alejandro. "Manual de anatomía funcional del aparato locomotor". Agencia Periodística CID. Buenos Aires, 2000.

- TRIBASTONE, Francesco. "Compendio de gimnasia correctiva" [Título original: Compendio di ginnastica correttiva]. Editorial Paidotribo. Barcelona, 1991.

- UKRAN , M. L. "Metodología del entrenamiento de los gimnastas". Editorial Acribia. Zaragoza, 1978.

- VERHOSHANSKY, Yuri y SIFF, Mel C. "Superentrenamiento". Editorial Paidotribo. Barcelona, 2000.

- VIÑUALES SOLE, Julián. "El cuerpo en forma. Desarrollar la resistencia". Ed. Rombo. Barcelona, 1996.

- WILMORE, Jack H. y COSTILL, David L. "Fisiología del esfuerzo y del deporte" [Título original: Physiology of sport and exercise]. Editorial Paidotribo. Barcelona, 1998.

- ZHELYAZKOV, Tsvetan. "Bases del entrenamiento deportivo". Colección Entrenamiento. Editorial Paidotribo. Barcelona, 2001.

- ZINTL, Fritz. "Entrenamiento de la resistencia" [Título original: Ausdauertraining]. Ediciones Martínez Roca. Barcelona, 1991.

Revistas utilizadas:

- *Bodyfitness (España). N°5/2 (1995).*

- *CD & Books (Argentina). N°52 (abril, 2000); N°57 (octubre, 2000); N°68 (marzo, 2002); N°82 (noviembre, 2004); N°83 (marzo, 2005); N°84 (mayo, 2005); N°85 (julio, 2005); N°87 (noviembre, 2005).*

- *Cuerpo & Mente en Deportes (Argentina). N°141 (junio,1998); N°148 (enero, 1999).*

- *Cultura Física & Fitness (Argentina). N°186 (noviembre, 1998); N°197 (octubre, 2000).*

- *Entrenar (Argentina). N°2 (octubre, 2003).*

- *Excercise (Estados Unidos). N°15/5 (octubre, 1999).*

- *Fitness & Gimnasia (Argentina). N°7 (mayo, 1997).*

- *Fitness (España). N°1 (1996).*

- *Fitness Rx (Estados Unidos). N°1 (mayo, 2003); N°6 (diciembre, 2004).*

- *Fitness Magazine (Italia). N°7 (junio, 1996).*

- *Flex (España). N°17/2 (diciembre, 1989); N°24 (febrero, 1992); N°26/3 (agosto, 1992).*

- *Flex (Estados Unidos). N°5/3 (agosto, 1985); N°9/18 (noviembre, 2000).*

- *Gymnica (Italia). N°3 (marzo, 1997); N°4 (diciembre, 1997); N°5 (diciembre, 1997).*

- *Medicina Deportiva (Argentina). N°2 (otoño, 1997).*

- *Men's Health (México). N°4/12 (abril, 2005).*

- *Muscle (Estados Unidos). N°5/16 (septiembre, 1975).*

- *Muscle & Fitness (España). N°68 (1988); N°70 (1988); N°112 (diciembre, 1992); N°117 (mayo, 1993); N°131 (julio, 1994); N°136 (diciembre, 1994); N°140 (abril, 1995); N°207 (enero, 2001); N°208 (febrero, 2001); N°209 (marzo, 2001); N°210 (abril, 2001); N°211 (mayo, 2001); N°225 (mayo, 2002).*

- *Muscle Media (Estados Unidos). N°82 (noviembre, 2000).*

- *Musclemag International (España). N°9 (agosto, 1990); N°10 (septiembre, 1990); N°58 (octubre, 1995).*

- *Musclemag International (Estados Unidos). N°207 (septiembre, 1999).*

- *Prof (Argentina). N°2/1 (1998).*

- *Sport Life (España). N°66 (octubre 2004); N°68 (diciembre, 2004).*

- *Sport Nutrition & Fitness Style (España). N°8 (febrero, 2001).*

- *Sport Show (Italia). N°1 (febrero, 1996).*

- *Stadium (Argentina). N°195 (marzo, 2006); N°199 (marzo, 2007).*

- *The Muscle (España). N°45 (1987).*

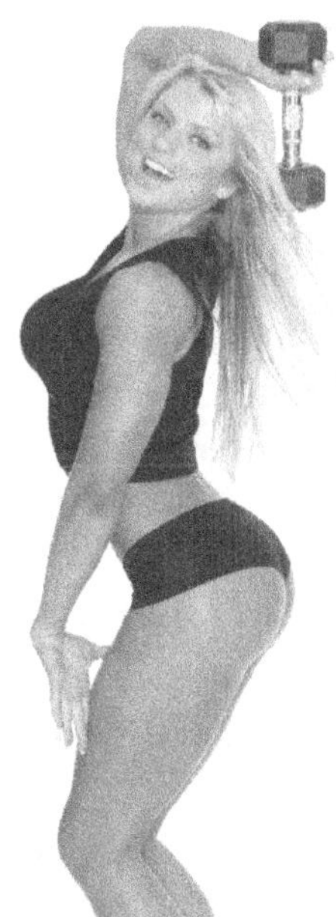

La presente edición de *"MUSCULACIÓN Ejercicios y Metodología"* se terminó de imprimir en Universitas en el mes de mayo de 2020.

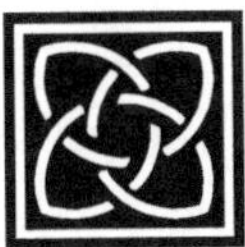

Impreso en Argentina

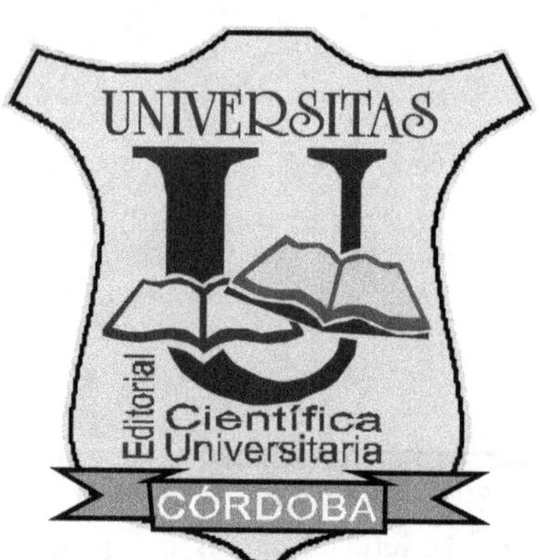

MUSCULACIÓN. Ejercicios y metodologías está dirigida a los preparadores físicos, entrenadores y deportistas de todas aquellas disciplinas que utilicen complementos y pesas en su desarrollo evolutivo y deportivo.

Este libro cuenta con varias virtudes que lo hacen particularmente útil:

a) Para poder reunir la información expuesta, se recurrió a muchas fuentes bibliográficas (libros, revistas, internet, tesis, congresos, etc.) sobre preparación física, entrenamiento, biomecánica y anatomía en varios idiomas, cuyo saber fue integrado conjuntamente con la experiencia empírica del autor.

b) En algunos de los textos encontrados, aun siendo de buena fuente, se hallaron errores de traducción, información desactualizada y autores que se contradecían entre sí. Estos problemas fueron subsanados gracias a una intensa búsqueda que incluyó la utilización de revistas técnicas, bibliografía reciente y trabajos de congresos que proporcionaron información renovada. En esta obra los conocimientos sobre la biomecánica de los músculos y el entrenamiento de la fuerza, la resistencia y la flexibilidad, se encuentran actualizados al 2007.

c) En el último capítulo podrán encontrarse gran cantidad de ejercicios que son posibles de realizar en ambientes tan variados como un gimnasio de musculación, un club, un salón, un parque o el propio hogar.

Consideramos que este libro, por ser un detallado y extenso compendio de información relacionada con la musculación y la preparación física, puede ser una importante herramienta de trabajo para implementarse en una amplia gama de deportes o simplemente con finalidades tan valiosas como el cuidado de la salud o la estética.

UNIVERSITAS
Editorial Científica Universitaria

Pje. España 1467 - Tel / Fax: (0351) 4680913 - B° Nueva Córdoba
Córdoba - Email: editorialuniversitas@yahoo.com.ar

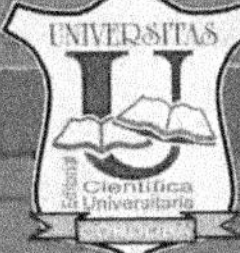